W0173931

Gesundes Yoga

„Gesundes Yoga", erschienen 5-2011, 1. Auflage
Verlagshaus Schlosser, 86316 Friedberg
Alle Rechte vorbehalten
Text & Bilder: Bärbel Ellmer, Harald Wittig
Umschlagsgestaltung: Marc Brüneke
Layout & Druck: Verlagshaus Schlosser
ISBN: 978-3-86937-177-1
€ 24,90

Gesundes Yoga

Band 1:

Anatomische und therapeutische Aspekte von Yogaübungen

von

Bärbel Ellmer
&
Harald Wittig

Über die Autoren:

Bärbel Ellmer erblickte 1960 in Wismar das Licht der Welt. Sie ist Mutter von 2 Töchtern und leidenschaftliche Oma von drei Enkelkindern.
17 Jahre arbeitete sie als Erzieherin.
Ihre 9-jährige Tätigkeit als selbständige Kosmetikerin brachte sie den Bedürfnissen der Frauen näher.
Mit einer Frauentanzgruppe, Yoga und Kinderyoga konnte sie ihrem kreativen Bedürfnis nach Bewegung Ausdruck verleihen.
Seit 2006 ist sie Yogalehrerin und Ayurveda-Gesundheitsberaterin.
Bärbel und Krishnadas üben seit 10 Jahre zusammen Yoga.

Krishnadas Harald Wittig wurde 1956 auf der Insel Rügen geboren. Schon früh begeisterte er sich für die Kampfkünste. Den damaligen Möglichkeiten entsprechend, begann er mit Judo, aber auch Kraftsport und Langstreckenlauf kamen hinzu.
Als Armeesportler und Berufsoffizier diente er von 1975 bis 1993 in der NVA und der Bundeswehr. Nach seinem Ausscheiden aus dem Dienst leitete er eine Schule für asiatische Kampfkunst. Das Jahr 1995 brachte den ersten Kontakt mit Yoga.
Begeistert von der Möglichkeit, Frieden in das kampferfüllte Leben zu bringen, und natürlich auch an den Grenzen des Alters angekommen, widmete er sich bald ganz dem Yoga.
Die durch die Sportlaufbahn erworbenen Kenntnisse, und die feine Wahrnehmungsfähigkeit aus den Kampfkünsten, konnte er auch gut in der Yogatherapie einsetzen.
Nach 14 Jahren Tätigkeit als Yogalehrer und Yogatherapeut konnte der Entschluss, die Erkenntnisse und Erfahrungen aufzuzeichnen, verwirklicht werden.

Sie führen Seminare und Yogalehrerweiterbildungen durch.

Kontakt: www.kriba-dynamik.de

Danksagung

Der Dank gilt den Lehrern auf meinem Yogaweg.

Ich bedanke mich bei allen meinen Schülern,
dass ich an ihnen wachsen konnte.

Besonderer Dank gilt meiner Partnerin Bärbel Ellmer
für ihre Inspiration und liebevolle Begleitung.

Nina Raem übersetzte meine Handschrift und brachte sie in den Computer.

Bodo Koprosch fertigte die Bilder.

Marc Brüneke steuerte Grafik und Illustrationen bei.

Mein Dank gilt den Mitarbeitern vom Haus Yoga Vidya,
die mir viel Unterstützung gaben.

Ich bedanke mich bei Birgit Kalima Frank und Janett Ellmer für die medizinisch-
wissenschaftliche Beratung.

Inhaltsverzeichnis

Vorwort des Autors

Yoga verbreitet sich.

Yoga hat noch ein großes Potential und erschließt sich langsam auch den therapeutischen Bereich. Von Schülern, die zum ersten Mal in meinen Stunden waren, wurde ich öfter gefragt: „Ist das Iyengar-Yoga?" Nein, ist es nicht. Iyengar-Yoga war ganz wichtig für meine körperliche und geistige Schulung. Wer wirklich Asanas (Yogastellungen) studieren will, kommt daran nicht vorbei.

Aber das soll nicht Thema dieses Buches sein. Ein passender Name für das hier beschriebene wäre vielleicht Beobachtungs- oder Erfahrungsyoga.

Meine durch die Kampfkunst geschärfte Wahrnehmung ließ mich früher Schwachstellen beim Gegner sehen. Erfreulicherweise konnte ich diese selektive Wahrnehmung dann nutzbringend im Yogaunterricht einsetzen. Aber diese Erfahrung hatte auch einen „Nachteil": Ich musste mich und andere immer öfter fragen: „Was macht ihr da eigentlich?" Energieblockierende und egozentrische Übungen können doch kein Yoga sein. Unter Yoga verstehe ich ein Schulungssystem, das zu mehr Beweglichkeit, Lebensenergie und Leichtigkeit führt.

Jeder Mensch ist anders gebaut und westliche Menschen oft „verbaut" durch Bewegungsmangel und sitzende Tätigkeit. Besonders dort, wo es in therapeutische Bereiche geht, ist es gut, über den Gartenzaun enger Traditionen hinweg zu sehen und sich zu fragen: „Was hilft jetzt wirklich?" Ein System lebt, wenn es sich wechselnden Bedingungen anpasst. Yogaübungen sind ganzheitliche Übungen, körperlich, energetisch und spirituell. Wenn aber durch Yogaübungen die im Alltag erworbenen Fehlhaltungen verstärkt werden, dürfte die Frage der spirituellen Wirkungen hinfällig werden. Mit einem unterbrochenen Energiefluss in der Wirbelsäule rückt das großartige spirituelle Ziel in weite Ferne.

Ich glaube, im Westen haben wir Probleme mit Yogastellungen. Es sind die festgefahrenen Vorstellungen, dass ein Asana so und so aussehen müsste, um gut zu sein. Manche predigen zwar, sich auf die Intelligenz der Schüler zu verlassen, aber wenn die Wahrnehmungen der Schüler schon überlagert sind mit bestimmten Vorstellungen, wird es schwierig. Wenn dann noch ein Lehrer mit wenig Feingefühl seine eigenen Vorstellungen mitbringt, wird es ein Problem.Wir können von amerikanischen Erfahrungen profitieren. Mittlerweile dürfte der Yogaboom in Amerika 15 Jahre alt sein. In typisch westlicher Vorstellung (vielleicht in Amerika noch etwas mehr) haben es viele Menschen höchst intensiv betrieben. Jetzt gibt es zahlreiche gesundheitliche (und juristische) Probleme, die aus ungünstiger Yogapraxis resultieren.Das Ergebnis, der Körper von Yogapraktizierenden ist 10 Jahre jünger und z. B. die Halswirbelsäule um 30 Jahre älter, kann nicht das Ziel sein.

Wir müssen ja nicht jede Erfahrung mitmachen. Die moderne Trainingsforschung und die Bewegungslehre haben enorme Fortschritte gemacht.

Ein entscheidender Impuls ging von der „Wiederentdeckung" des Spiralprinzips in der Bewegung durch den Schweizer Arzt Christian Larsen aus. Der Allgemeinmediziner forschte u.a. auf dem Gebiet der nicht operativen Orthopädie.

Dr. Christian Larsen und sein Expertenteam vom medizinisch therapeutischen Institut für Spiraldynamik stießen ein Tor auf zu einer neuen Betrachtung alten Wissens.

Dieser Impuls und meine Jahrzehnte lange Erfahrung mögen dazu beitragen, die positiven Wirkungen des Yoga noch mehr Menschen zugänglich zu machen.

Krishnadas Harald Wittig

1. Der Körper

1.1 Körper und Geist

Der Körper ist eine geniale Konstruktion. Wie alles in der Natur oder von Gott geschaffenes ein perfektes Werk. Ein Werkzeug zur Existenzsicherung auf dieser Erde und zum Tragen und Verwirklichen der höchsten Gedanken unseres Geistes. Der Geist bildet die Zugpferde. Der Körper ist der Wagen, auf dem die Seele den Weg zum Höchsten zurücklegt. Die Großartigkeit dieser Konstruktion drückt sich auch noch in etwas anderem aus. Es ist die Fähigkeit, den Zustand des Geistes perfekt widerzuspiegeln. Zum einen verfügt der Körper über eine erstaunliche Reserve an Energie, Geduld und Regenerationsfähigkeit. Er ist aber auch ein wunderbarer Anzeiger für Fehlhaltungen im Geist. Zuerst werden kleine Signale ausgesandt: „Du sollst etwas ändern." Werden diese nicht gehört, wird die Signalgebung deutlicher, um sich schließlich im Symptom zu äußern. Ayurveda, die altindische Heilkunst, geht davon aus, dass ein Symptom auftritt, wenn der Betroffene nur noch etwa 35% Swasta, sprich, Eins mit sich, ist (Dr. Jeevan). Also schon recht weit von „sich" entfernt. Aber auch nicht zu weit. Wenn wir diese Symptomgebung als Chance verstehen, können wir zurückkehren zum „Einssein". An unserem Körper kommen wir nicht vorbei. „Es ist alles nur im Geist" stimmt nicht ganz. Dort fing zwar alles an, aber auch der Körper hat seine Gesetze. Diese können wir nutzen. Wir können im Körper Räume schaffen - es werden sich innere Räume eröffnen. Wir können die Beweglichkeit steigern - wir werden auch geistig beweglicher werden. Wir können uns für einen starken Energiefluss öffnen - auch die geistigen Energien werden fließen. Oder Gegenbeispiel. Mit einer gestauchten oder verknickten Wirbelsäule bei einer Rückwärtsbeuge kann die Energie nicht optimal fließen, und die geistige Wirkung ist zweifelhaft. Oder anderes beim Drehsitz: Wenn die Basis nicht stimmt, verursacht die aufsteigende Energie eher Chaos. Im europäischen Yoga scheint es modern zu sein, sich mit Kundalinierweckungserfahrungen zu beschäftigen. Ich wage zu behaupten, es sind eher Blockade-Erfahrungen. Durch jahrelange falsche Alltagsgewohnheiten, verstärkt durch ungünstiges Üben, melden sich Teile der Wirbelsäule und wollen befreit werden aus ihren Zwangshaltungen.

Oder medizinisch ausgedrückt:

Erst wird ein Entzündungsherd geschaffen und dann werden die Maßnahmen des Körpers als Fortschritt interpretiert. Wenn wir Menschen helfen wollen, müssen wir genau hinsehen, was für Probleme sie haben. Das westliche Denken hat „westliche" Körper geformt. Eine wunderbare Charakterisierung gab Thomas Hanna 1988: Der hochgezogene Brustkorb ist Ausdruck des ewigen „Startimpulses": Du musst arbeiten, du musst dich vergnügen, du musst dieses und jenes tun. Die verstärkte Einwärtskrümmung im Lendenwirbelbereich drückt den „Stopimpuls" aus: ich kann nicht mehr, ich will nicht mehr. Beides zusammen ergibt eine gefährliche „Schraubstockwirkung". Solange, bis ein oder beide Haltungen zum Zusammenbruch führen. Diese gefährdeten Menschen kommen jetzt zum Yoga. Sie haben alle die Werbefotos gesehen, auf denen meist junge flexible Frauen Asanas „vormachen" und denken: „So muss ich jetzt auch aussehen."Dabei verstärken sie genau ihre Schwachpunkte, anstatt sie zu beheben. Einige Menschen kommen erst gar nicht oder gehen bald wieder und denken: „Das kann ich sowieso nicht."

Testen Sie sich einmal selbst. Sie sehen zwei Fotos derselben Stellung in unterschiedlichen Ausführungen. Welches Bild würde Sie mehr anziehen?

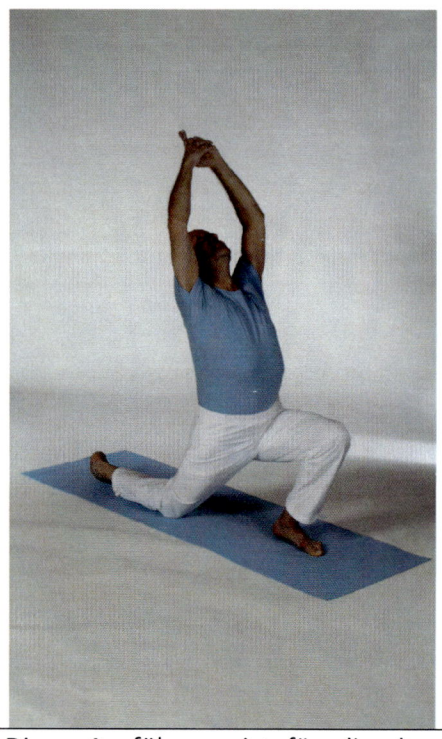 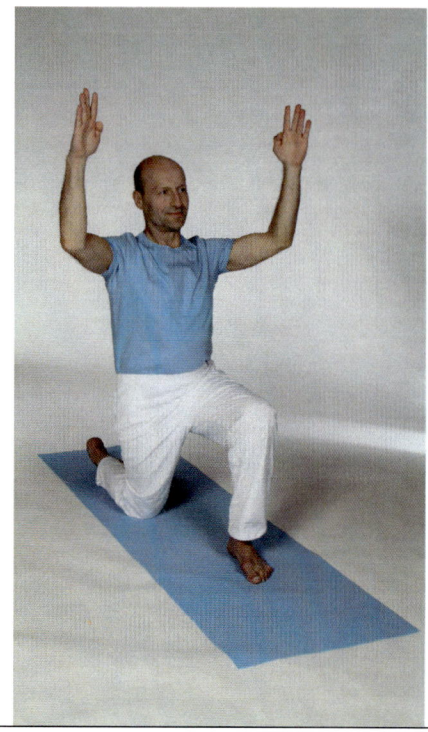

Diese Ausführung ist für die darstellende Person falsch.	Für die darstellende Person (der Autor selbst) ist diese Ausführung günstig
- Die Wirbelsäule im Lendenwirbelbereich wird gestaucht - Der Becken ist verdreht - Der Übergang LWS- Brustwirbelsäule verknickt - Die Schulter kann nicht öffnen - Die Kopflage ist ungünstig	- Die WS ist vollständig gestreckt - Das Becken ist aufgerichtet und steht gerade - Die Schulter ist wirklich geöffnet - Die Kopflage unterstützt die Streckung der WS
Anlagen für Fehlhaltungen werden verstärkt und Energien blockiert.	Die Ausführung ist dem Körperbau angepasst und aktiviert den Energiefluss.

Es ist an der Zeit, alte Verhaltensweisen und Einstellungen im Licht neuen Wissens zu prüfen (M. E. Todd).

Manche Yoga-Lehrer haben schon Enormes in dieser Richtung geleistet. Andere haben noch Nachholbedarf. Feste Basis im Körper, Räume für höchste Gedanken und gut im Fluss, im Leben wirken.

1.2 Das körperliche Gleichgewicht

Das körperliche Gleichgewicht hat enorme Bedeutung für alle Menschen. Das Gleichgewicht ist unser Urzustand. Balance des Skeletts, der Atmung und natürlich der Gefühle bilden die Basis, um das Höchste zu erreichen. In Anlehnung an Mabel E. Todd sei das Modell des vierfachen Schwingens herangezogen:

1. frei bewegliches zentriertes Becken
2. ein frei schwingender Brustkorb
3. ein zentriert auf der WS stehender Kopf
4. ein reaktionsfähiger und beweglicher Geist, anpassungsfähig an alle Umstände des Lebens

Dieses Gleichgewicht spart unsere Lebensenergie und ist die Grundlage von Höchstleistungen und Wohlbefinden. In unserem Körper steht alles im Zusammenhang.

Was bedeutet Gleichgewicht?

1.)Zunächst betrachten wir einmal die Knochen und Muskeln allgemein.

Die Knochen sollen Gewichte tragen und an die Gelenke weitergeben. Das können die Knochen am besten, wenn sie gut organisiert sind. Das heißt, wir nutzen die Schwerkraft, um in der Mitte zu sein. Die Muskeln sind für die Bewegung zuständig. Wenn Muskeln mit Dauerstützungsaufgaben beschäftigt werden, ermüden sie schnell und verspannen.

Diese Verspannungen können so weit gehen, dass die Knochen regelrecht verzogen werden.

Zurück zum Ausgangspunkt. Wir brauchen also:

- Muskeln im Spannungsgleichgewicht
- Winkelverhältnisse der Knochen, die die Muskeln entlasten
- Zum ersten natürlich Wissen, wo diese günstigen Winkel liegen
- Bereitschaft zur Veränderung und zum Loslassen von alten Vorstellungen
- Kontinuierliches Üben (manche Muskeln sind zu dehnen, andere zu kräftigen)

Zunächst wird es sich gar nicht richtig „rund" aussehen, aber langsam stellt sich eine Leichtigkeit ein. Schwierig wird es dort, wo sich der Knochenbau durch ständige ungünstige Muskelspannungen bereits verändert hat.

Es ist wichtig, das richtige Gefühl für das derzeit wirklich Machbare zu entwickeln. Es ist schon ein Gewinn, wenn die Fehlstellung nicht weiter vorangetrieben wird oder Schmerzherde gut „verpackt" werden.

Aber auch Knochengewebe ist lebendiges Gewebe und kann sich verändern. Knochen sind hydrodynamische Systeme. Sie bestehen aus zwar festen, aber schwingungsfähigen Bestandteilen und wasserführenden Zwischenlagen.

Das Knochenwachstum richtet sich nach der Beanspruchung, sowohl in der Stärke, wie auch in der Richtung.

Wenn wir die Richtung der Beanspruchung ändern, ändern sich auch die Spannungsverhältnisse im Knochen. Wenn dieser Impuls lang genug bestehen bleibt, kann es bis zur Formveränderung gehen.

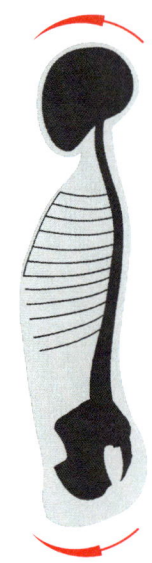

Diese flexible Stabilität und die günstigen Spannungsverhältnisse im Knochen sind übrigens auch der beste Schutz vor Brüchen.

Ganz wichtig ist auch die Entspannungsfähigkeit. Stress bedeutet, Muskeln sind bereit für Kampf und Flucht. Wenn dieser Zustand aufrecht erhalten bleibt und keine Bewegung erfolgt, verziehen die Muskeln die Knochen. Wir müssen den Muskeln also wirklich Gelegenheit zur Arbeit geben.

2.) Das Verhältnis der Körperteile zueinander

Betrachten wir die Druck- und Zugverhältnisse. Gleichgewicht bedeutet eine Einheit zwischen beiden. Der Zug der Körpervorderseite hält den Druck an der Rückseite aufrecht. Beckenaufrichtung und WS- Streckung sind der Schlüssel dazu.

Die ausführende Muskulatur soll die Tiefenmuskulatur sein. Diese Muskulatur ist für die Haltung und den Bewegungsimpuls zuständig. Wenn die Knochen in ihrer natürlichen Lage sind, hat die Muskulatur eine enorme Leistungsfähigkeit. Das wird dadurch erreicht, dass bei einer konstanten leichten Kontraktion nie alle Muskelfasern und Muskelbündel gleichzeitig beteiligt sind. Ein Teil arbeitet, ein Teil entspannt, ähnlich wie die Herzarbeit (Schlag-Schlag-Pause). Und genau diese Tiefenmuskulatur können wir mit Yogaübungen gut erreichen. Als Beispiel soll die hier im Buch beschriebene Vorwärtsbeuge gelten.

Sie werden aufgefordert, das Schambein hoch zu halten. Welche Muskeln sind die ausführenden?

Zunächst sicher die Bauchmuskeln zum Verdeutlichen der Richtung. Aber eines Tages werden sie die Bauchmuskeln wieder loslassen und der Teil der Lendeninnenmuskulatur, der mit dem Schambein verbunden ist (M. psoasminor), führt die Hebung aus. Bei vielen Menschen ist dieser Muskel fast verkümmert, aber ganz wichtig. Durch diesen Einsatz kann der Bauch weich bleiben. Das ist Ökonomie des Gleichgewichts.

Nehmen wir noch ein Beispiel aus dem Leben. Beobachten Sie einmal die Menschen beim Einparken. Die meisten strecken das Kinn nach oben. Warum? Sie denken, sie können so besser sehen. Und natürlich ist das Stress, denn die Nackenmuskeln verspannen sofort. Aber durch die verspannten Nackenmuskeln und das Hochziehen des Kinns wird das Sichtfeld eher eingeschränkt. Kehren Sie es um! Kopf in natürlicher Lage, das Kinn ist dabei eher angezogen und der Nacken lang. Die Lage von Kopf, Brustkorb und Becken, gut organisiert zur WS, ist der Schlüssel für das Gleichgewicht. Dieses Gleichgewicht wirkt sich positiv auf die Nervenabschnitte aus, die für die Muskelsteuerung zuständig sind. Und damit schaffen wir auch günstige Bedingungen für andere geistige und körperliche Aktivitäten.

1.3 Das grundlegende Bewegungsprinzip

Es ist schön, sich zu bewegen. Es ist gesund, sich zu bewegen. Hauptsache, Sie tun es erst einmal. Und dann kommen die Feinheiten. Etwa alle 200 Jahre ändern sich die grundlegenden Anschauungen der Menschheit. Das wird als Paradigmenwechsel bezeichnet. Auch auf dem Gebiet der Bewegungslehre vollzieht sich ein Paradigmenwechsel. Die grundlegenden Prinzipien des Yoga gelten für alle Menschen. Aber doch gibt es Unterschiede. Sehen Sie sich einmal den Gang eines Inders an und vergleichen Sie es mit dem der westlichen Art des Fortbewegens. Es ist ein Unterschied, ob sie in einer Jahrtausende alten geistigen Tradition oder in einer schnelllebigen westlichen Welt aufgewachsen sind. Auch die indischen Yogatherapeuten haben hervorragende Leistungen auf dem Gebiet der Heilung erbracht, stehen aber oft den Störungen westlicher Menschen recht ratlos gegenüber. Das moderne Indien strebt mit aller Macht einen westlichen Lebensstandart an. Und in diesem Maße bekommt es auch die Probleme und die Krankheiten wie die Menschen im Westen. Aber sammelt damit auch neue Erfahrungen in der Heilkunst. Die Lösung könnte eine Synthese aus klassischem Yoga und moderner bewegungswissenschaftlicher Forschung und Medizin sein. Das westliche Denken und die Lebensweise haben uns entfernt von der Ökonomie der Bewegung. Gut, manche Menschen haben sie einfach, wenige können sie bewahren. Aber alle können wenigstens ein Stück davon wieder erlangen. Das ökonomische Bewegen ist die Voraussetzung für die langfristige Aufrechterhaltung der Funktionsfähigkeit. Wenn wir uns in den Grenzen der Ökonomie bewegen, erreichen wir eine außerordentliche Belastbarkeit. Der Körper hat zwar eine große „Überlebensreserve" und kann auch Fehl-

und Überbelastung zeitweise verkraften. Aber wenn es zur dauerhaften Fehlbelastung kommt, gibt es Probleme.

Was bedeutet es, sich ökonomisch zu bewegen?

Es heißt, mit geringstmöglichem Aufwand den größten Nutzen zu erzielen.

Es bedeutet weiter, in Übereinstimmung mit den Gesetzen des Körpers zu handeln. Für viele westliche Menschen trifft ein Gesetz der Ökonomie besonders zu. Wir müssen erst einmal investieren. In diesem Fall in uns selbst - Zeit und Aufmerksamkeit. Um sich dann mit geringerem Aufwand effektiver bewegen zu können. Menschen sind in Leichtbauweise gebaut. Ähnlich wie eine Kornähre. Wie sagt das uralte Sprichwort: „Die Eiche brach im Sturm, die Kornähre richtete sich wieder auf."

Leichtbauweise bedeutet, mit geringstmöglicher Masse die größte Stabilität zu erzielen.

Ein Prinzip der Leichtbauweise wurde schon beschrieben – die Hydrodynamik der Knochen. Eine starre Konstruktion würde eine viel größere „Bauausführung" der Knochen und natürlich der bewegenden und stützenden Teile erfordern.

Ein weiterer Punkt zur Ermöglichung der Leichtbauweise ist die Ausnutzung gegeneinander gerichteter Rotationsrichtungen.

Zur Erklärung soll ein Vorgriff auf die Füße dienen:

- Großzehballen streckt nach vorne/innen
- äußere Ferse streckt nach hinten/außen.

Ergibt ein Höchstmaß an Stabilität.

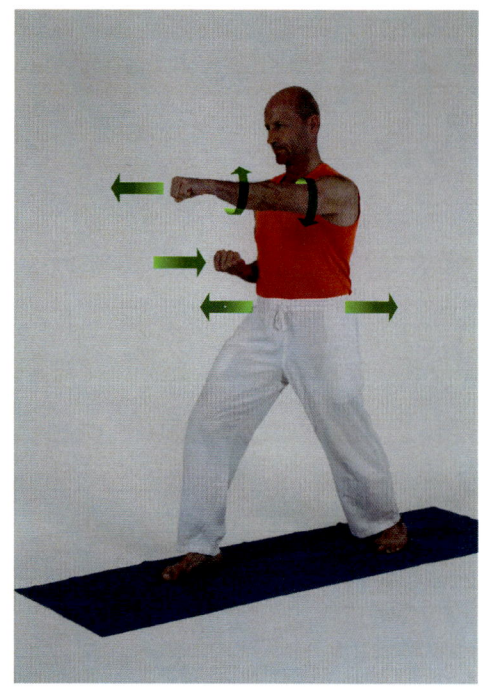

Ähnlich dem Faden der Spinnerin. Erst die drehende Spule ermöglicht die Fertigkeit des Fadens. Gerät er unter Zug, wird er fest und kann aufgewickelt werden.

Das Wissen um diese Funktionsweise ist uralt. Wir finden es in der asiatischen Kampfkunst und im Tanz. Diese Bewegungen waren in Asien so selbstverständlich, dass die alten Yogameister sie einfach gar nicht beschreiben brauchten oder vielleicht nicht einmal darüber nachgedacht haben. Anders bei uns. Natürlich gab es immer Bewegungsschulen, in denen diese Prinzipien angewandt wurden. Aber der Masse der Europäer, mit geradlinigen Bewegungen und hochgezogenem Körperschwerpunkt, ging das Gefühl für die Bewegung verloren. Es ist ein krasser Widerspruch entstanden. Einerseits finden wir im Turnen oder im Tanz eine Bewegung erst richtig anmutig, wenn sie in spiraligen Bewegungsmustern erfolgt. Andererseits fehlte der Gedanke, diese Prinzipien im Alltag und in der Therapie stärker zu nutzen. Erfreulicherweise hat sich in den letzten Jahren ein starker Wandel vollzogen.

1.4 Die Beweglichkeit

Beweglichkeit ist ein großer Schatz. Aber wir bekommen ihn nicht geschenkt. Wir müssen uns wirklich bewegen. Es ist wieder ein Kreislauf: Durch Bewegung entsteht ein Entwicklungsimpuls für Muskeln und Knochen. Die Gelenke werden gut versorgt. Damit steigt auch die Regenerationsfähigkeit. Und diese Regenerationsfähigkeit steigert die Freude am Bewegen. Noch größer wird die Wirkung, wenn die Bewegungen optimiert erfolgen. Optimierte Bewegungen verbessern die Haltung und die „Haltbarkeit" der Gelenke. Theoretisch ist das klar.

Aber was gibt es bei der Umsetzung in die Praxis zu bedenken?

1.) Die Bewegungen in den Gelenken müssen in den neutralen Zonen der Gelenke stattfinden.

Wir ergründen mit einer Übung:

1. Strecken Sie einmal einen Arm.
2. Jetzt strecken Sie noch mehr, aber nicht zu lange. Spielen Sie es erneut durch.

Punkt 1 ist die Streckung in der neutralen Zone. Punkt 2 ist noch möglich, aber es wird schwieriger oder beginnt sogar zu schmerzen (wie ein Armhebel). Siehe auch Kapitel „Armachse".

Besonders wichtig und sehr oft vernachlässigt ist die „Neutrale-Zonen-Regel" im Becken und im unteren Rückenbereich (Hohlrücken oder umgangssprachlich Hohlkreuz genannt). Das Becken muss nach vorne und nach hinten seinen Bewegungsspielraum behalten. In der modernen Physiotherapie gibt es eine schöne Regel: Verhindern Sie die „endgradige" Bewegung in den Gelenken!

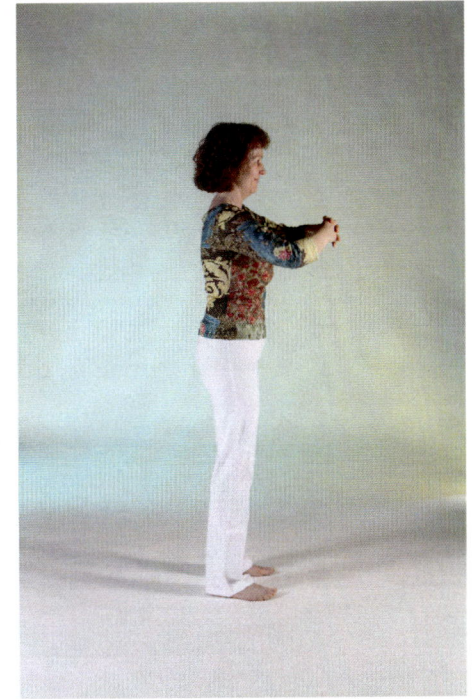

Immer wieder beobachtete Praxis im Yoga:

Bestimmte Zonen sind im Bewegungsgrad im Endbereich angekommen, aber weniger bewegliche werden vernachlässigt. Ausweg:

- **Kehren Sie es um durch Achtsamkeit und Ehrlichkeit.**

- **Ein Üben der Beweglichkeit der Gelenke muss einhergehen mit dem Üben ihrer**

  Stabilisierungsfähigkeit

- **Wir brauchen die aktive Muskelsicherung!**

Die Bänder sind nicht zum mechanischen Führen und Begrenzen gedacht. Immer wenn wir an einer Stelle dehnen, muss an anderer Stelle eine Spannung aufgebaut sein. Ein typisches Beispiel, auf zahlreichen Werbefotos zu sehen, ist: in den Spagat gerutscht, ohne Schutzspannung der Beine und der Lendeninnenmuskeln. Meist kommen sie gar nicht so weit in die Haltung, wenn sie diese Spannung halten. Aber das wäre die richtige Ausführung.

Der beste Schutz entsteht, wenn sie die spiraligen Bewegungsmuster anlegen. Diese Bewegungsmuster trainieren die langen Muskeln, die über mehrere Gelenke laufen. Und das wäre so wichtig für die Alltagsstabilität, besonders in Bewegung.

2.) Im Grad der Beweglichkeit gibt es starke Unterschiede zwischen den Menschen. Die weniger Beweglichen beneiden oft die Beweglichen und wünschen sich, auch so zu sein. Aber so funktioniert das nicht. Es gibt einfach individuelle Grenzen. Markantes Beispiel sind die Hüftgelenke.

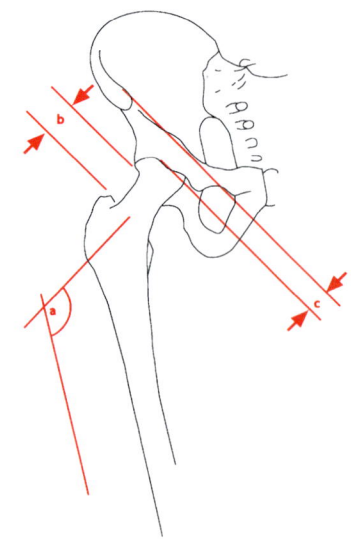

Der Knochenwinkel, die Länge und die Form der Überdachung variieren stark. Und danach richten sich die Bewegungsmöglichkeiten. Gut und schlecht sind relative Begriffe. Der eine ist hochflexibel, aber hat eines Tages Schmerzen wegen seiner Stabilitätsprobleme. Ein anderer ist eher weniger beweglich, aber kennt gar keine Stabilitätsprobleme. Wie auch immer diese sind, die Kunst der Bewegung ist die Verteilung der Bewegung auf möglichst viele Gelenke. Ein einzelnes Gelenk mag nur wenig beweglich sein, aber die Verteilung der Bewegung entscheidet, ob die Bewegung gut läuft.

Es gibt auch starke Unterschiede im Bindegewebe der einzelnen Menschen. Das Bindegewebe finden wir in fast allen Strukturen des Bewegungs- und Nervensystems. Es hat die Aufgabe, den Körper in „Form" zu halten und die Impulse weiterzuleiten. Im Bindegewebe befinden sich elastische und sehr feste Fasern (Kollagene).

Die Anteile und Spannungsgrade und damit die Muskellängen variieren stark.

3.) Es gibt Grenzen in der Ausdehnung der Beweglichkeit

Eine Grenze wurde schon beschrieben. Es besteht die Neigung, sich in sowieso schon flexible bis hyperflexiblen Abschnitten mehr zu bewegen und die anderen zu vernachlässigen. Die meisten Schüler sollten erst einmal jahrelang daran arbeiten, eine gleichmäßige Verteilung und damit einen harmonischen Energiefluss zu erreichen. Meistens liegt über dem übermäßig beanspruchten Abschnitt ein zu wenig beweglicher - zum Beispiel: mangelnde Beweglichkeit im Brustwirbelbereich durch einen hochgezogenen Brustkorb erhöht die Beanspruchung in Abschnitt 5. Lendenwirbel / Kreuzbein. Oder: Knieprobleme haben ihre Ursache in der Stellung der Oberschenkel. Zum Beispiel, wenn die Oberschenkel permanent innenrotierend gehalten werden, kann das Knie nicht stabil sein.

Aber auch wenn wir davon ausgehen, dass sie eine harmonische Verteilung der Bewegung erreicht haben, gibt es Grenzen.

Durch jahrelanges Üben wäre vielleicht eine weitere Verschiebung möglich, aber nicht mehr sinnvoll. Das hätte dann nichts mehr mit Yoga zu tun (zum Beispiel die Schlangenmenschen in der chinesischen Artistik).

Der Meister B.K.S. Iyengar sagte einmal: „Eine Asana ist dann vollendet, wenn du keine Kraft mehr brauchst, um sie zu halten." An dieser Stelle fängt Yoga erst richtig an.

Sind wir im Fluss der Energie, geht die Konzentration nach innen.

Hier ist ein Kritikpunkt am europäischen Yoga angebracht. Es ist der Umgang mit hyperflexiblen Schülern. Hyperflexibilität bedeutet, das Bänder- und Gelenkkapselsystem ist nicht stark genug. Zum einen fühlen sich solche Menschen natürlich vom Yoga angezogen, weil es gut für ihre Selbstbestätigung zu sein scheint. Unerfahrene Yogalehrer nehmen diese Schüler dann auch gerne zum Vorzeigen. Ehrlich gesagt erfüllen mich manche Werbefotos mit Grauen, weil ich weiß, dass diese Schüler das so keine 10 bis 15 Jahre lang machen können. Dann haben sie Schmerzen und sind weg vom Yoga. Hyperflexible müssen bereit sein, ihre Vorstellungen zu ändern, und die Lehrer müssen es konsequent fordern. Hyperbewegliche Abschnitte müssen eher stabilisiert werden. Um diese zu erkennen, ist Schulung notwendig.

Es gibt eine weitere Grenze der Beweglichkeitsausdehnung. Wir müssen ehrlich sein, es ist das Alter. Jedes Alter hat seine Aufgaben und seine Freuden. Es ist wichtig, die Beweglichkeit im Alter zu erhalten, aber eine gewisse Einsteifung ist eine natürliche Reaktion. Das subtile Arbeiten wird wichtiger für die Fähigkeit zum Loslassen und für die Leichtigkeit. Die Ausdauerfähigkeit kann sogar noch gesteigert werden. Die Knochenmasse verringert sich. Die Bandscheiben werden dünner. Stellen Sie sich vor, die Muskulatur würde jetzt so lang bleiben wie bisher. Sie wären instabil. Die Einsteifung verhindert, dass die Zwischenwirbelgelenke (Facettengelenke) zu stark belastet werden und natürlich das Wirbelgleiten. Und wieder ist es ein Kreislauf.

Wir brauchen die Bewegung zur Aufrechterhaltung der Versorgung der Bandscheiben und zur Erhaltung des Knochenstabilisierungsreizes. Aber ein gewisser Rückgang der Beweglichkeit ist eine Schutzfunktion des Körpers. Siehe auch Kapitel „Wie üben".

2. Grundstrukturen

2.1 Die Wirbelsäule

Der Meister B.K.S. Iyengar sagte einmal: „Du bist so gesund, wie deine Wirbelsäule beweglich ist."

Logisch. Die Wirbelsäule ist das Zentrum aller Bewegung. Aber sie ist keine Säule, sondern mehr eine Vierfachkrümmung:

1. Halswirbelbereich → Einwärtskrümmung (Halslordose)
2. Brustwirbelbereich → Auswärtskrümmung (Kyphose)
3. Lendenwirbelbereich → Einwärtskrümmung (Lendenlordose)
4. Kreuzbeinbereich → Auswärtskrümmung (Kreuzbein- Steißbeinkyphose)

Diese Krümmungen und die Funktion der Bandscheiben sind die Voraussetzung, dass die WS ihre Aufgaben erfüllen kann. Sind diese Krümmungen durch ungünstige Muskelspannungen und Fehlhaltungen auf Dauer verzogen, kommt es zu Verspannungen und Schädigungen.

Die Bandscheiben werden falsch belastet und können ihre Stoßdämpferfunktion nicht mehr erfüllen. Typische **Fehlhaltungen** sind:

- *Hohlrundrücken*
- *Hohlrücken*
- *Rundrücken*
- *Flachrücken*

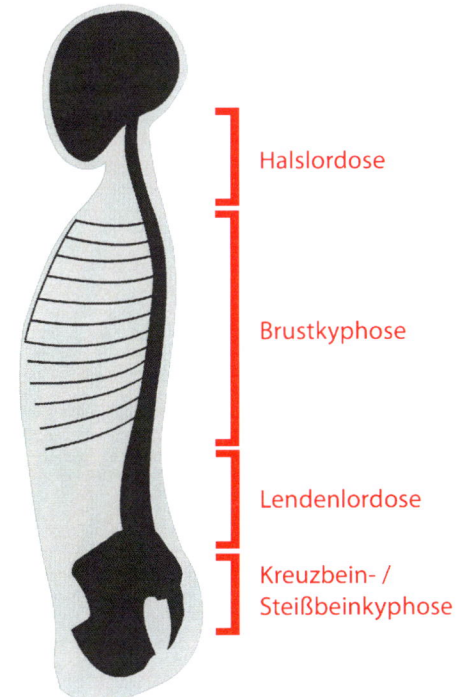

Halslordose

Brustkyphose

Lendenlordose

Kreuzbein- / Steißbeinkyphose

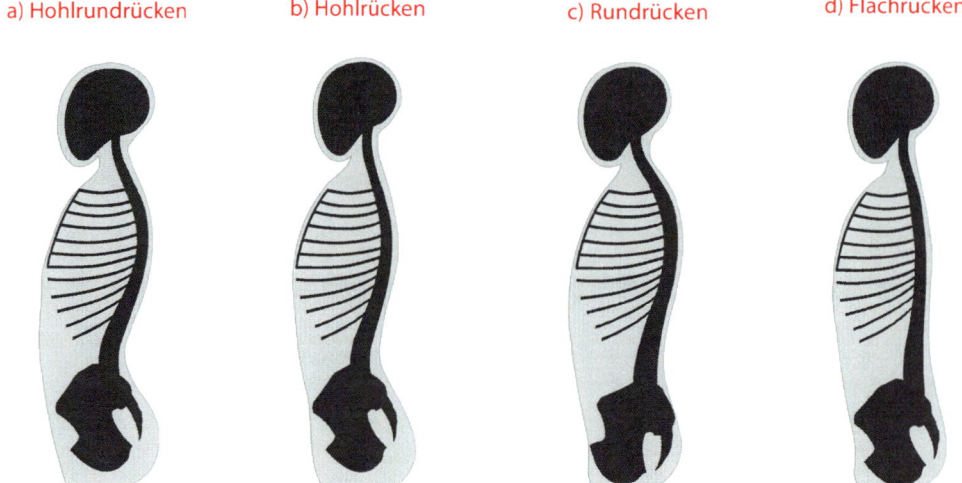

a) Hohlrundrücken   b) Hohlrücken   c) Rundrücken   d) Flachrücken

Der Hohlrücken ist unter den Fehlhaltungen am verbreitetsten. Wie entsteht diese Haltung? Meistens ist sie eine Folge von unserer sitzenden Zivilisation. Durch das viele Sitzen und mangelnden Ausgleich verkürzen sich die Hüftbeugemuskeln. Beim Aufstehen ist zwar eine Streckung wieder möglich, aber allzu leicht geht der Körper den Weg des geringsten Widerstandes. Die Bauchmuskeln geben eher nach als die verkürzten Hüftbeuger. So verstärkt sich die Einwärtskrümmung der LWS (Hyperlordosierung). Die Bandscheiben im LWS- Bereich geraten unter starken Druck. Besonders im Übergang 5. Lendenwirbel-Kreuzbein.

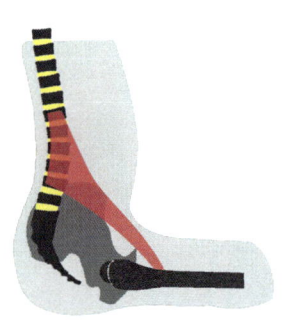

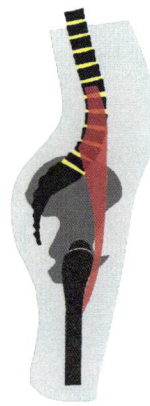

Diese Kette setzt sich fort: Als Ausgleichsbewegung wird der Brustkorb hochgezogen. Das Hochziehen des Brustkorbs führt zu einer weiteren Verknickung der WS.

Dort, wo eigentlich die Auswärtskrümmung des oberen Rückens beginnen soll, entsteht eine Einwärtskrümmung (Übergang Brustwirbelbereich-LWS)

Zu erkennen am vorstehenden unteren Rippenbogen und oft auch an der Hautfalte am Rücken.

Was passiert im Halsbereich? Auch der Halsbereich wird ungünstig belastet. Meistens wird das Kinn gehoben. Verschärft wird diese ganze Entwicklung durch das im Westen weit verbreitete Denken, diese Haltung wäre erstrebenswert. Leistungsdruck und eine militante Erziehung der letzten 200 Jahre haben uns weggebracht von dem Gefühl für eine natürliche Haltung. Alle Körperschulungssysteme, und natürlich auch der Yoga, sollten dazu beitragen, diese Natürlichkeit wieder zu finden.

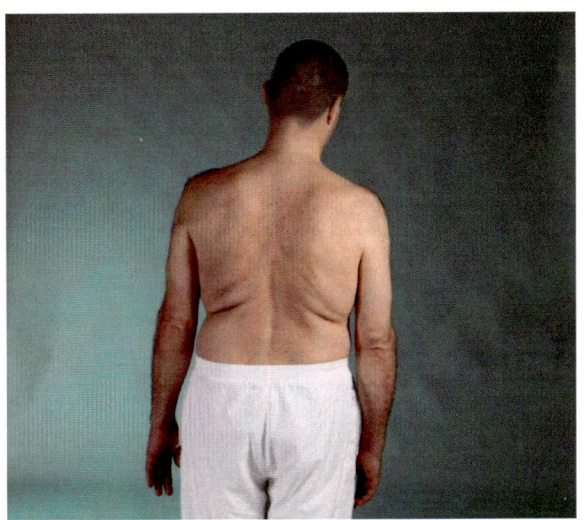

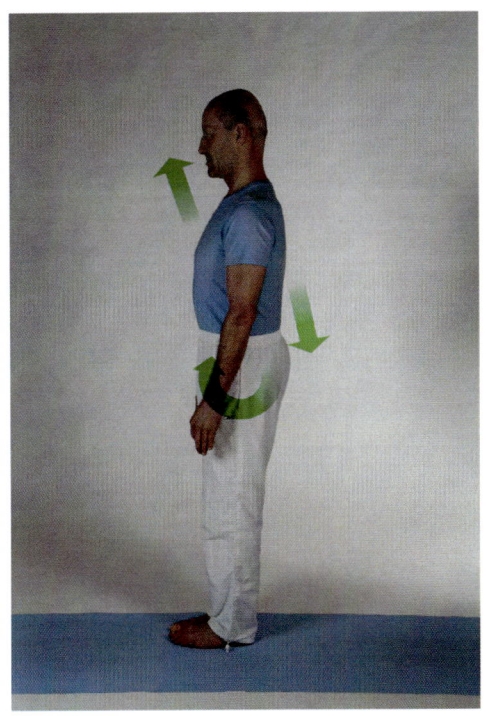

Der Ausweg ist die Beckenaufrichtung und die Wirbelsäulenstreckung. Wenn die Wirbelsäule gestreckt ist, verteilt sich die Bewegung gleichmäßig auf alle Wirbel, und wir sind in einem optimalen Fluss der Energie. Brustkorb und Becken ausbalanciert, ermöglichen den kleinen Muskeln und Bändern der WS, die Krümmungen optimal zu halten. Wenn Sie fühlen, dass der obere Teil des Brustbeins sich nach vorne/oben und der hintere/untere Rippenbogen sich dem Becken annähert, dann wissen Sie, die WS wird gestreckt. Vielleicht können Sie es seitlich vor einem Spiegel stehend ergründen. Dabei müssen Sie die Schulter wirklich locker lassen.

Einen schwerwiegenden Grund für die starke Einwärtskrümmung der LWS gibt es noch. Es ist der dicke Bauch. Mit so einem Gewicht mehrerer Jahre vorne dran, wird der Zug am 5. Lendenwirbel zu groß. Ohne Abnehmen bestehen wenige Chancen, die dann auftretenden Rückenschmerzen loszuwerden.

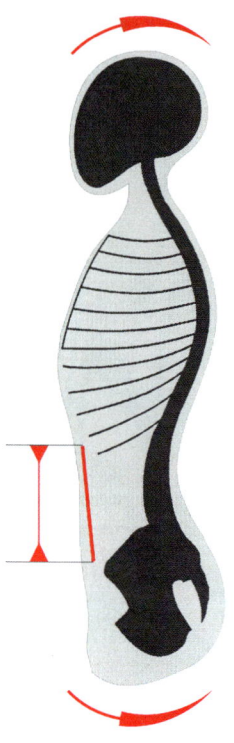

Manch einer denkt vielleicht, die Haltung mit verstärktem Bauchmuskeltraining verbessern zu können. Aber allzu oft wird so das Problem der Hyperlordosierung noch verschärft. Starke Bauchmuskel- und Hüftbeugemuskulatur halten dagegen. So geraten sie in eine Doppelklemme: Zug von innen und Zug von außen.

Natürlich entsteht durch die Buchmuskelspannung ein starkes Energiegefühl. Aber was für eine Verschwendung. Selbst ein „Waschbrettbauch" hat nur kosmetische Bedeutung. Die äußeren Bauchmuskeln sollen die Organe in ihrer Lage halten. Aber mit der Aufrichtung haben sie wenig zu tun. Dehnen Sie lieber die Hüftbeuger und kräftigen Sie die Lendenmuskulatur. Siehe Kapitel „Becken".

Die westlichen Menschen haben noch mehrere seltsame Angewohnheiten. Eine fällt Ihnen auf, wenn Sie sich einmal die Zeit nehmen (vielleicht auf einem Bahnhof) und die Menschen beim Stehen studieren. Die meisten Menschen verschieben das Becken nach rechts und viele auch noch mit einer Verdrehung nach hinten. Oder sehen Sie sich einen Modekatalog an. Da ist es genauso.

Aber auch im Sitzen ist es zu beobachten. Meistens wird das rechte Bein über das linke geschlagen und wieder „hängt" das Becken nach rechts.

Warum ist das so? Nur weil die meisten Rechtshänder sind? Kann nicht ganz stimmen. Auch die Linkshänder stürzen nach rechts.

In der Bhagavad Gita heißt es von einem großen Kämpfer: „Er konnte links und rechts genauso gut kämpfen." Das war eine Hochachtungsbezeugung für die Fähigkeit des Gehirns. Damit kommen wir der Antwort näher. Die rechte Gehirnhälfte steuert die linke Körperseite. Sie ist verantwortlich für kreatives Denken, Schöpfertum und Neuanfänge. Die linke Gehirnhälfte steuert die rechte Körperhälfte und ist verantwortlich für das kontinuierliche Ausführen von Arbeiten und für das logisch-analytische Denken. Da der Körper die perfekte Widerspiegelung des Geistes ist, bewirkt die logisch- analytische Überbetonung diese „körperliche" Verschiebung.

Dies trifft auch für Linkshändler zu, da das Gehirn von Linkshändlern ganz selten vollständig umgebaut ist. Diese Einsichten werden durch bewusste Heranführung an schöpferisch-kreatives Arbeiten auch in der modernen Skoliosetherapie angewandt.

Die weite Verbreitung dieser Gehirn-Körperverschiebung sollte in der Übungspraxis berücksichtigt werden. In den Stellungen wie zum Beispiel dem Fisch, der Vorwärtsbeuge und der Kobra ist die Mitte relativ leicht zu finden. Schwieriger, aber auch deutlicher ist es, wo mit zwei Seiten geübt wird (zum Beispiel beim Halbmond, Baum und beim Held).

Besonders dann, wenn dabei das Gehirn den Widerstand gegen das Abkippen aufgegeben hat und dieser Zustand als „normal" abgespeichert wurde. Hohe „Kunst des Yoga" ist, diese Fehlprogrammierung rückgängig zu machen, und ein neues Gefühl für die Mitte entstehen zu lassen.

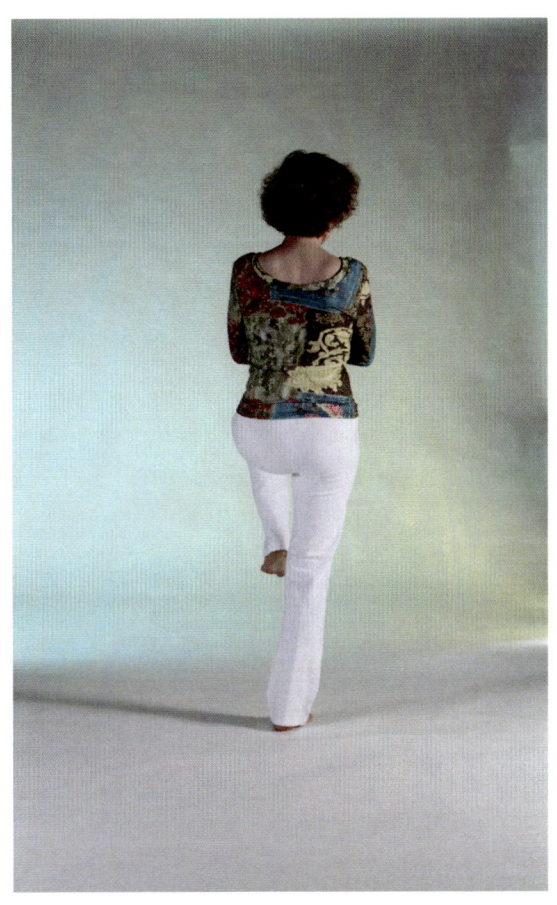

Das Anstreben der äußeren Mitte ist so wichtig, um unsere innere Mitte zu finden. Dieses erfordert viel Geduld. Wichtig ist, dass durch die Übungspraxis Akzente für den Alltag gesetzt werden.

Rundrücken sind zwar seltener, aber auch schwieriger. Besonders, wenn er schon aus der Jugendzeit „mitgebracht" wurde (M. Scheuermann)). Die Schmerzfreiheit zu erhalten oder zu erreichen, ist ein reales Ziel. Aufrichtungsversuche am echten Rundrücken (Wirbelkörper keilförmig verwachsen) führen zu Wirbelsäulenverknickung an anderer Stelle.

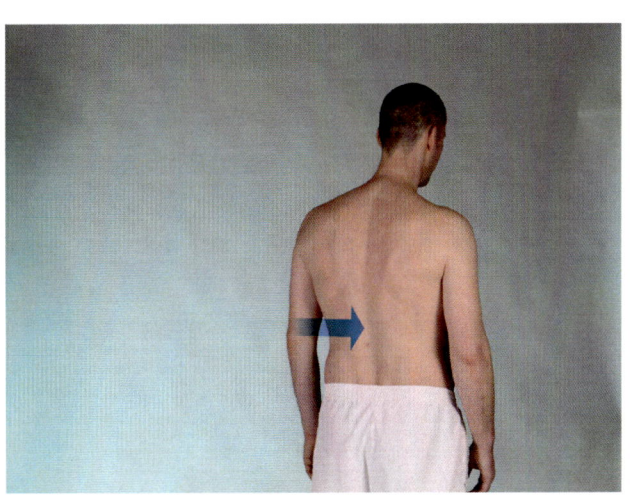

Natürlich ist Entspannung wichtig. Aber die Betroffenen brauchen auch leistungsfähige Muskeln, um eine weitere „Einrollung" zu verhindern. Wichtige Grundsätze dazu:

1. Üben Sie die Brustkorbdiagonalbewegung. Oberer Teil des Brustbeins strebt nach vorne/oben und der hintere untere Rippenbogen nähert sich dem Becken.
2. Bauchmuskeln entspannt halten.
3. Meistens tritt der Rundrücken in Verbindung mit einer starken Schulterverspannung auf. Hier hilft die Aufrechterhaltung der Innenrotation in der Schulter und Außenrotation in den Oberarmen.

Bei *Flachrücken* hilft Bewegung, Bewegung und Bewegung. Aber sanft (vielleicht Feldenkrais oder Tai Chi). Hier müssen die tiefen, kleinen Muskeln der WS erst die Krümmungen wieder aufbauen.

Ein wichtiger Punkt zum Verstehen der Funktionen der WS sei noch erwähnt. Nicht nur die Stellung der Bandscheiben ist wichtig, ganz wichtig ist die Bewegung überhaupt. Zu den Muskeln führen Blutbahnen. Die Bandscheiben aber werden durch Diffusion versorgt. Das bedeutet Durchdringung. Stark vereinfacht: wie ein Schwamm. Durch das Zusammendrücken und Loslassen wird Flüssigkeit abgegeben und aufgenommen. Starre Haltungen verhindern die Durchdringung. Veränderung ist nur möglich, wenn die Beweglichkeit gesteigert wird. „Schwingen" sie locker durchs Leben. Weitere Feinarbeit zur Wirbelsäule finden Sie in den Kapiteln „Becken, Brustkorb und Schulter".

2.2 Das Becken

Das Becken ist unsere körperliche Mitte.

In diesem Abschnitt wird das Körpergewicht an die Beine weitergegeben, aber zuvor muss es im Becken kontrolliert werden. Dabei wird das Gewicht über 5 Beckengelenke geleitet:

- Übergang 5. Lendenwirbel / Kreuzbein (Lumbosakralgelenk)
- 2 Darmbein / Kreuzbeingelenke (Iliosakralgelenk, auch Sakroiliakalgelenk)
- 2 Hüftgelenke

Wenn wir die Wirbelsäulenachse und die Beinachse verlängern, sind beide nicht identisch. Zwischen beiden ist ein Abstand von 6-7 cm (Todd). Auch daran ist zu erkennen, dass das Lumbosakralgelenk und die Hüftgelenke nicht übereinander stehen.

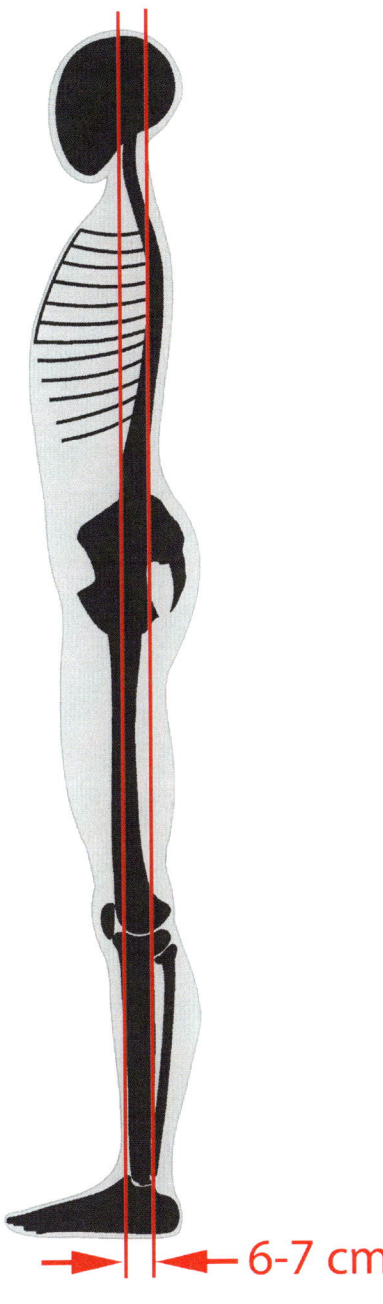

Aber genau dieser Abstand schafft die Hebelkraft für die Bewegung.

Vorteil dieser Konstruktion: Das Becken ist dreidimensional frei beweglich- vorne/ hinten, seitlich und beim Gehen auch nach oben und unten. Das erst ermöglicht eine Aufrichtung und eine elegante Fortbewegung.**Vielleicht ein Nachteil:**

Im Lumbosakralgelenk läuft alles über einen kleinen Abschnitt.

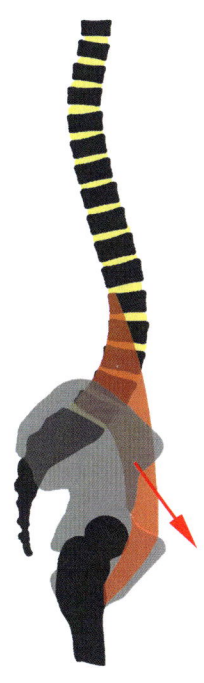

← 6-7 cm

Bei Hyperlordosierung entstehen starke Scherkräfte.

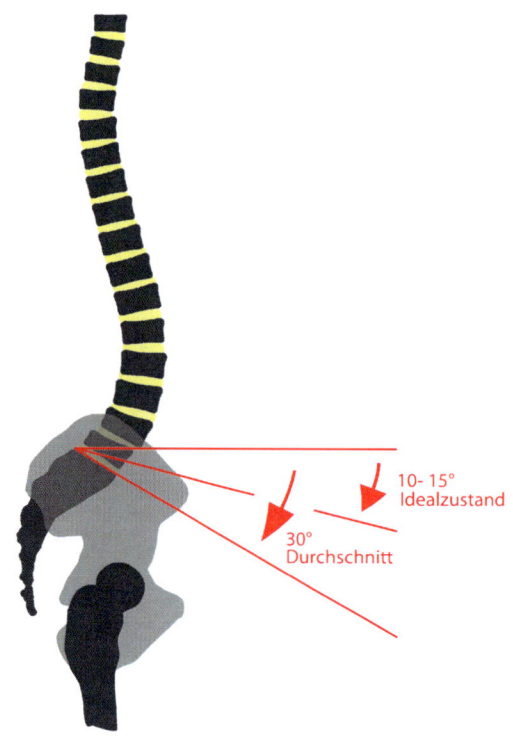

10- 15°
Idealzustand

30°
Durchschnitt

Aber die Natur hat für genug Stabilität gesorgt. Wir müssen uns dessen nur wieder bewusst werden und sie richtig nutzen. Häufigster Fehler ist die mangelnde Beckenaufrichtung. Im heutigen statistischen Durchschnitt ist das Becken bei Europäern um 30° nach vorne gekippt. Dabei sind auch Winkel von 45° keine Seltenheit. Als Maßebene gilt die Kreuzbeinebene (Heel). Natürlich gibt es unterschiedliche Veranlagungen, aber 10-15° gelten als günstig.

Der 5. Lendenwirbel wird zwar mit starken Bändern und Fortsätzen gehalten, aber die Rutschtendenz nach vorne ist auf Dauer zu groß. Aus dieser Haltung ergeben sich eine Reihe von *Folgeschäden*:

1. Hüftgelenke und Oberschenkel sind in Innenrotation. Die Beinachse wird instabil.

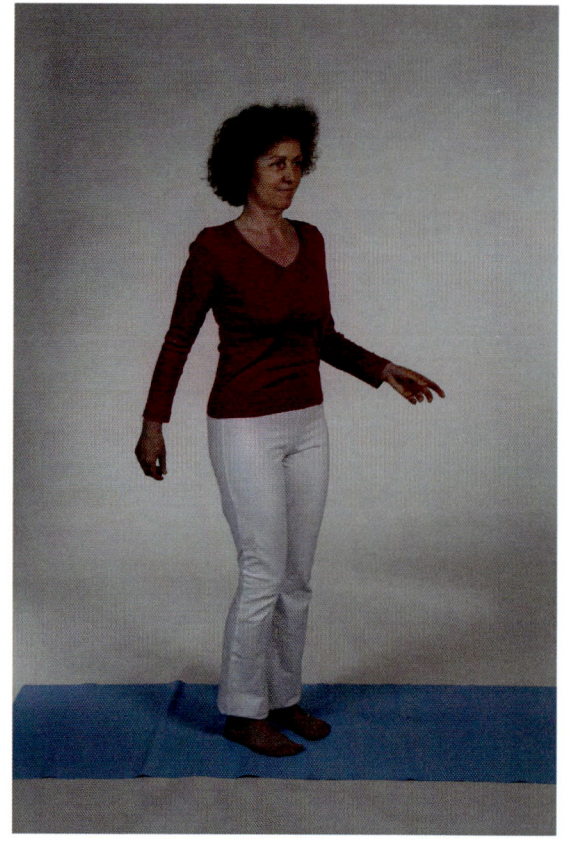

2. Der Oberkörper führt als Ausgleichbewegung eine Hebung des Brustkorbes durch.

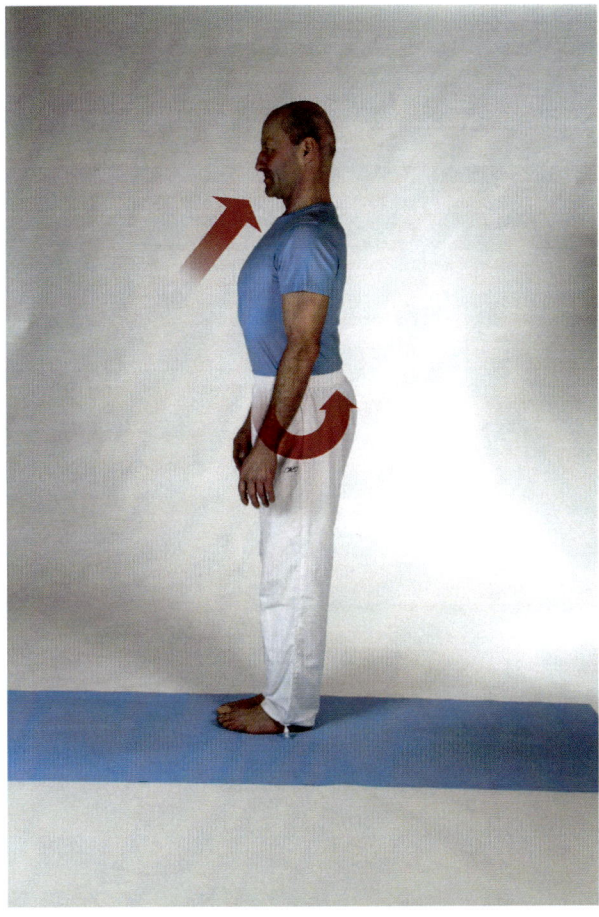

3. Die Atmung ist behindert. Siehe Kapitel „Atmung".
4. Der Bauchraum ist ungünstig belastet. Das kann zur Organabsenkung führen.

Auch in der europäischen Yogapraxis ist die Tendenz zu beobachten, dass dieser ungünstige Beckenkippungswinkel eher verstärkt wird.

Was brauchen wir für die Beckenaufrichtung?

1. Mobile Hüftlendenmuskeln

Das bedeutet, Anteile des Lendenmuskels sind stark genug, um die Wirbelsäule zu beugen, was die Sitzbeinhöcker „zusammenzieht".

Wir ergründen mit einer Übung. Sie stehen leicht nach vorne gebeugt und legen beide Hände auf die Sitzbeinhöcker. Jetzt richten Sie sich langsam auf und das Becken noch einmal extra etwas mehr. Lassen Sie den Bauch dabei locker. Spüren Sie, wie die Hüfte sich nach außen öffnet und die Sitzbeinhöcker zueinander streben. Dies sind die Hüftlendenmuskeln (M. psoas) und natürlich die Beckenbodenmuskulatur.

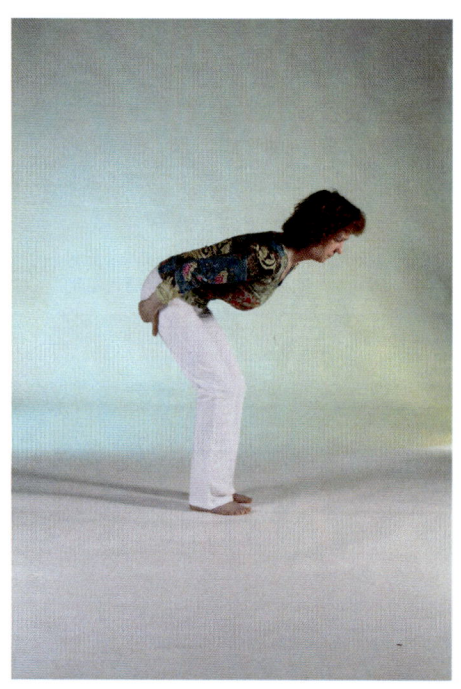 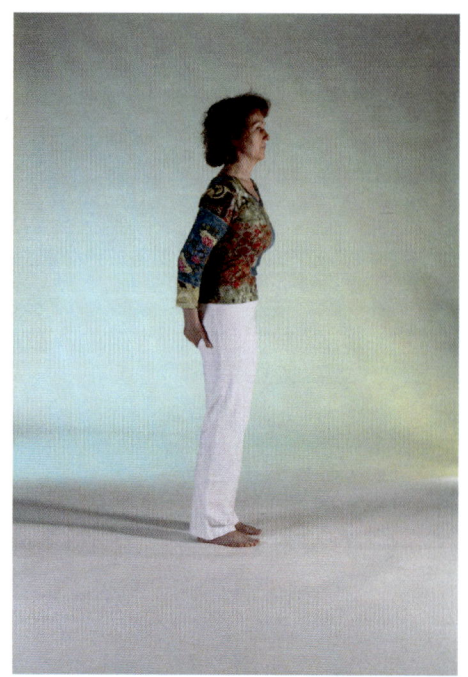

Dabei hat der kleine Lendenmuskel (M. psoasminor) noch eine Extraaufgabe. Er verläuft von der Lendenwirbelsäule zum Schambein und hebt vorne das Becken.Diese Muskulatur ist bei vielen Menschen nahezu verkümmert.

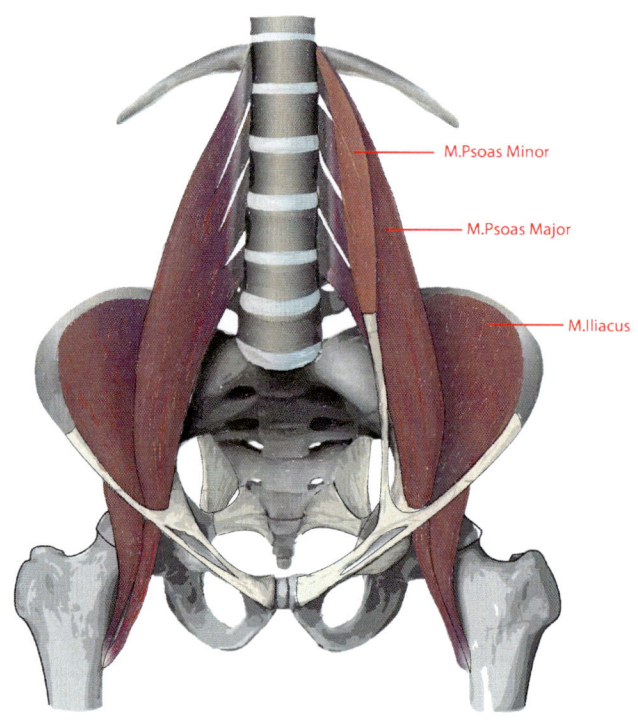

2. Flexible Hüftbeuger

Wieder eine Übung.

Sie stehen und richten das Becken auf. Dabei halten Sie die Knie gebeugt. Machen Sie das ein paar Mal. Und jetzt strecken Sie die Beine und richten das Becken auf. Wo sie jetzt eine Dehnspannung spüren, ist der Teil des Darmbein-Lendenmuskels, der die Hüfte beugt. (M .iliacus)

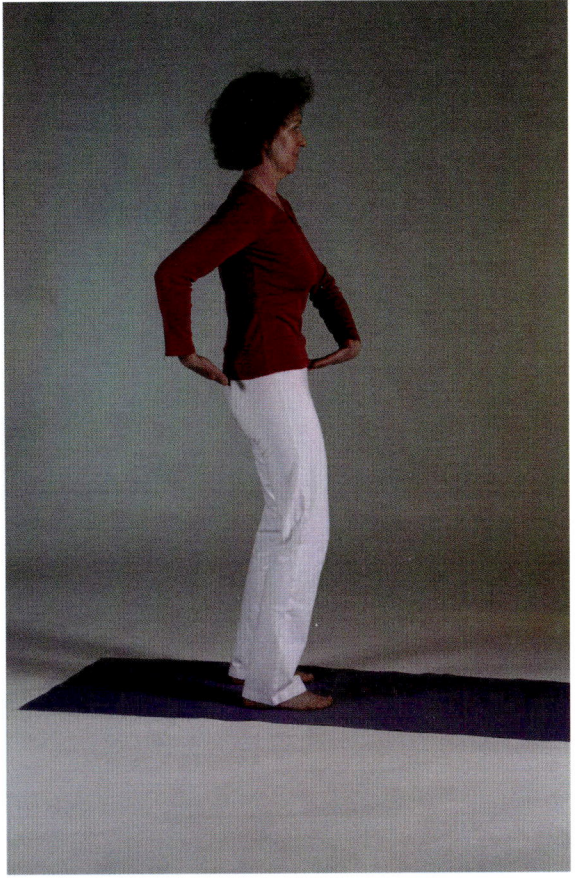

Während ihrer Übungszeiten erinnern Sie sich immer wieder: Die Tiefenmuskulatur ist unsere Aufrichtungsmuskulatur. Dahin muss die Wirkung gehen. Vielleicht brauchen Sie erst etwas mehr Bauch- und Gesäßmuskelarbeit, um die Richtung zu ergründen. Aber ihr Ziel ist es, dass Bauch- und Gesäßmuskeln von der Haltearbeit entlastet werden.

2.3 Der Brustkorb

Genau wie die Wirbelsäule keine Säule ist, ist der Brustkorb auch kein fester Korb. Er ist eine hochbewegliche Konstruktion mit 86 Gelenken. Zwar hat jedes Gelenk für sich nur einen kleinen Bewegungsspielraum, aber in der Gesamtheit ergibt sich eine hohe Beweglichkeit. Und diese hohe Beweglichkeit ist so wichtig für die Atmung, für die Bewegungsfähigkeit der Wirbelsäule und für die inneren Organe. Und hier beginnt die Fehlerquelle: der für viele westliche Menschen typische, hochgezogene Brustkorb. Diese Brustkorbhaltung wird bestimmt durch die Stellung des 4. und 5. Lendenwirbels.

Wir ergründen mit einer Übung. Sie stehen ausnahmsweise mit starkem Hohlrücken. Was passiert mit dem Brustkorb?

Typische Ausgleichsbewegung: Er ist gehoben. Jetzt kommen Sie zurück mit diesem „Brustkasten" und richten das Becken auf. Das Schambein ist gehoben, das Steißbein strebt nach unten innen. Spielen Sie das ein paar Mal durch. Sicher werden Sie erkennen: Wenn das Becken aufgerichtet ist, kann der Brustkorb gar nicht so weit nach oben kommen.

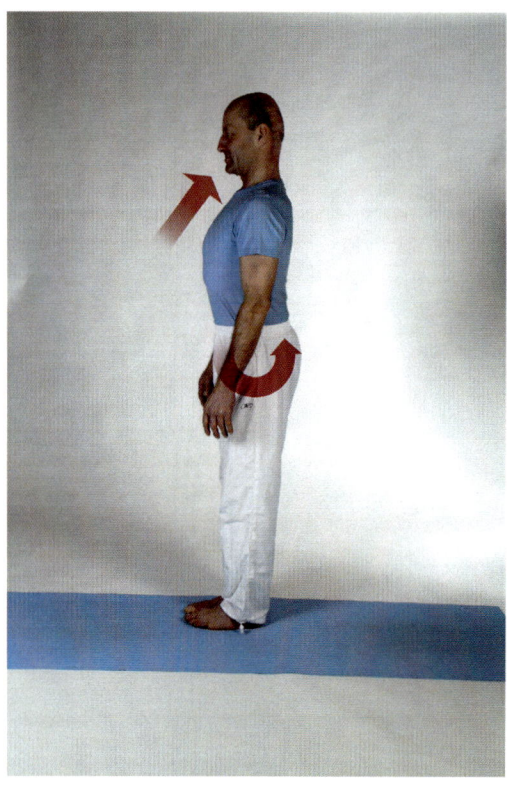 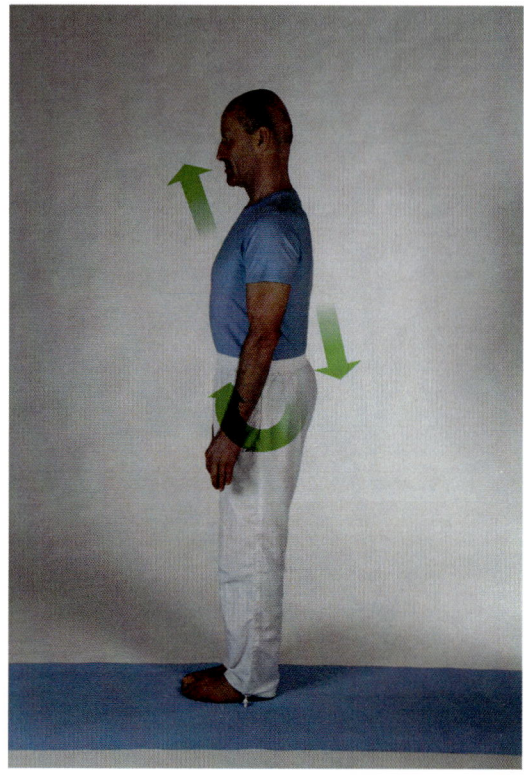

Es ist wieder ein Kreislauf:Hohlrücken bewirkt eine zu hohe Haltung des Brustkorbes und das Hochhalten des Brustkorbes verstärkt den Hohlrücken. Aber das ist noch nicht alles. Weitere negative Folgen sind:

- Beim Gehen und Laufen fehlt die Gegenbewegungsfähigkeit der Rippen. Meistens pendeln nur die Arme.
- Die Atemzirkulation ist gestört.
- Die obere Bauchregion ist ungünstig belastet.
- Die Muskelspannung im oberen Rücken ist permanent zu hoch. Das ist ein ungeheurer „Energieraub".
- Die mangelnde Bewegungsfähigkeit des Brustkorbes provoziert eine Überbeweglichkeit im Darmbein-Kreuzbeingelenk (Lumbosakralgelenk) und im Nackenbereich.
- Durch den höher liegenden Körperschwerpunkt gehen die Eleganz und Leichtigkeit der Bewegung verloren.   - Kommen Sie zurück -

32

Erster Schritt ist die Beckenaufrichtung. Ändern Sie Ihre Vorstellung von einer guten Haltung. Der Versuch durch Anhebung des Brustkorbes die WS verlängern zu wollen, ist absolut zwecklos. Lassen Sie den unteren Rippenbogen nicht vorstürzen. An dieser Stelle denken die meisten Schüler: „Aber dann bin ich doch ganz krumm." Nein! Erinnern Sie sich: Die natürliche Form des oberen Rückens ist die Auswärtskrümmung (Kyphose). Sie verlieren nicht ihre Haltung, sondern Sie finden zurück zu einer natürlichen Leichtigkeit.

Die in meinen Augen beste Übungsmethode beschreibt Mabel E. Todd in ihrem Buch „The Thinking Body" von 1937. „Legen Sie die Zähne leicht aufeinander und atmen Sie durch den geöffneten Mund aus. Dabei „zischen" Sie".

Machen Sie es immer wieder mit langer Ausatmung. Wenn Sie es jetzt zulassen, wird die Schulter weit und die Zwischenrippenmuskulatur entspannt. Die Schulter bewegt sich fast von alleine in ihre Lieblingslage: innenrotierend und an die Rippen geschmiegt. Diese Technik können Sie in vielen Asanas anwenden oder auch im Alltag, wenn Sie nicht gerade jemand hört. Oder gerade dann. Vielleicht können Sie andere inspirieren, sich ebenfalls zu lockern. Ein anderer Weg der Bewusstwerdung ist, wenn Sie immer wieder die Lastwirkung des Brustkorbes fühlen:

-   Brustkorb vorne an der WS hängend → ungünstig
-   Brustkorb seitliche Last → günstig

Trick dazu: Ziehen Sie die Schulterblätter leicht nach hinten, nach unten und dann nach außen. Noch einmal nach außen!

Der Partner könnte hier nachfühlen, ob Sie wirklich zwischen den Schulterblättern Raum geschaffen haben.

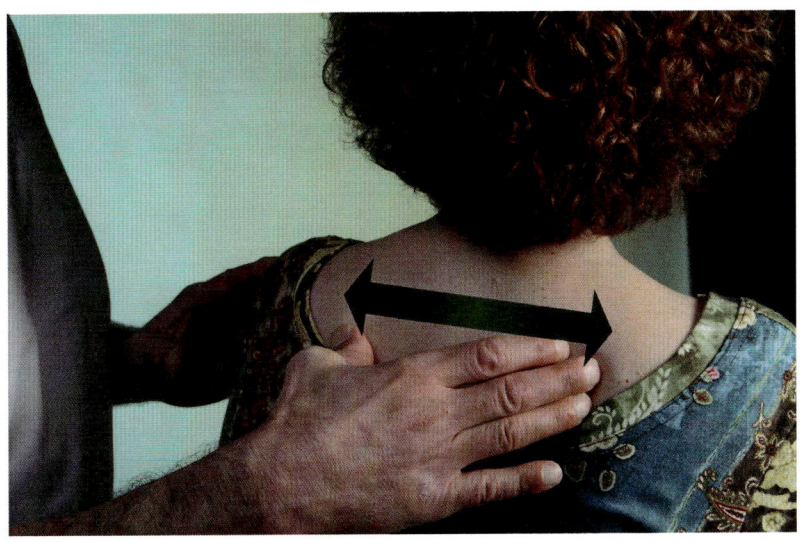

Weitere Techniken und Tricks finden Sie in den Kapiteln „Schulter" und „Atmung" und überhaupt in den Asanabeschreibungen. Ausgangspunkt ist immer wieder die Beckenaufrichtung.

Seltener gibt es auch den Fall genau anders herum. Der eingefallene Brustkorb.

Dies ist schwieriger, weil bei der Aufrichtung meistens die Wirbelsäule im Übergang Brustwirbel- Lendenbereich verknickt. Besonders wenn die Brustwirbel schon ihre Form verändert haben (pathologische Kyphose). Solche Fälle erfordern die Zusammenarbeit mit erfahrenen Therapeuten.

2.4 Der Kopf

Der Kopf ruht beweglich auf der Wirbelsäule. Dies wird durch folgende Konstruktion erreicht:

- Balance in den Wiegegelenken des Atlas. In den Wiegegelenken findet das leichte Heben und Senken des Kopfes statt. Sie verhindern die Seitenlage des Kopfes.
- Für die Drehbewegung werden die Halswirbel, besonders der zweite, benötigt.
- Der Drehpunkt liegt etwas hinter dem Schwerpunkt, auf Höhe des Gehörganges.

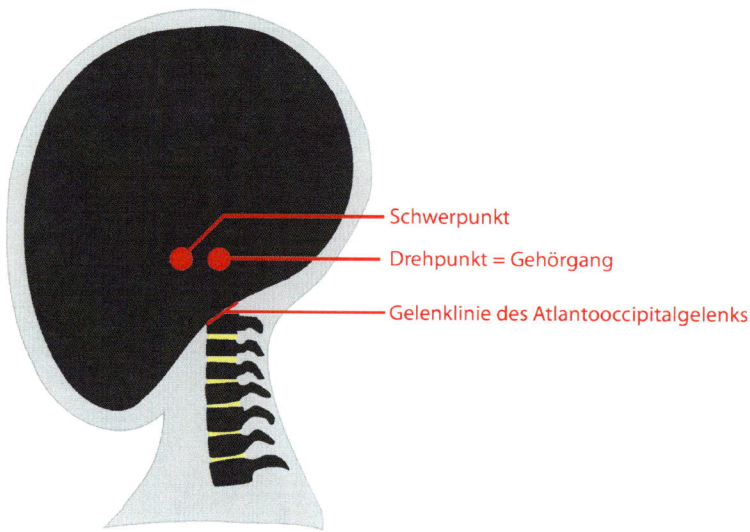

Diese freibewegliche Konstruktion gewährleistet, dass die Sinnesorgane für die Raumorientierung ihre Aufgabe erfüllen können. Ein Wirken von zu viel Muskelkraft würde die Wahrnehmung erschweren.

Es liegt die Vermutung nahe, dass diese freie Konstruktion auch wichtig ist für die Funktion des Zentralnervensystems. Besonders können Sie es spüren, wenn Sie einmal beim Gehen den Kopf festziehen. Sofort sind die Augen irritiert und die ganze Bewegung läuft nicht rund. Dieses System wird mit Muskeln und Bändern gesichert. Eine gute Balance lässt die Muskeln frei beweglich sein und gewährleistet die Handlungsbereitschaft, wenn es „darauf ankommt". Dauerstress führt zu ungünstigen Spannungen.

Wenn wir so, ungünstig vorgespannt, plötzlich auf eine nicht vorhersehbare Situation treffen, kann es leicht zu Verletzungen kommen. Das, was für den Körper gilt, kommt auch hier voll zum Tragen: Muskeln sollen bewegen, Knochen sollen Gewichte tragen. Befreien Sie die Muskeln vom Tragen der Kopflast (bis 9 kg). Vielleicht erstaunt es auch Sie, wenn Sie Afrikanerinnen große Lasten auf dem Kopf tragen sehen. Europäer sollten dieses lieber nicht probieren. Um es längere Zeit und ohne negative Folgen machen zu können, ist eine perfekte Auf- und Ausrichtung erforderlich. Nicht nur Kopf und Wirbelsäule, auch Brustkorb und Schultern - alle Last trifft in der Hüfte zusammen. Dieser Zusammenhang besteht genauso auch umgekehrt.

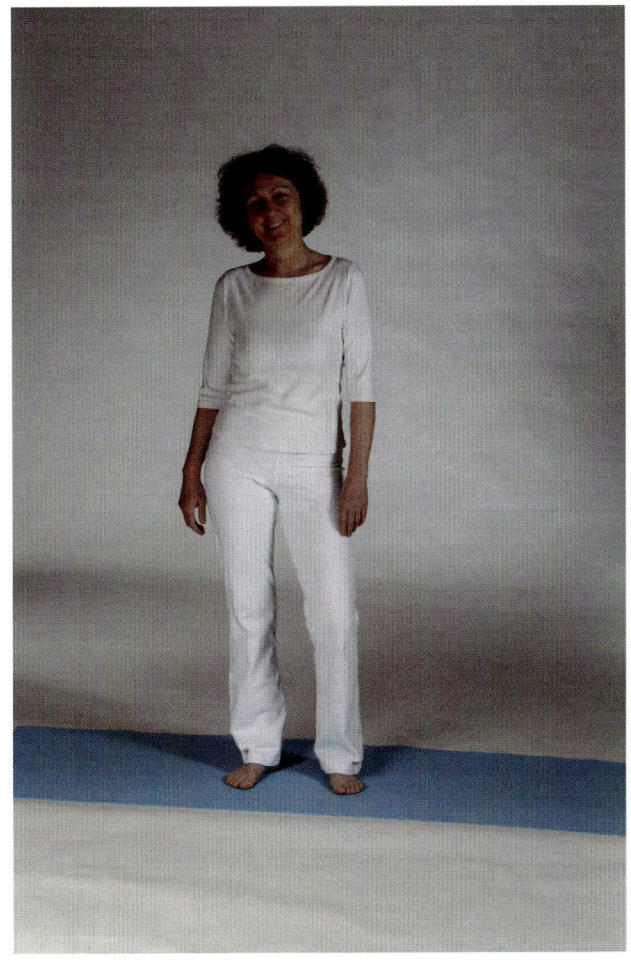

Wir ergründen mit einer Übung: Sie stehen ganz locker und schwingen die Hüfte ruhig etwas übertrieben hin und her. Was passiert mit dem Kopf? Er führt immer eine Folgebewegung aus. Die Kopfaufrichtung fängt in der Hüfte an und setzt sich im Brustkorb fort: Oberer Rippenbogen geht nach vorne oben und hinterer unterer Rippenbogen nach hinten unten. So kann der Hals seine natürliche Haltung finden und der Kopf folgt.

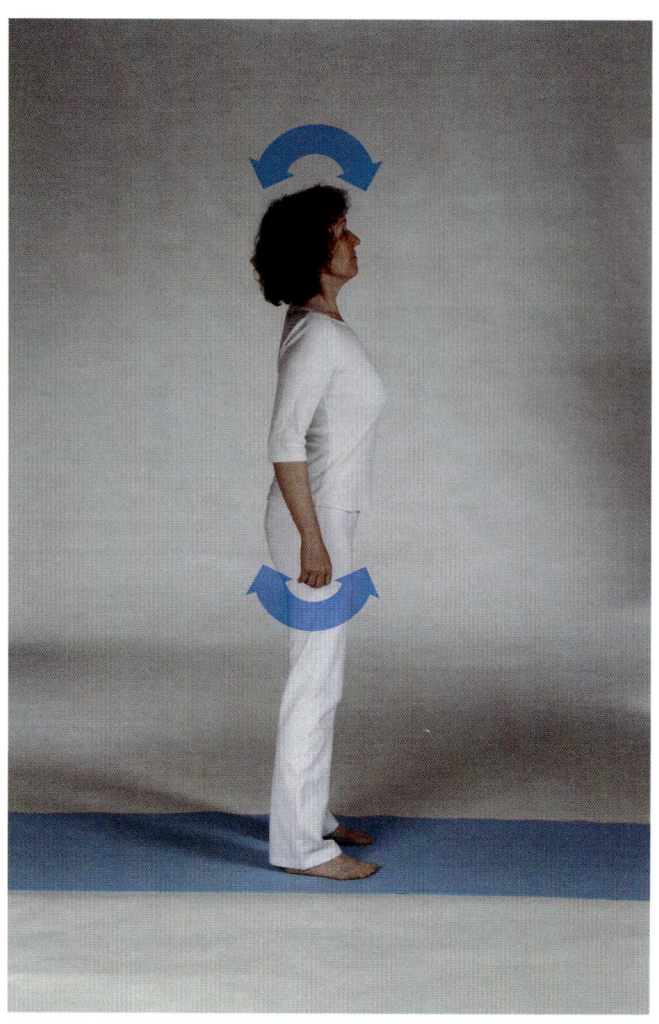

Um es besser zulassen zu können, hilft der Kontrollblick eines Partners: Die Linie oberer Augenrand- Gehöreingang sollte horizontal liegen (Frankfurter Horizontale).

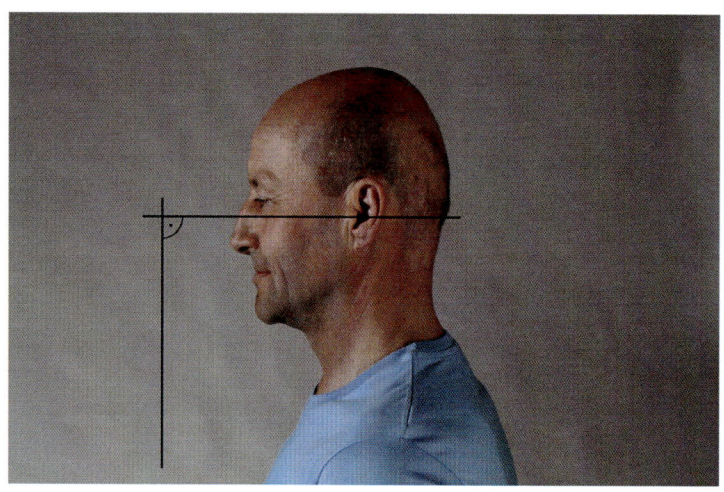

Aber fangen Sie immer von unten an, die Haltung aufzubauen, damit der Hals nicht verspannt. Folgende Punkte sind auch noch wichtig zum Verstehen der Gesamtkonstruktion:

- Brustkorb und Schultergürtel haben ihre eigenen Befestigungssysteme an Kopf und Hals.
- Der Brustkorb wird getragen von der Brustwirbelsäule und von der Spitze der Wirbelsäule. Diese Konstruktion verleiht dem Kopf eine zusätzliche Stabilität (zu vergleichen etwas mit dem Kielgewicht eines Schiffes).
- Der Schultergürtel ruht mit Hilfe der Schlüsselbeine auf dem oberen Teil des Brustbeins (Manubrium) und hängt ebenfalls mit eigenem Befestigungssystem an Hals und Kopf. Dadurch wird der Brustkorb vom Lastentragen befreit, wichtig für die Funktion der Atmung.

Zusammenfassend können wir sagen:

Die ausgewogene Kopfhaltung erreichen wir durch eine günstige Hüftstellung, eine ausgewogene Brustkorblage, das Loslassen verspannter Nackenmuskeln und Balance in den Wiegegelenken des Atlas.

2.5 Die Schulter

Die Schulter hat eine enorme Beweglichkeit. Diese Beweglichkeit wird erreicht durch die Verbindung von zwei Konstruktionen:

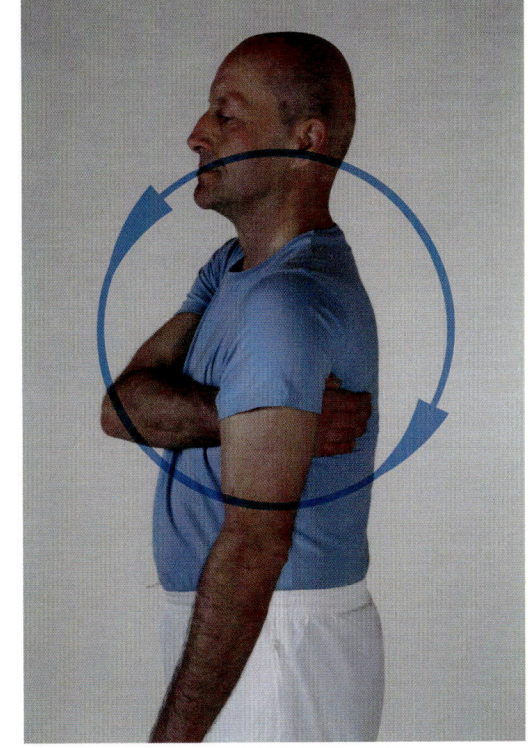

- Zum einen ist es der Schultergürtel mit Schulterblättern und Schlüsselbeinen. Dieser Schultergürtel ist sehr flexibel. Er ist nur mit den zwei kleinen Gelenken mit dem Brustbein verbunden (Sterno-klavikulargelenk)
- Zum anderen ist es die Gelenkkonstruktion im Schultergelenk. Der Oberarmkopf wird in der Pfannenstellung des Schulterblatts vorwiegend durch Muskeln gesichert. Mit einer Bändersicherung wäre diese Beweglichkeit nicht möglich.

Wir ergründen mit einer Übung.

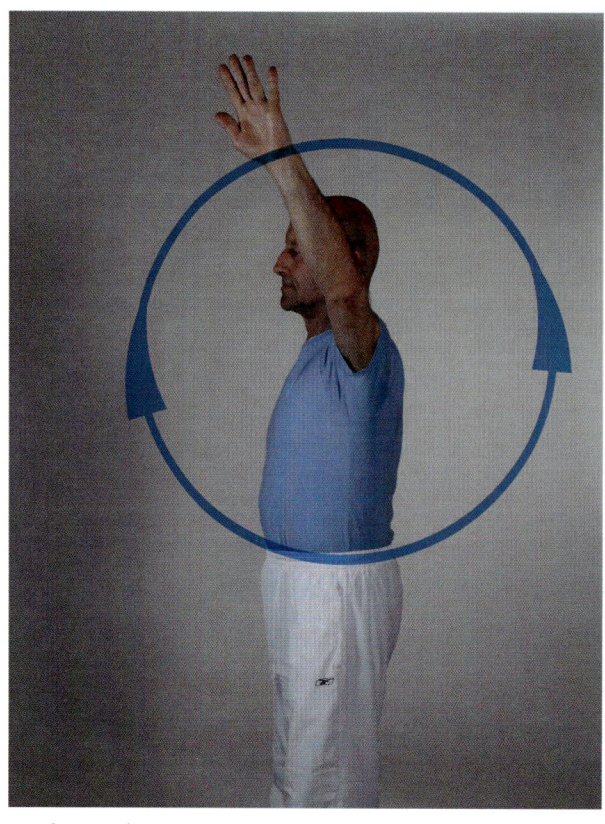

Sie stehen und greifen mit der rechten Hand über den Brustkorb an das linke Schulterblatt. Halten Sie das Schulterblatt weitestgehend fest.

Jetzt bewegen Sie einmal den linken Arm und testen den Bewegungsspielraum. Dann lassen Sie das linke Schulterblatt wieder los und testen noch einmal. Jetzt erkennen Sie die enorme Beweglichkeit dieser Konstruktion. Es ist fast eine Verdoppelung. Machen Sie es auch mit der anderen Seite. Wenn Sie starke Differenzen feststellen zwischen links und rechts, wissen Sie, dass Sie an der Schulter arbeiten müssen (meistens ist die rechte Seite mehr verspannt).

Je größer die Bewegungsmöglichkeit, desto größer können auch die Auswirkungen von Fehlbelastungen werden. Weit verbreitete Fehlhaltung ist das Ziehen der Schulterblätter nach hinten oben. Oder genauer gesagt: Es ist die falsche Vorstellung von einer aufgerichteten geraden Haltung. Die irrige Annahme, durch das Zurückziehen der Schulterblätter den oberen Rücken aufrichten oder flexibel machen zu können, scheint immer noch weit verbreitet. **Hier ist ein Umdenken erforderlich!**

Eine Übung zum Finden der idealen Schulterlage:

Sie brauchen einen Partner. Ausgangstellung ist die lockere Stehhaltung, das Becken ist aufgerichtet und der Rippenbogen steht nicht vor. Der Partner fühlt jetzt das äußere Ende des Schlüsselbeins. Dort ist meistens ein kleiner Hügel - von dort aus ein Stück tiefer in Richtung Hände. Mit der anderen Hand fasst der Partner das Schulterdach. Kreuzungspunkt zwischen beiden ist die Schulterhöhe (Acromion).

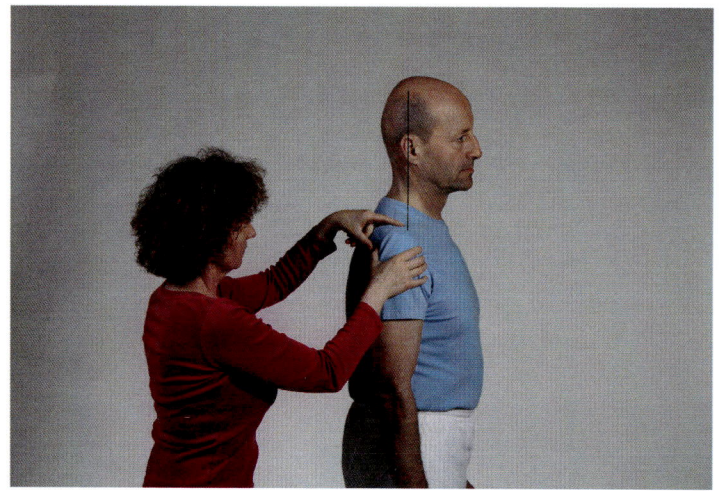

Ideale Haltung ist: Schulterhöhe unter dem Eingang des Gehörganges.

Der Partner sagt Ihnen, ob die Schulter mehr nach vorne rollen darf und/ oder, ob der Rücken runder sein sollte.

Noch eine zweite Übung. Wir nutzen den Atem. Sie stehen und lassen die Arme ganz locker. Atmen Sie stark betont ein und dabei bewegen Sie die oberen Rippen nach vorne oben (nicht nach innen) und die hinteren unteren Rippen mehr nach hinten unten. Dazu müssen Sie zulassen, dass die Schulter etwas nach vorne rollt. Machen Sie es ein paar Mal und spüren Sie in die Schultern hinein. Jetzt werden die Schulterblätter über die Rippen etwas nach hinten unten außen gedrückt und schmiegen sich wieder an die Rippen. Sicher stellen Sie fest, dass es nur funktioniert, wenn die Schulter wirklich nach innen rotieren darf.

Bei beiden Experimenten ist die Schulter breit geworden und der Schultergürtel legte sich weich auf den Brustkorb. In dieser Position wird die Kraft und Energie optimal übertragen. Es ist auch eine Voraussetzung für das optimale Funktionieren der Atmung. Diese Lage ist auch wichtig für die Blutgefäße im Aortabogen (dort, wo Blut vom Herzen in den Kreislauf strömt) und schützt die Lungenspitzen (hinterer Teil des Brustkorbes, Raum der oberen drei Rippen).

Verspannungen der tiefen Nackenmuskulatur und auch Kehlprobleme haben sehr oft ihre Ursache in der Nichtbeachtung dieser Schulterhaltung. Um die Funktionsweise der Schulter wirklich gut zu verstehen, müssen wir noch etwas ergründen. Machen Sie noch einmal die Übung mit dem „Zischen" (siehe Kapitel „Brustkorb"). Dabei spüren Sie diesmal in die Schulterüberdachung hinein. Atmen Sie lange aus. Was passiert im Schulterdach?

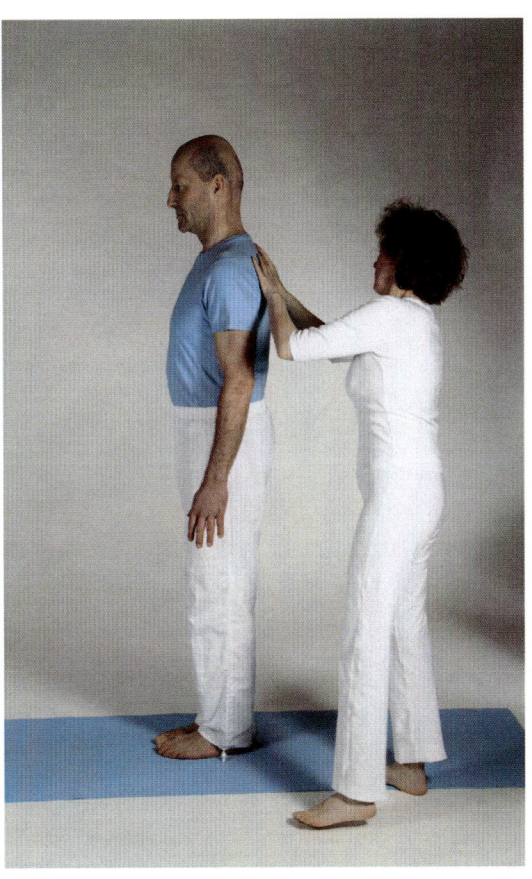

Das Schulterdach hebt sich scheinbar. Die Gleiträume zwischen der Schulterüberdachung vergrößern sich. Der Oberarmkopf (Humerus) bekommt eine größere Beweglichkeit und kann auch besser gesichert werden. Die punktuelle Belastung der schützenden Schleimbeutel wird vermieden.

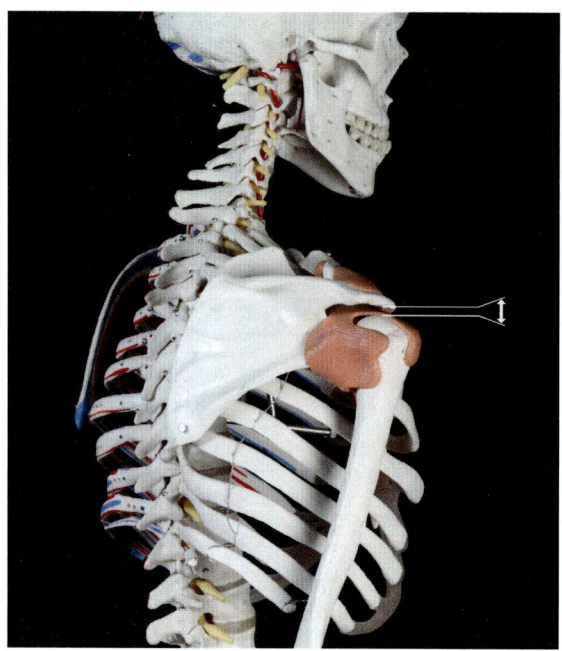 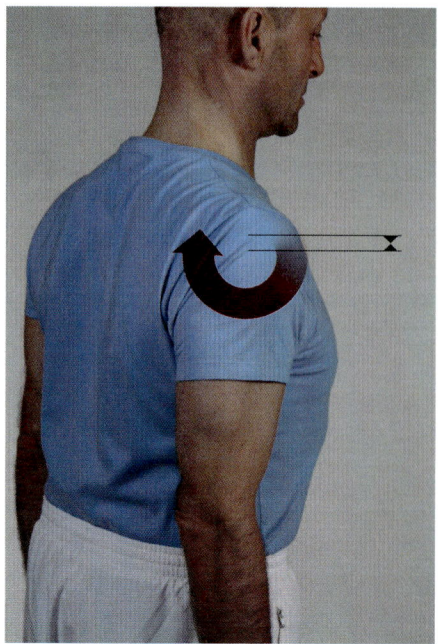

Auch das ist so wichtig für den Energiefluss, das optimale Arbeiten, und natürlich für die Lockerung. Und fast nebenbei ist bei allen Übungen noch etwas Wichtiges passiert: Der Oberarmkopf (Humerus) liegt durch die Innenrotation der Schulter fester an der Schultergelenkpfanne. Im Gegensatz zum Bereich der Hüften und des Beckens ist der Schulter- und Armbereich aber auch für die Umkehr der Rotationsrichtungen eingerichtet (Schulter Außenrotation und Oberarm- Innenrotation).

Das ist für viele Tätigkeiten nützlich oder erforderlich. Aber die Innenrotation der Schulter mit Außenrotation der Oberarme bleibt die Hauptbewegung.

2.6 Die Beinachse

In der Hüfte fängt es an. Mabel E. Todd schrieb: „Die Hüftgelenke bilden den Mittelpunkt aller Schulungsanstrengungen im Bereich der Körperhaltung". Wenn die Hüfte nach innen dreht, wird es gefährlich für die Funktionsfähigkeit und die Lebensdauer der Beinachse. Schlüssel der Stabilität ist die Außenrotation von Hüfte und Oberschenkel, Knie zentriert nach vorne zeigend und Unterschenkel in Innenrotation. Von unten natürlich von den Füßen beeinflusst.

Vorteil dieser Konstruktion: Beide Bein-achsen stützen sich gegenseitig, und es ist eine Leichtbauweise möglich.

Vor allem in der Bewegung wird es deutlich: Besonders die Beugemuskeln arbeiten spiralig. In der Streckung reduziert sich die Spirale. Aber es bedeutet nicht eine Umkehr der Rotationsrichtungen. Nicht die Kraft ist entscheidend, mehr ihre Richtung. Hohe Haltespannungen ermüden die Muskeln und verhindern den Bewegungsfluss.

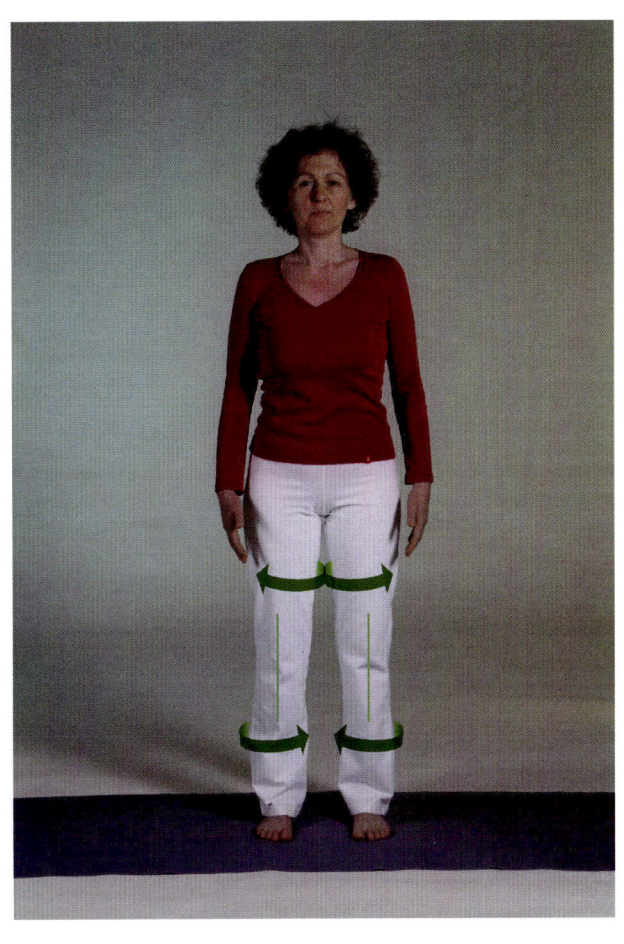

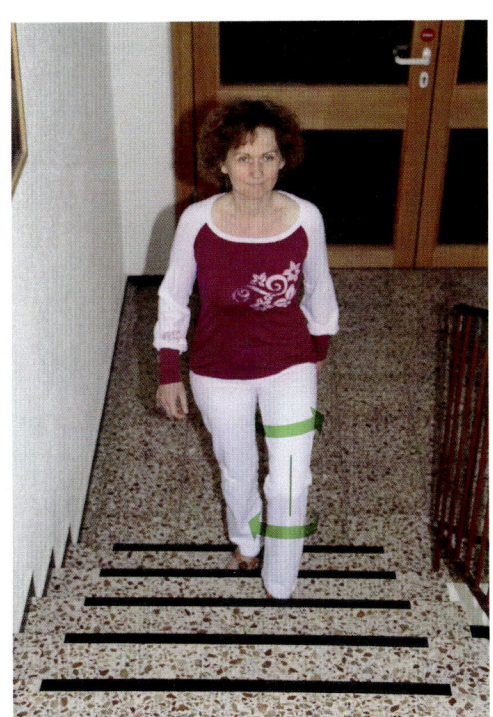

Eine Übung: Sie testen an einer Treppe.

    1.   Phase

Fuß auf der 1. Stufe. Jetzt Beckenaufrichtung, Schambein gehoben, Steißbein nach innen unten. Knie zeigt gerade nach vorn. Bringen Sie langsam immer mehr Gewicht auf den vorderen Fuß. Unterschenkel in Innenrotation, Oberschenkel in Außenrotation. Schön langsam Stufe für Stufe.

41

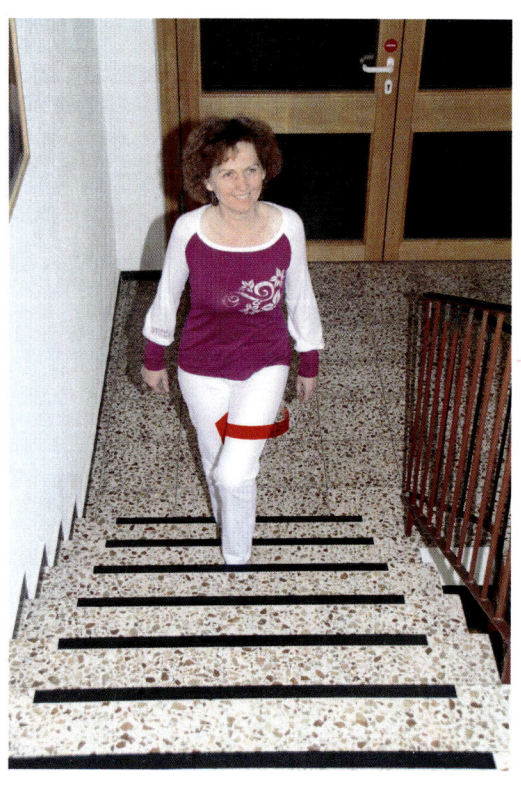

2. Phase

Jetzt ausnahmsweise mit vernachlässigter Beckenaufrichtung oder sogar Hohlrücken-verstärkung. *Was passiert?* Die Oberschenkel gehen in die Innenrotation, das Knie neigt zum einwärtsklappen. Nehmen Sie noch ein paar Stufen und dann machen Sie es nie wieder so.

Die Innenrotationsfehler im Oberschenkel haben verheerende Folgen:

- Der Oberschenkelkopf (Femurkopf) steht ungünstig im Hüftgelenk
- Das Knie wird ungünstig belastet.
- Beim Auftreten sinkt die Fußwölbung und die Achse zur Großzehe geht verloren.
- Es fehlt die Abstoßkraft beim Gehen, weil der Fuß über die Kleinzehseite abrollt.

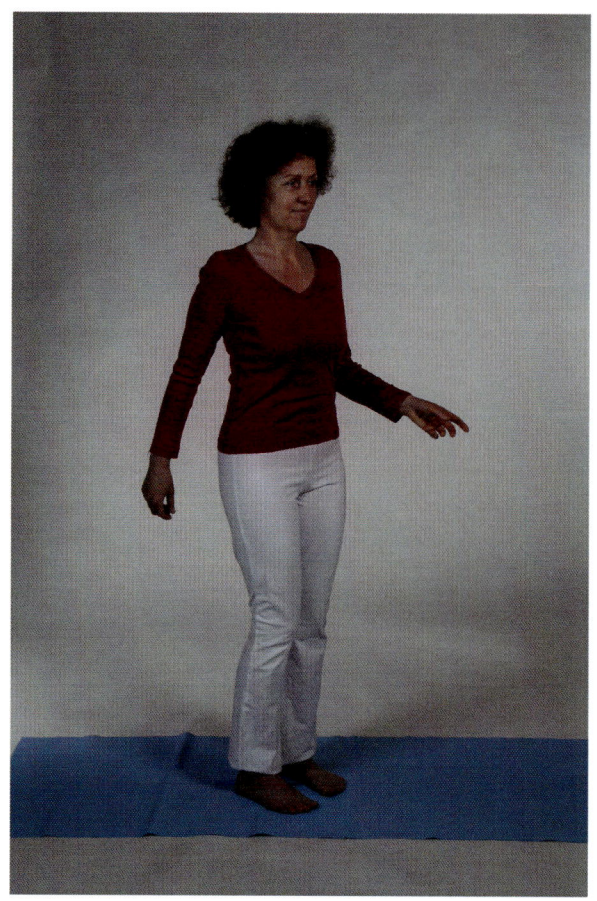

Das Knie kann eine ganze Menge vertragen. Aber die dauernde Umkehr der Rotationsrichtungen „entschraubt" die Kniebänder.

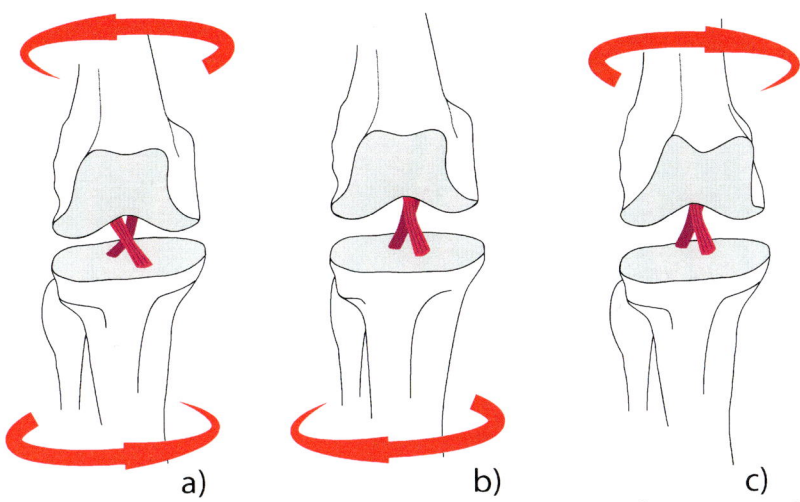

a)　　　　　　　b)　　　　　　　c)

Die Abbildungen stellen das Verhalten der Kniebänder bei unterschiedlichen Rotationsrichtungen dar. (rechtes Bein ohne Kniescheibe von vorne)Die Bänderstabilität ist aber die Voraussetzung für das Funktionieren des Gelenks. Und wieder der Ausweg: (a)zentriertes Knie mit Oberschenkel-Außenrotation und Unterschenkel- Innenrotation.

Zentriertes Knie bedeutet: Ein Lot von den Hüftgelenken über die Mitte der Knie- Linie bis zur Ferse, 2. Zeh. Ganz exakt beschrieben sind es, auf beiden Beinen stehend, 3° Abweichung vom Lot. In den Einbeinstellungen ist es etwas mehr. Diese Abweichungen werden im Folgenden vernachlässigt.

Diese Haltung ist stabil und flexibel zugleich. Unebenheiten oder Stürze können leicht ausgeglichen werden.

Die Knierichtung ist klar: möglichst die Mitte des Knies nach vorne.

Die Frage Beugung/ Streckung ergründen wir zunächst wieder mit einer Übung.

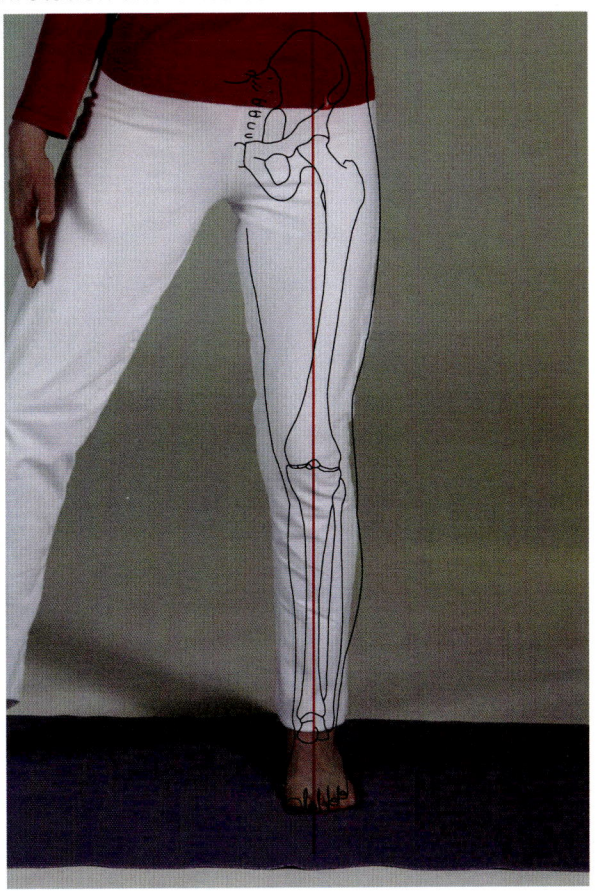

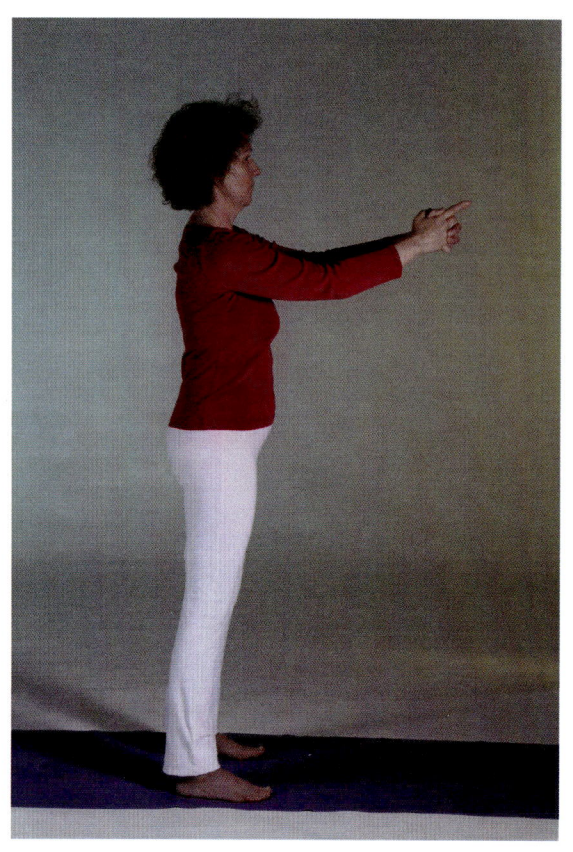

1. Phase

Sie stehen ausnahmsweise mit einem Hohlrücken. Fühlen Sie in Ihre Beine hinein. Wie stehen Sie jetzt? Meistens gilt: Je größer die Hohlrückenneigung, desto mehr streckt die Kniekehle nach hinten. Die kleinen Muskeln der Kniekehle werden überbelastet.

2. Phase

Beckenaufrichtung, ruhig etwas schärfer als normal, und lassen sie die Großzehballen nach vorne/innen und die äußeren Fersen nach hinten/außen streben. Und wieder fühlen Sie in die Beine hinein. Wenn diese Schritte ausgeführt werden, kann die Kniekehle gar nicht so weit nach hinten streben. Und das ist gut so, denn es entspricht der natürlichen Haltung.

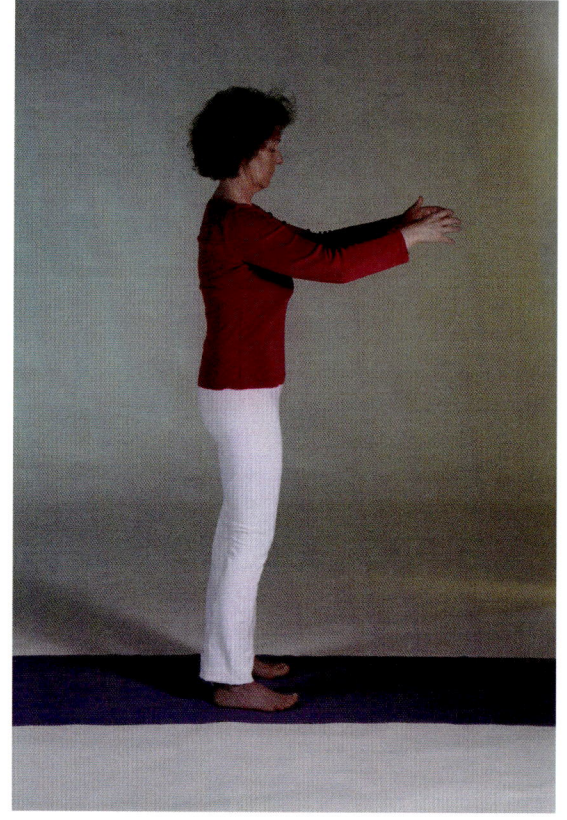

Manchmal geschieht folgendes:Bei starkem Rundrücken sind meistens die Knie gebeugt und die langen Oberschenkelmuskeln verspannen.

Aber zusammengefasst: Das Knie steht fast in sich selber und daher weder in den kleinen Muskeln der Kniekehle, noch in den permanent angespannten Oberschenkelmuskeln. Siehe auch Kapitel „Das Stehen".

2.7 Die Füße

Die Füße tragen uns durchs Leben und sollen es möglichst lebenslang tun. Aber dabei gehören sie oft zu den stark vernachlässigten und gequälten Teilen unseres Körpers. Dieses geniale System hat mehr Aufmerksamkeit verdient.

Beginnen wir einmal mit der Fußstellung. Unsere militanten Vorfahren lehrten: Füße vorne eine Fußbreite auseinander. Meistens liest man heute: Füße leicht nach außen gedreht. Hier im Buch steht immer: Fußaußenkanten parallel zueinander oder 2. Zeh nach vorne zeigend. Wer hat Recht? Eigentlich alle ein bisschen. Die ideale Fußstellung richtet sich nach dem Bau des Unterschenkels. Oder genauer gesagt, sie hängt ab von der Drehung des Schienbeinknochens (Tibia). Bei kleinen Kindern liegen die Querachsen des Kniegelenkes und Sprunggelenksachse parallel zueinander (Heel 2002). Deshalb laufen Kleinkinder mit dem 2. Zeh nach vorne zeigend und Erwachsene befürchten, dass das Kind „über den großen Onkel latscht". Aber genau dieser Winkel von Knie- und Sprunggelenk wäre optimal. Manche Menschen behalten diese Stellung, bei anderen „verdreht" das Schienbein. Stellungen von „2. Zeh nach vorne zeigend" oder noch mehr nach innen bis rechter Winkel zwischen den Füßen können auftreten. Warum das so ist und was optimal ist, wäre noch eine Forschungsaufgabe.

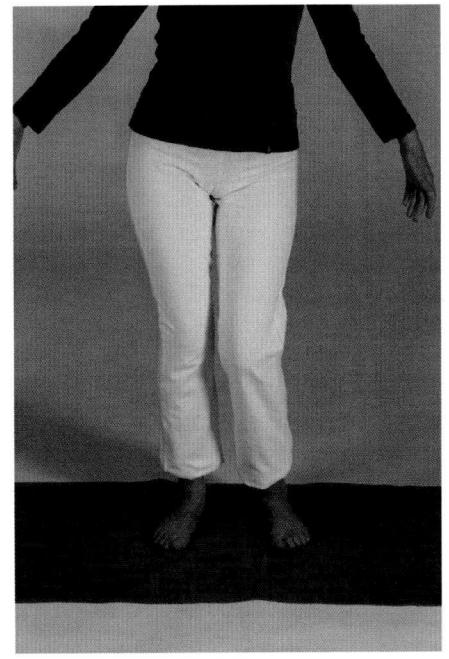

Aber zwei Stellungen sind garantiert eine Fehlhaltung:

1. Wenn der Winkel zwischen den Füßen vergrößert ist, weil die Oberschenkel und die Hüfte in permanenter Innenrotation sind (x-Beine und Knickfuß).

45

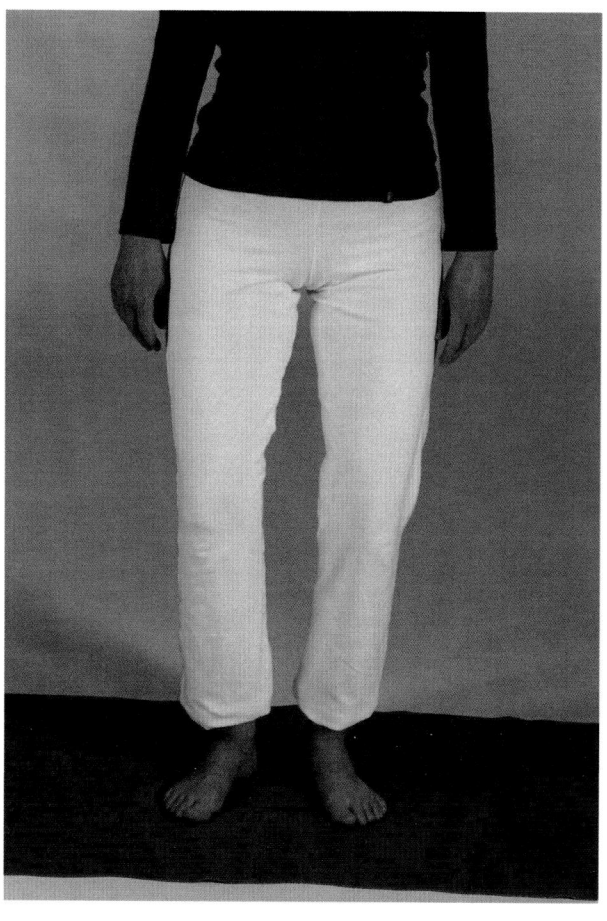

2. Wenn der Winkel zwischen den Füßen vergrößert ist, weil die Knie nach außen streben, um die Standfestigkeit bei Hyperlordosierung im LWS- Bereich aufrecht zu erhalten.

Der Fuß lebt von seiner Strukturierung.

Stukturierung im Fuß bedeutet:

- Großzehballen strebt nach vorne/innen

- äußere Ferse strebt nach hinten/außen

- Länge schaffen im Fuß

Wichtig ist das Schaffen von Länge im Fuß. Nur Fußwölbungspannung trifft noch nicht den Kern der Konstruktion. Genau genommen spannen sich Innen- und Außenkante des Fußes.

Dabei bleibt der Großzehballen fest am Boden. Der große Zeh liegt leicht am Boden (nicht zum Nach-vorne-Ziehen benutzen. Der große Zeh kommt so erst richtig beim Gehen zum Einsatz).

Im Laufsport lernten wir früher: Es gibt Supinierer und Pronierer. Die Supinierer laufen mehr auf der Außenkante des Fußes. Die Pronierer betonen die Innenkante. Beide Aussagen beschreiben nicht die Idealform. Die ideale Verbindung entsteht durch Pronation des Vorfußes (eben: Großzehballen nach vorne/innen) und Supination des Rückfußes (äußere Ferse nach hinten/außen). Wenn die Bewegungsrichtungen anliegen, richtet

46

sichauch die Knöchelreihe der Mittelfußköpfchen (Metatasalköpfchen) auf und erhält eine günstige Spannung.

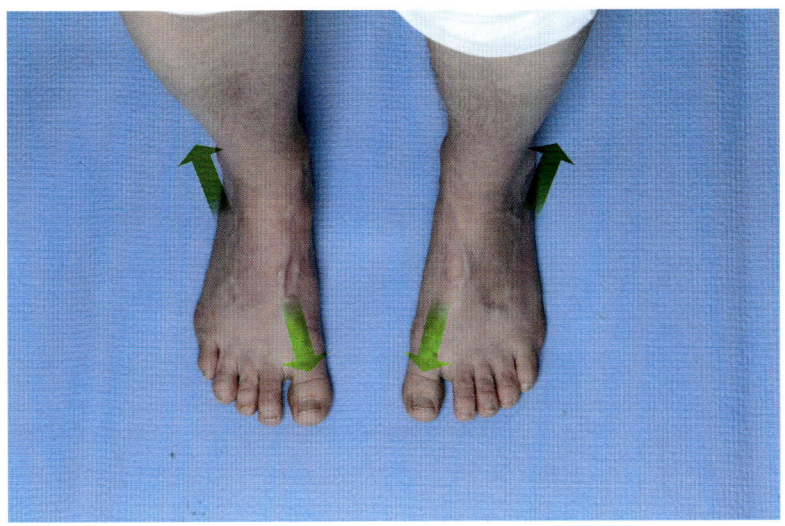

Wir ergründen zunächst auf dem Stuhl sitzend mit einer Übung. Dabei liegt nicht so viel Gewicht auf den Füßen. Lassen sie die Großzehballen nach vorne/innen und die äußeren Fersen nach hinten/außen streben. Nicht zu heftig, der Fuß soll Länge behalten. Möglichst strecken und spreizen sich dabei die Zehen und halten die 2.-5. Zehen leicht über dem Boden schwebend. Diese Zehen haben die Aufgabe, die Bodenunebenheiten beim Gehen auszugleichen. Jetzt dürfen Sie entspannt bleiben. Diese Trennungsfähigkeit ist auch eine schöne Nervenentspannung und natürlich eine Befreiung für meist in Schuhe gesteckte Zehen.

Nehmen Sie sich zunächst jeden Fuß einzeln vor.

Eine häufig gestellte Frage ist: „Wie baue ich die Fußwölbung auf?"

Dazu müssen Sie die Fußarbeit mit der Innenrotation des Unterschenkels verbinden, aber unbedingt die Knie nach vorne zeigend beibehalten.

Als nächste Studie bringen Sie im Stand alles zusammen:

- **Beckenaufrichtung**
- **Außenrotation im Oberschenkel**
- **Knie zeigen gerade nach vorne**
- **Unterschenkel rotieren nach innen**
- **Großzehballen strebt nach vorne innen, äußere Ferse nach hinten außen**
- **Fußwölbung ist aufgebaut, aber Fuß bleibt dabei lang**

Lassen Sie etwa die Hälfte des Gewichts auf den Zehballen. Fühlen Sie genau hinein, wie Sie jetzt die Füße stellen möchten. Vielleicht können Sie die Grundansage „Fußaußenkanten parallel zueinander" mitmachen. Eventuell hat es sie durch das Anlegen

47

der Rotationsrichtungen schon alleine so hingezogen. Wenn es sich unangenehm im Knie anfühlt, hat sich vielleicht in der Wachstumsphase ihr Unterschenkel gedreht. Dann nehmen Sie die Füße vorne mehr auseinander, aber wie gesagt: Die Aufrechterhaltung der spiraligen Strukturen ist der Maßstab, Seien Sie bereit, dabei eventuell zunächst unterschiedliche Stellungen zwischen linkem und rechtem Fuß einzunehmen.

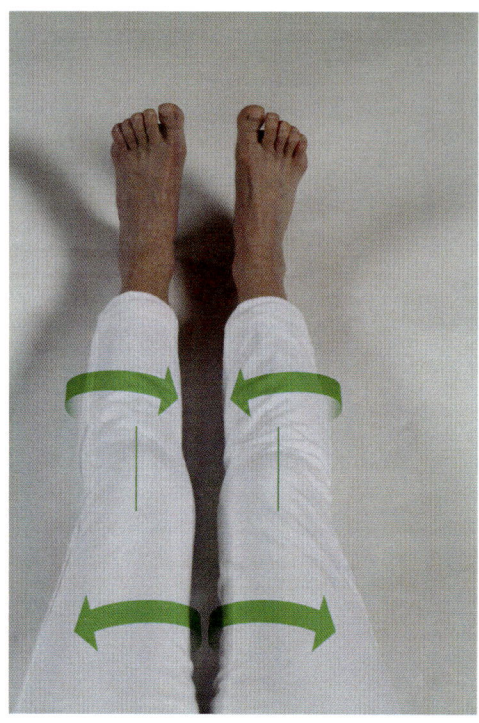

2.8 Die Armachse

Die Arme müssen besondere Aufgaben erfüllen. Es ist die Stabilitätsanforderung gegenüber Druck- und Zugkräften. Wir können Lasten heben und von uns wegstoßen. Die Länge der Arme, die nur eine kleine Auflagefläche im Schultergelenk haben, und der große Bewegungsumfang erfordern einen besonderen Muskelbau. Die Muskulatur muss die Kraft in verschiedene Richtungen lenken können. Diese wird durch den fächerförmigen Aufbau erreicht. Großflächige Bindung im Rumpfskelett und Zulaufen auf einen kleinen Abschnitt im Schultergelenk. Und das vom Hinterkopf bis zum Becken.

Die Armachse ist stabil durch diese Muskelkraft und durch die Koordination entgegen gesetzter Rotationsrichtungen.

Wir ergründen mit 2 Übungen: Nehmen Sie zwei Gewichte oder schwere Gegenstände.

Übung 1

1. Phase

Sie wollen eine klassische Bizepsübung ausführen. Ziehen Sie das Gewicht sehr langsam auf Schulterhöhe zu sich heran. Dabei lassen Sie den Oberarm nach außen und den Unterarm nach innen rotieren. Dazu lassen Sie die haltende Hand ruhig etwas einwärts drehen. Heben und senken Sie ein paar Mal. Fühlen Sie genau in die Schulter hinein.

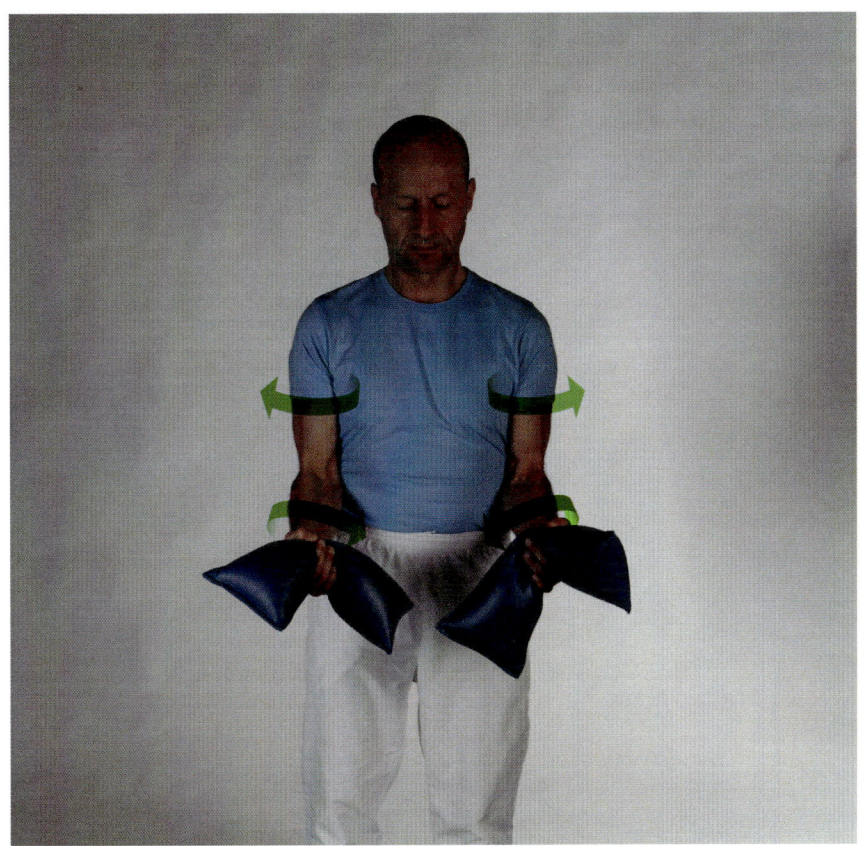

2. Phase

Jetzt die Negativdemonstration. Beim Heranziehen drehen Sie den Oberarm mehr nach außen und dabei den Unterarm ebenfalls nach außen. Machen Sie es wieder ein paar Mal und fühlen Sie genau hinein.

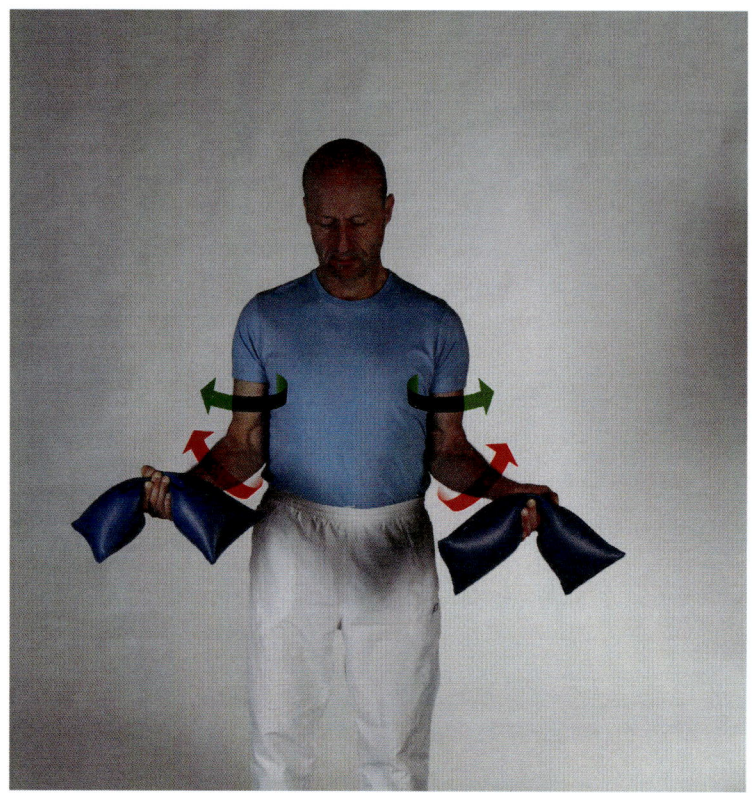

Welche Phase fühlt sich angenehmer an?

Sicherlich die Erste, denn das ist die natürliche Funktionsweise.

Übung 2: Strecken mit gegenläufigen Rotationsrichtungen

Halten Sie die Oberarme parallel zum Erdboden, das Gewicht auf der Schulter. Jetzt strecken Sie das Gewicht schräg nach vorne. Bei der Streckung über den 90° Winkel merken Sie es deutlich. Die Rotationsrichtungen haben sich umgekehrt: Oberarm - Innenrotation und Unterarm - Außenrotation. Machen Sie es wieder ein paar Mal und dann zum Vergleich die Negativdemonstration: ohne gegenläufige Verdrehung.

Welche Variante fühlt sich besser an?

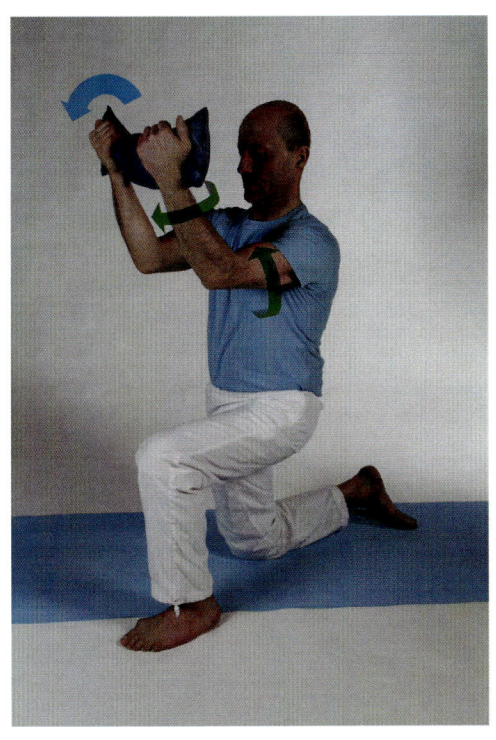 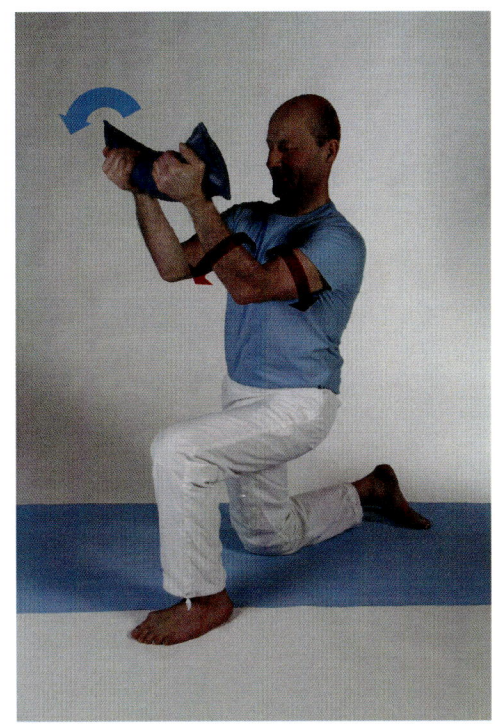

Die Antwort fällt nicht schwer. Auch die Streckung funktioniert mit gegenläufigen Rotationsrichtungen. Das ist die Besonderheit der Armachse. Im Gegensatz zu den Beinen ist die Umkehr der Rotationsrichtungen möglich und für bestimmte Tätigkeiten zweckmäßig. Die Hauptrichtung ist aber die Außenrotation der Oberarme und Innenrotation der Unterarme. Für die am Computer arbeitenden Menschen ein Problem: Bei dieser Tätigkeit rollen die Oberarme meistens nach innen. Wie gesagt, zeitweilig möglich, aber wenn es vier oder fünf Stunden lang passiert, gibt es Probleme. Etwas Abhilfe ist durch die Verringerung des Abstandes zwischen Bauch und Tastatur möglich und natürlich auch durch das bewusste Einhalten der Hauptrotationsrichtungen. Siehe auch Kapitel „Yoga im Alltag ".

Kein Körperteil steht für sich alleine. Für das Funktionieren der Armachse ist die Schulterstellung wichtig. Schulter nach hinten gezogen bedeutet eine blockierte Armachse. Innenrotation der Schulter ist der Schlüssel für die Entfaltung der Armachse.

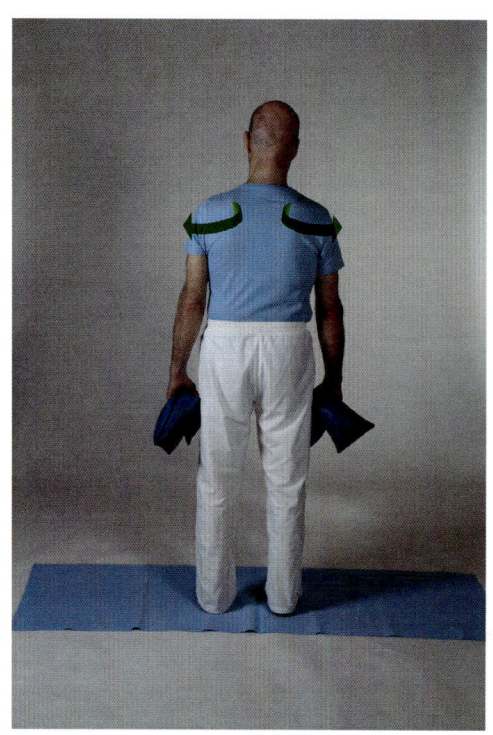
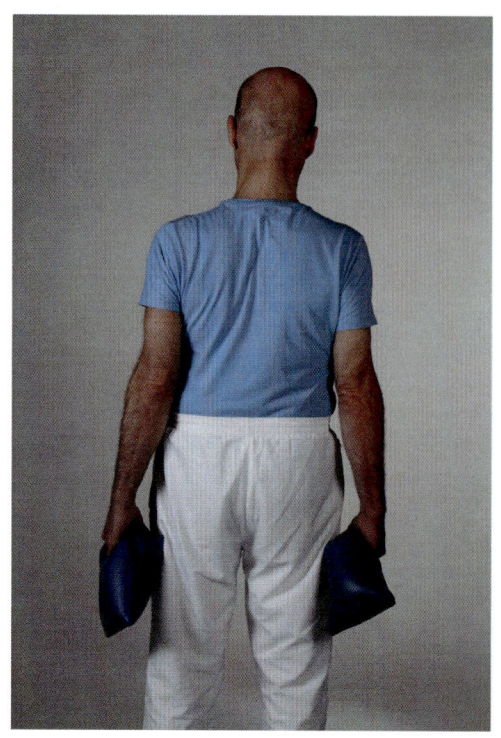

In der Yogapraxis und im Alltag gibt es bei vielen Frauen eine Flattergelenksneigung im Ellenbogengelenk zu beobachten. Eigentlich gibt es anatomische Grenzen für die Armstreckung. Manchmal sind diese durch Übertraining oder erbliche Veranlagung verschoben.Wahrscheinlich liegt es auch daran, dass in der Muskulatur von Frauen ein größerer Fettanteil liegt. Der Arm lässt sich zu stark strecken. Wenn das der Fall ist, müssen die Muskeln eher bremsen. Das bedeutet: noch weniger als „nicht endgradig" hineinzugehen.

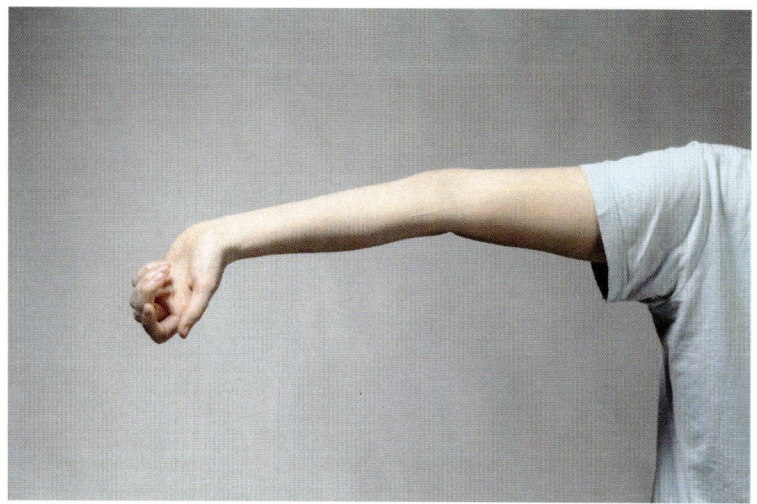

2.9 Die Hand

Die Hand ist eine besondere Konstruktion.

Wir beginnen einmal mit einer Übung.

1. Phase

Legen Sie vor sich einen kleinen Stein. Jetzt wollen Sie den Stein heben, aber mit allen Fingern gleichzeitig gefasst, heben und ablegen. Machen Sie das ein paar Mal und beobachten Sie dabei die Hand.

2. Phase

Bei der nächsten Hebung verstärken Sie den Druck mit Daumen und kleinem Finger. Und wieder machen Sie sich klar, was passiert. Die Hand rollt sich mehr zusammen, wie eine Kugel. Dieses Kugelprinzip ist das Hauptfunktionsprinzip der Hand.Loslassen, und die Kugelform löst sich auf.

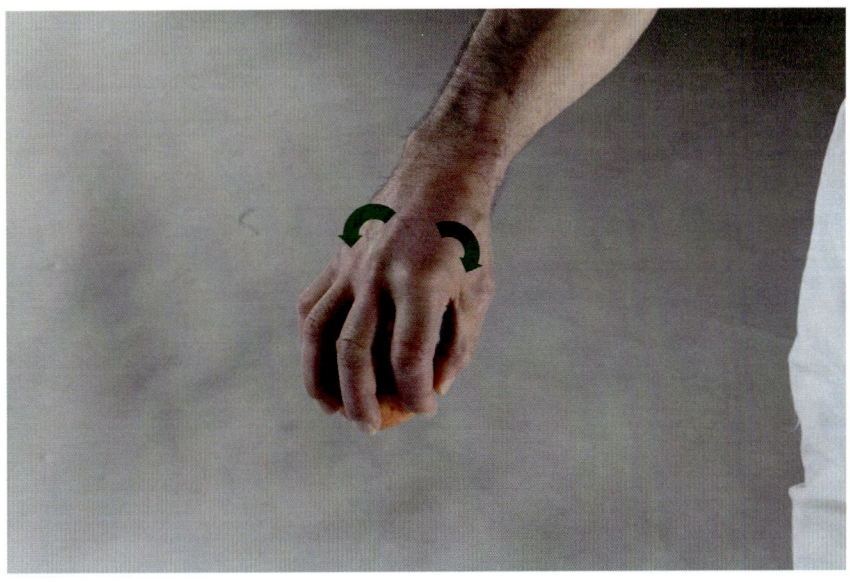

Es ist eine Wellenbewegung zwischen Ein- und Ausrollen der Handknöchelreihe (Metakarpalköpfchen) (Heel). Erst die Stellung des Daumens macht es möglich. Er schließt das System Hand.

Das gleiche Prinzip wenden wir beim Stützen und beim Zugreifen an. Die Kleinfingerseite ist die stabile Achse. Der Daumen zieht und die Handknöchelreihe formt einen Bogen. Dabei hebt sich etwas die Mittelhand. Bester Winkel: Mittelfinger liegt in Verlängerung des Unterarms.

Lassen Sie den kleinen Finger nahezu in Verlängerung des Kleinfingermittelhandknochens stehen.

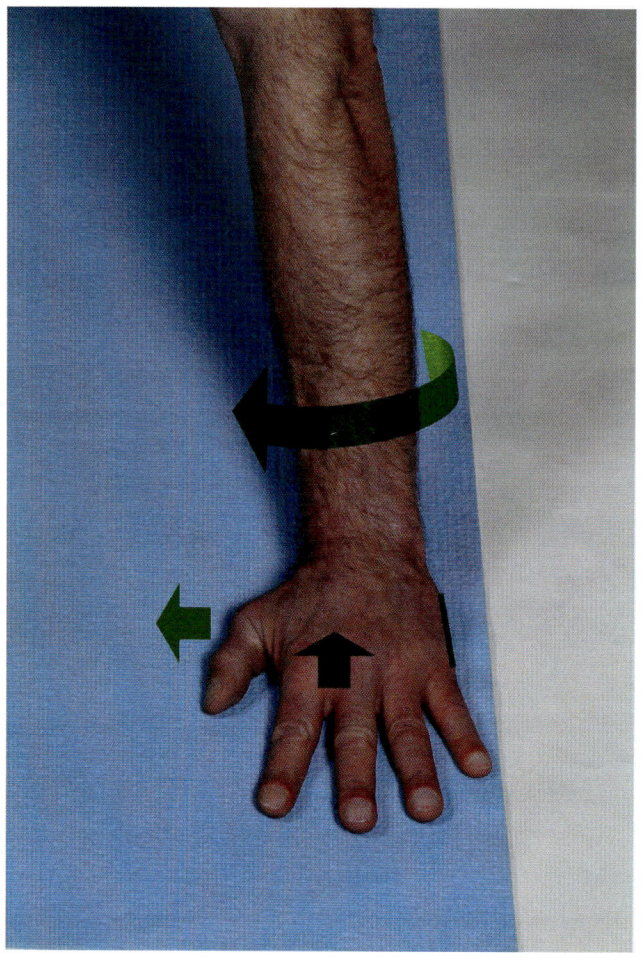

Fassen Sie einmal alles, was in Ihrer Nähe ist. **Wo beginnt der Impuls?**

Er beginnt in der Hand, nicht in den Fingern. Erst die aktivierte Handwölbung ermöglicht die Feinmotorik. Die Daumenseite zieht besonders stark. Und dafür ist sie auch gebaut (nicht zum Stützen).

Der Mensch funktioniert nach spiraligen Bewegungsmustern. In der Hand ist es allerdings erst das Zweitprinzip.

Eine Übung:

Greifen Sie einen Stein oder einen festen Gegenstand. Verstärken Sie den Druck. Der Unterarm geht in Innenrotation, die Hand geht in Außenrotation und bildet die Handwölbung.

Die Finger drehen dagegen (Innenrotation). In dieser Kombination liegt die größte Stabilität.

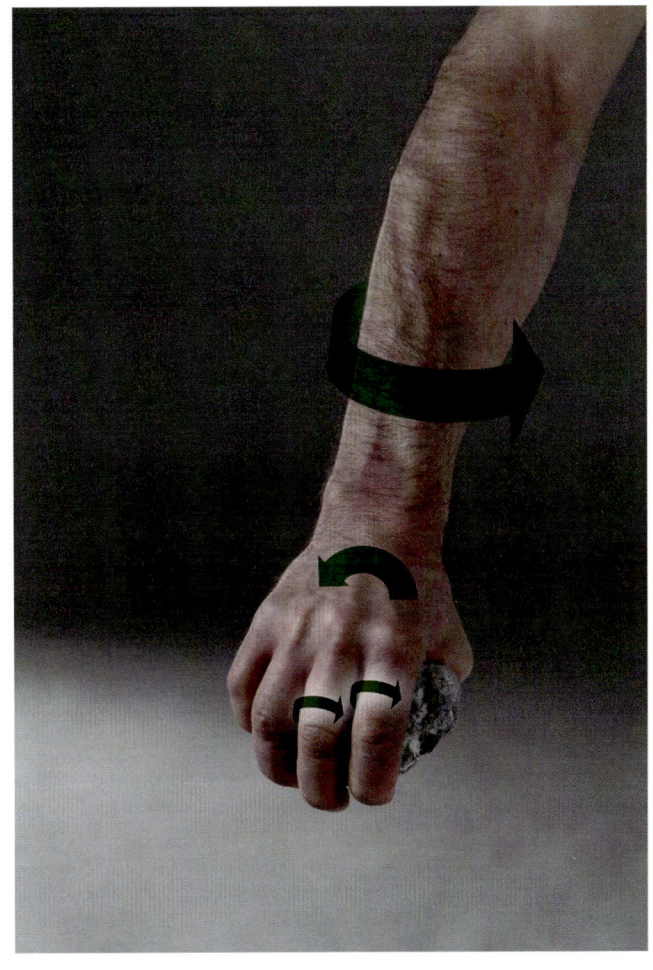

Aber wie gesagt, das Hauptprinzip ist die Wellenbewegung mit Formen und Loslassen der Kugel.

In vergangenen Zeiten hatten die Menschen, durch mehr handwerkliche Arbeiten garantiert, nicht so viele „Platthände" wie die heutigen Durchschnittseuropäer. Wir brauchen eine kräftige Handwölbung.

Ein abgeflachtes Gewölbe bedeutet:

- Die Fingergrundgelenke werden überstreckt (Hexenfinger).
- Die Finger wären ohne Achse und die Seitenbänder zu locker. Die Finger drehen dann nach außen und die ganze Hand folgt.

Das Problem dabei: Genau diese Richtungen werden beim Schreiben am Computer verstärkt. (siehe Punkt 6.2. Sitzen und PC-Schreiben)

3. Die Atmung

Die Atmung verbindet uns mit dem Leben. Atmung und Bewegungssystem bilden eine Einheit, vorausgesetzt, dazwischen stören nicht die Vorstellungen des menschlichen Geistes. Die Atmung drückt noch feiner als der Körper den Zustand des Geistes aus. Wir können ruhig und gelassen atmen. Wir können vor Erregung schnaufen und uns kann der Atem stocken. Aber das ist allgemein bekannt. Betrachten wir die Atmung einmal etwas genauer.

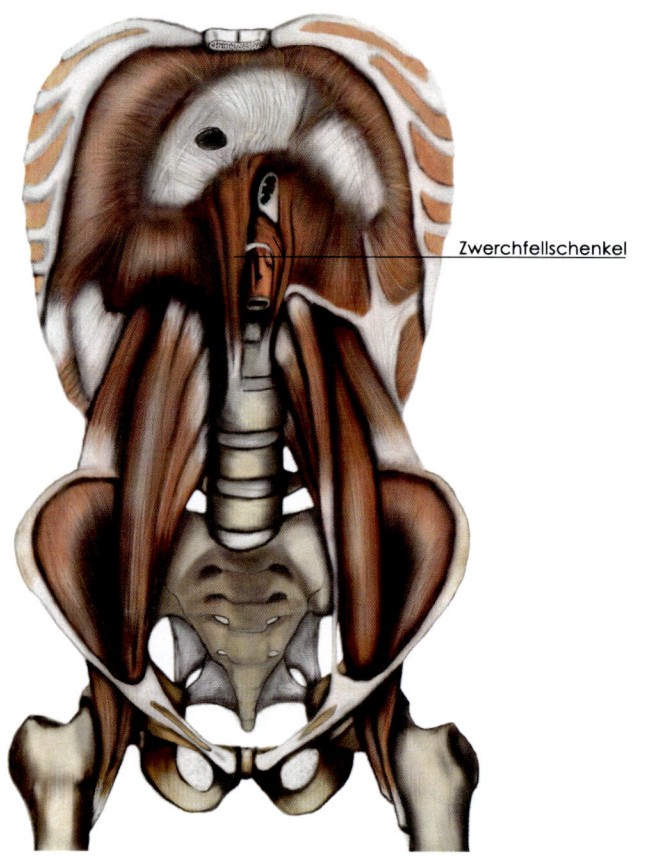

Zwerchfellschenkel

3.1 Funktionsweise

Das Zwerchfell ist unser Hauptatemmuskel. Oder genauer gesagt: Es sind die Zwerchfellschenkel. Das Zwerchfell liegt in Doppelkuppelform zwischen Lunge und Verdauungstrakt. Die Doppelkuppel entsteht durch die Lage des Herzens. Aber auch dort ist kein starrer Raum. Bei hohem körperlichem Einsatz unterstützt das Zwerchfell die Herzfunktion. Die Doppelkuppel des Zwerchfells steht nicht gerade. Die hintere „Kante" liegt tiefer als die vordere. Diese hintere „Kante" ist der Ansatz der Zwerchfellschenkel.

Das zu wissen ist wichtig für das Verständnis der Atmung. Das Zwerchfell ist mit nahezu allen Organen auch körperlich verbunden, vom Kopf bis zu den Zehen (Todd). Wir atmen mit dem Körper. Genauso wirkt sich aber auch jede Störung des Körpers und des Geistes auf das Zwerchfell aus. Beckenschiefstand, Hyperlordosierung im LWS- Bereich, schwache oder verspannte Bauchmuskeln, alles findet seine Widerspiegelung im Zwerchfell.

Die Erkenntnis, dass die Bauchatmung unsere Hauptatmung sein soll, hat sich verbreitet. Aber was das eigentlich bedeutet, ist oft noch nicht klar. Nehmen Sie einmal einen tiefen Atemzug. Was haben Sie getan? Haben Sie das Brustbein hochgezogen und die oberen Rippen gingen nach innen? Die Bewegung ist typisch, aber nicht richtig.

Neuer Versuch:

Verschieben Sie die Atemdiagonale. Oberster Teil des Brustbeins (Manubrium) lassen Sie nach vorne oben und die untersten hinteren Rippenbögen nach hinten unten streben. Kommen Sie vorne und hinten aus dem Brustkorb heraus. Dabei vergrößert sich der Rippenzwischenraum vorne und hinten.

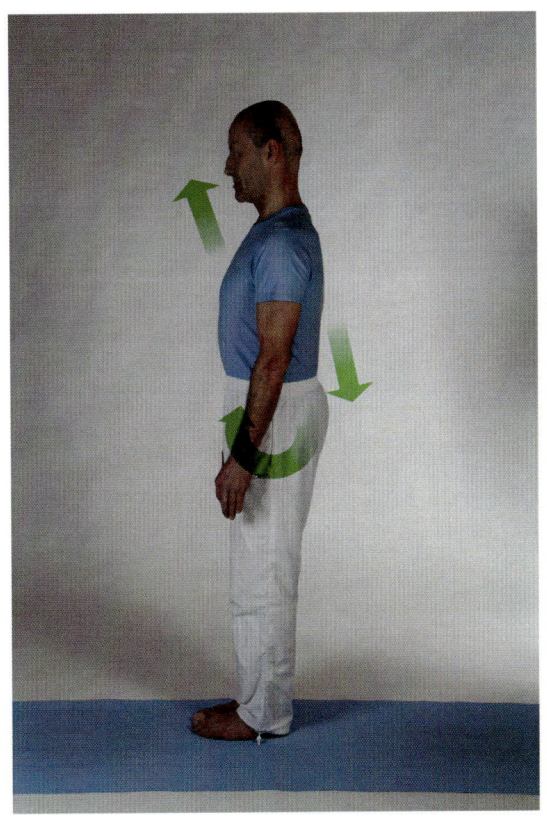

Diese Bewegung befreit das Zwerchfell. Die Zwerchfellschenkel können aktiv werden. Befreien Sie die Schultermuskel und die Rückenstrecker von der Haltearbeit an Brustkorb und Kreuzbein. Erst in wilden Flucht- und Kampfphasen dürfen sie wieder stark mitmachen. Vorher würden Sie nur die Arbeit der Zwischenrippenmuskeln behindern. Auch die oberen Atemhilfsmuskeln sind „Reservemuskeln". Erst schöpfen Sie die unteren Atemhilfsmuskeln aus. Viele Menschen scheinen ständig im Kampf oder auf der Flucht zu sein. Und natürlich verspannen sie dann. Laotse, dem großen chinesischen Weisen, wird folgender Spruch zugeschrieben: „Atme, als wenn du gar nicht atmest."

Doch bevor Sie das probieren, müssen wir noch ein paar Zusammenhänge genauer betrachten.

1.) Zusammenhang zwischen Brustkorb und Becken

Wir ergründen wieder mit einer Übung.

1. Phase

Zunächst eine Negativdemonstration. Sie stehen ausnahmsweise mit verstärkter Lendenwirbeleinwärtskrümmung (Hyperlordosierung) und hochgezogenem Brustkorb. Jetzt versuchen Sie mit der Einatmung das untere, hintere Rippenpaar nach hinten unten zu bewegen. Es funktioniert nicht so richtig. (Bild b)

2. Phase

Jetzt richten Sie, ruhig etwas überbetont, das Becken auf und senken den Brustkorb. Atmen Sie jetzt nach hinten heraus.

Wenn Sie möchten, spielen Sie beide Phasen noch ein paar Mal durch.

Das Zusammenwirken von Beckenlage und Brustkorbstellung ist die Voraussetzung für die volle Ausdehnung des Zwerchfells mit Hilfe der Zwerchfellschenkel nach unten. (Bild a).

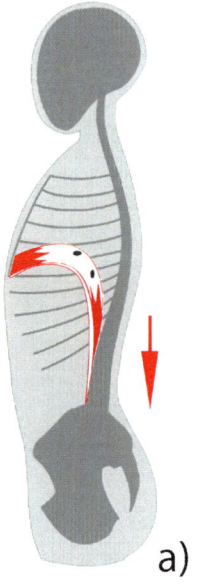
a)

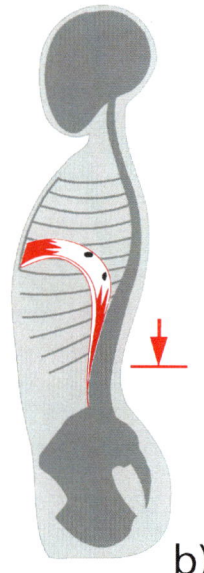
b)

2.) Tiefe der Einatmung

Die Notwendigkeit einer tiefen Einatmung wird meistens überschätzt. So viel Luft in der Lunge hilft gar nicht. Wichtiger ist das, was in den Zellen ankommt (was sozusagen verstoffwechselt wird). Und die Sauerstoffübergabe in den Zellen funktioniert umso besser, je mehr die Muskeln des Zwerchfells mit allen Teilen des Körpers zusammenwirken. Die Anzahl der eingesetzten Muskeln ist wichtiger als die Luftmenge. Die Sauerstoffabgabe an die Zellen erfolgt in der Ausatemphase. Bei einem normalen Atemzug senkt sich das Zwerchfell 1-1,25 cm.

Eine effektive Atmung wird erreicht durch die Beteiligung von viel „Zwerchfellfläche", nicht durch größere Bewegung an kleinen Flächen.

3.) Zusammenspiel mit den Bauchmuskeln

Die Atmung ist ein Wechsel der Druck- und Zugverhältnisse.

Bei der Einatmung setzen Becken und Kopf die Wirbelsäule unter Zug. Der hintere untere Rippenbogen nähert sich dem Becken (strebt nach hinten unten). Wohlgemerkt unter Zug, nicht unter Druck durch Hyperlordosierung.

Bei der Ausatmung setzen die Bauchmuskeln die Vorderseite unter Zug und hinten   entsteht
mehr Druck.

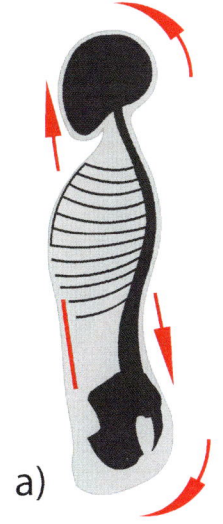 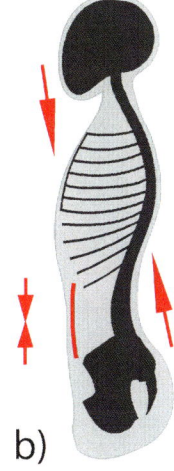

a)   b)

Es ist sanfter als Sie vielleicht denken. Dabei wird deutlich, wie wichtig die Kontraktionsfähigkeit der Bauchmuskeln ist, aber auch ihre Fähigkeit des Loslassens. Wenn der Bauch verspannt ist, sei es körperlich oder emotional bedingt, kann die Einatmung nicht richtig funktionieren. Und schwache Bauchmuskeln haben Schwierigkeiten, die Ausatmung optimal zu gestalten.

4.) Zusammenhang mit dem Beckenboden

Man könnte den Beckenboden auch zu den Atemorganen zugehörig betrachten. Der Beckenboden ist der Untergrund für die Ausatmung. Wenn bei jeder Ausatmung der Untergrund wegbrechen würde, kann die Ausatmung nicht vollständig genug sein.

Besonders wichtig ist dabei die dritte, die innerste, Schicht des Beckenbodens. Diese ist einzeln fast nicht zu trainieren. Aber, wenn Sie die Beckenaufrichtung im Alltag und in den Asanas und besonders in der beschriebenen Vorwärtsbeugetechnik üben, haben Sie etwas ganz wichtiges für Ihren Beckenboden getan.

Fassen wir zusammen:

Beste Hilfen für eine natürliche Atmung sind:

- **ein ausgewogenes Verhältnis zwischen Becken- und Brustkorbstellung**
- **vom Halten des Brustkorbes befreite Schulter- und Rückenstreckermuskeln**
- **Atemdiagonale: vorn/oben und hinten/unten, vorrangige Nutzung der unteren Atemhilfsmuskeln**
- **Kontraktions- und Loslassfähigkeit der Bauchmuskeln**
- **Stabiler Beckenboden**

Bauchatmung heißt:

Einatmen: Brustkorb dehnt sich nach vorne oben und hinten unten aus (weniger zur Seite). Dabei kommt der Bauch leicht heraus.

Ausatmen: Bauchmuskeln bringen den Brustkorb zurück. Die Schulterblätter schwingen in die Ruhelage.

Die Ausatmung erfolgt je nach Atemtyp mehr oder weniger aktiv. Fühlen Sie genau hinein. Wenn Sie beim Ausatmen größer werden, ist es genau richtig.

3.2 Das Fließen des Atems

Die Atmung ist etwas sehr Individuelles.

Jeder Versuch der Vereinheitlichung muss abgelehnt werden. Bringen Sie den Atem in Ihren persönlichen Fluss. Wenn Sie bis hierhin studiert haben, haben Sie eine Vorstellung von dem, was Sie üben sollten.

Befreien Sie auch den Atem aus den Vorstellungen des fehlgeleiteten Geistes.

Wenn der Körper die Räume, Richtungen und Bewegungen bekommt, die er braucht, wird der Atem von alleine fließen.

Eine aus falschen Vorstellungen entstandene „Brust raus"-Haltung führt zu chaotischem Atmen. Dieses chaotische Atmen fördert die Entstehung von Depressionen.

In meiner Therapiepraxis konnte ich erfahren, dass gerade die, die so „heldenhaft" in ihrer Haltung erscheinen, am ehesten zu Depressionen neigen.

Natürlich gibt es immer Ketten von Ursachen. Aber eine natürliche Haltung und ein natürlich fließender Atem können der Entstehung von Depressionen vorbeugen.

In unserem Kulturkreis müssen wir es erst wieder lernen, den Atem wirklich fließen zu lassen.

Asiatische und Schamanische Atemschulen beschreiben den Atem in 4 Phasen:

1. Einatmen

2. Anhalten nach dem Einatmen

3. Ausatmen

4. Anhalten nach dem Ausatmen

Es werden zwei verschiedene Atemtypen beschrieben:

- Der erste betont die Einatmungsphase und die Fähigkeit des Atemanhaltens.
- Der zweite betont die Ausatmung und die Fähigkeit den ausgeatmeten Zustand zu erhalten.

Es sind auch Mischtypen möglich. Welcher Atemtyp Sie sind, hängt ab von Ort und Zeit Ihrer Geburt. Die Typbestimmung würde den Rahmen dieses Buches sprengen. Nehmen Sie es zunächst einfach als Hinweis auf die Vielfalt der richtigen Wege. Um die Verbreitung dieses Wissens haben sich Dr. Rosina Sonnenschmidt und in jüngerer Zeit auch Anna Trökes verdient gemacht.

Erst wenn sich der natürliche Fluss des Atems eingestellt hat, können Sie den Atem für die Errichtung höherer Bewusstseinszustände nutzen. Der Meister B.K.S. Iyengar sagte: „Atemübungen sollten erst ausgeführt werden, wenn Körper, Nervensystem und Lungen durch das Üben der Asanas gestärkt sind. Dies dauert mindestens zwei Jahre. Da der Atem ein sehr subtiler Vorgang ist, muss mit noch größerer Sorgfalt als in den Asanas gearbeitet werden" (Mehta).

Drei Atemübungen sollen vorgestellt werden:

1. Bewusstwerdung des Atems

Sie sitzen in Meditationshaltung. Richten Sie die Wirbelsäule ein. Machen Sie sich noch einmal die Atemdiagonale klar.

Einatmung: Oberster Teil des Brustbeins strebt nach vorne oben, unterer hinterer Rippenbogen strebt nach hinten unten.

Ausatmung: Die Bauchmuskeln ziehen den vorderen unteren Rippenbogen zurück.

Ein- und Ausatmung durch die Nase. Lassen Sie den Atem einfach fließen. Weder treiben Sie etwas voran, noch bremsen Sie etwas. Fühlen Sie hinein in die Räume, die der Atem findet.

2.Studium der Atemphasen

Sie sitzen wieder, gut eingerichtet.

Einatmung, wie sie angenehm ist. Luftanhalten, wie es angenehm bleibt. Ausatmung, wie sie angenehm ist. Anhalten, wie es angenehm bleibt usw.

Nichts vorantreiben, nichts bremsen. Beobachten Sie den Fluss des Atems.

3. Für alle, die schon mehrjährige Yogaerfahrung haben, ist die Wechselatmung zu empfehlen:

- Mit dem Daumen der rechten Hand das rechte Nasenloch verschließen und links einatmen.
- Mit dem rechten Ringfinger auch das linke Nasenloch verschließen, die Luft anhalten, wie es angenehm bleibt.
- Rechtes Nasenloch öffnen, rechts ausatmen.
- Nach dem Ausatmen die Luft anhalten, wie es angenehm bleibt (1 bis 2 Sekunden).
- Rechts einatmen. Nach dem Einatmen mit dem rechten Daumen das Nasenloch wieder schließen.
- Die Luft anhalten, wie es angenehm bleibt.
- Das linke Nasenloch öffnen, links ausatmen. Die Luft anhalten, wie es angenehm bleibt (1 bis 2 Sekunden) usw.

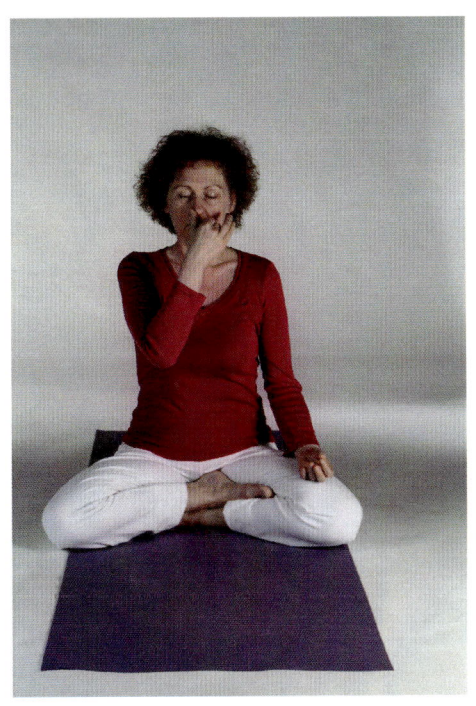 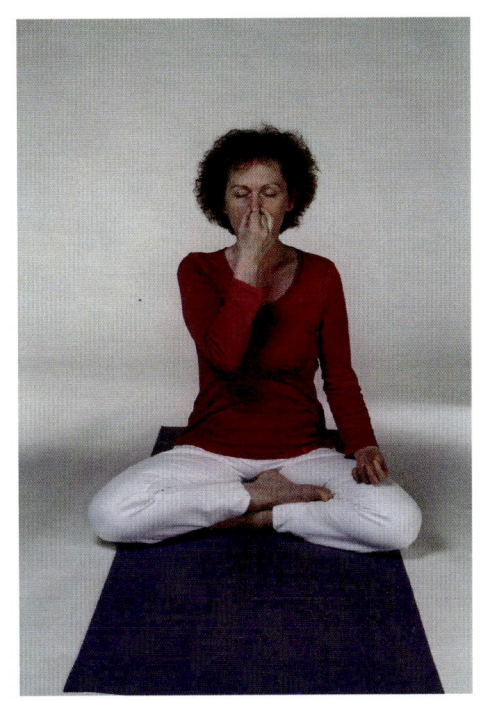

Lassen Sie die Einatmung und Ausatmung etwa gleich lang sein. Beginnen Sie mit wenigen Minuten und steigern Sie später eventuell auf 10- 15 Minuten.

Es sollte in jeder Phase angenehm bleiben.

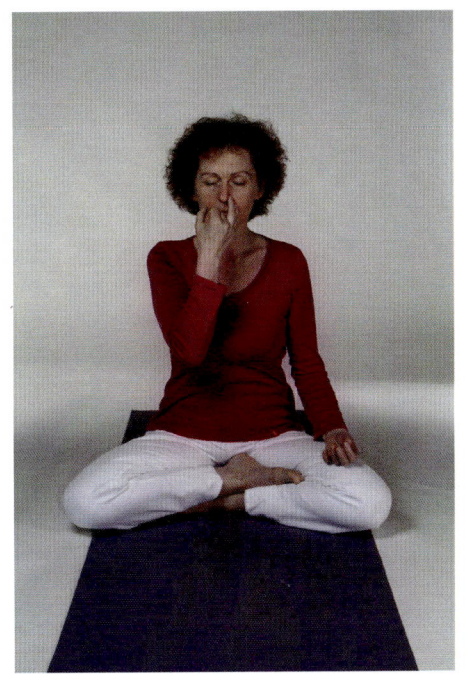

4. Wie üben?

Nachdem Sie bis hierhin vorgedrungen sind, haben Sie schon eine Ahnung, was Sie in Ihr Programm aufnehmen sollten. Jetzt klären wir die Frage des „Wie". Um Ihnen etwas Mut zu machen, sei erwähnt, dass, wenn Sie etwas die Hälfte von dem Beschriebenen berücksichtigen, schon außerordentliche Erfolge möglich sind.

4.1 Grundsätze

Welche Menschen kommen zum Yoga?

Viele Menschen wollen sich gesund erhalten und haben gehört, dass Yoga dabei helfen kann. Andere aber auch, weil sie Probleme im Bewegungsapparat haben. In diesem Fall dominiert zunächst die unangenehme Körpererfahrung.

Der erste **Übungsgrundsatz** muss also lauten:

Schaffen Sie eine positive Körpererfahrung.

Positive Empfindungen können wir schaffen, indem wir verspannte Muskeln entspannen und Muskelspannung dorthin bringen, wo sie nötig ist. Die meisten Menschen, denen ich gesagt habe: „Mach es doch mal so und so...", haben geäußert: „Oh ja, das fühlt sich ganz anders an."Manche Menschen konnten sich gar nicht mit den Veränderungsvorschlägen einverstanden erklären, obwohl ihre Ausgangslage offensichtlich ungünstig war. Es hätte ja auch bedeutet, sie müssten sich eingestehen, jahrelang etwas falsch gemacht zu haben.

Die Bereitschaft, Vorstellungen und Gewohnheiten aufzugeben, ist ganz wichtig, um neue Erfahrungen machen zu können. Aus Pseudofortgeschrittenen müssen wieder Anfänger werden. Aber das ist nicht so einfach. Erst einmal brauchen Sie einen erfahrenen Lehrer, der die Schwachpunkte auch wirklich sieht. Solange das Bewegungssystem ungestört ist, funktioniert die Selbstregulation ausgezeichnet. Aber wer hat denn noch ein ungestörtes Bewegungssystem? Tausende Yogalehrer wollen sich auf die stürzen, die bereit sind für fortgeschrittene Asanas. Aber das sind die allerwenigsten.

Wenn Probleme im Bewegungssystem vorliegen, brauchen wir erst einmal die willentliche Steuerung zur Korrektur. Und je öfter dieser Korrekturimpuls einsetzt, desto intensiver wird die Veränderung sein. Zunächst ist es gut, wenn Sie sich immer wieder in der ungünstigen Haltung „erwischen" und sich erinnern, wie es sich besser anfühlte oder langfristig günstiger ist. Langsam wird es zur Gewohnheit werden. Sie schaffen ein neues Programm im Unterbewusstsein.

Und eines Tages wird sich genau dieses Unterbewusstsein sofort beschweren, wenn Sie wieder rückfällig werden.

Sie erkennen ein Problem? Sicher fragen Sie sich, wo Sie die Zeit für so viel Yoga hernehmen sollen?

Und damit sind wir bei einem weiteren **Grundsatz** der lautet:

Yogaübungen müssen Impulse für den Alltag setzen.

Zwei Yogaübungseinheiten in der Woche sind gut. Vielleicht einmal unter Anleitung eines Lehrers und einmal selber gemacht. Aber dann kommt der Alltag: korrigieren, korrigieren, korrigieren. Persönliche Checkliste: Beckenaufrichtung, Schulterinnenrotation und hinten auseinander fließen lassen usw. Jeder macht das, was am nötigsten ist. Vielleicht sinken erst einmal Ihre Arbeitsleistung und Ihre Handlungsgeschwindigkeit. Aber längerfristig betrachtet, werden sich beide ungemein erhöhen. Eigentlich schaffen wir nichts Neues. Wir kommen eher zurück zu einem natürlichen Zustand. Christian Heel schrieb einmal: „Der Begriff Dehnung ist nicht ganz zutreffend. Dehnen heißt verlängern. Wir verlängern aber nichts wirklich, sondern bringen wieder in „Ruhelage". Deshalb ist es nicht so schwierig, wie es sich zunächst anfühlt. Außerdem ist der Körper Ihr Verbündeter. Er möchte einen hohen Leistungszustand aufrechterhalten. Hilfreich wäre so etwas wie ein tägliches Ritual. Vielleicht am Morgen 10 Minuten üben oder in einer Pause. Möglichst immer zur selben Zeit, denn das frischt die positive Erinnerung des Unterbewusstseins auf. Und diese kann dann wieder intensiver in Ihren Alltag strahlen.

„Yoga auf dem Stuhl" ist gut für Menschen mit Behinderungen oder aus stehenden Berufen. Alle mit vorwiegend sitzenden Tätigkeiten sollten jede Gelegenheit zum Üben im Stehen und Gehen nutzen. Im Kapitel „Yoga im Alltag" finden Sie weitere Anleitungen hierzu.

Ein weiterer wichtiger, aber schwieriger **Grundsatz** lautet:

Die Dosierung macht die Wirkung.

Es gibt noch kein wissenschaftliches Maß für die richtige Dosierung. Kann es sicher auch nicht geben. Hier ist individuelles Gefühl gefragt.

Wir ergründen mit einer Übung:

Sie stehen und richten stark das Becken auf. Achten Sie darauf, dass die Aufrichtung wirklich aus dem Becken kommt und nicht aus der stärkeren Kniebeugung.

Jetzt gehen Sie ein paar Schritte. Wenn Sie jetzt normal gehen können, das heißt kleine Schritte und das Abstoßbein wird hinten gestreckt, dann ist die Beckenaufrichtung gut dosiert. Natürlich achten Sie darauf, dass Sie nicht hyperlordosieren. Wenn das Gehen jetzt schwer erscheint, war die Aufrichtung zu heftig.

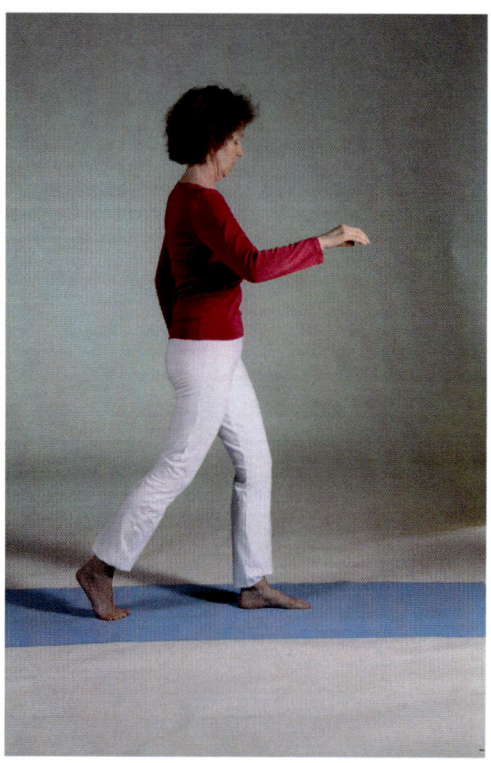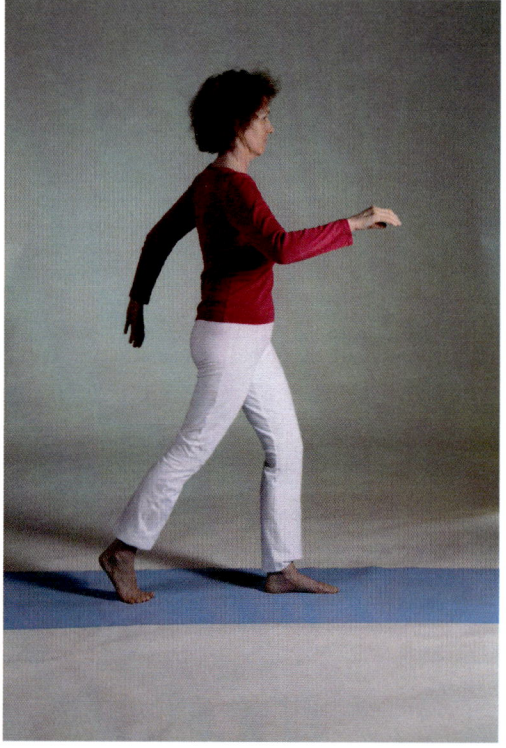

Ein Maß für die richtige Dosierung ist die Aufrechterhaltungsmöglichkeit der Korrektur in der Bewegung. In fast statischer Haltung können Sie erst einmal ergründen, wie sich die neue Richtung überhaupt anfühlt. Aber dann soll die Haltung bewegungsstabil sein oder zumindest werden. Hilfreich ist die Erinnerung, dass unsere tiefsten Muskelschichten zum Halten der Aufrichtung zuständig sind. Die äußeren Schichten sind die Bewegungsmuskeln. Ziel soll sein, dass Sie die äußeren von der Haltearbeit befreien.

Trick: (wie zum Beispiel in unserer letzten Übung)

Maximale Beckenaufrichtung und dann ein Stück zurück und damit üben. Die richtige Dosierung zu finden, erfordert Geduld. Und wieder ist es das Unterbewusstsein, das wir für die neue Haltung begeistern müssen. Wenn das Unterbewusstsein sagt: „Ja, das fühlt sich gut an", haben Sie schon etwas Wichtiges erreicht. Zwang allerdings erzeugt nur Abneigung. Es kommt gar nicht darauf an, die Idealhaltung zu erreichen. Neue Impulse setzen und Fehler vermeiden, erzeugt schon eine wunderbare Freiheit. Eventuell, wenn Sie 40 Jahre alt sind, verspannt und verzogen, brauchen Sie vielleicht 7 bis 15 Jahre, um das zu ändern. Aber der Weg dieser Änderung ist schon eine wunderbare Erfahrung- durchströmt von Energie und Erkenntnissen, einfach, weil so viele Blockaden gelöst werden. Wenn wir davon ausgehen, Sie brauchen wirklich 15 Jahre, sind dann 55, dafür aber in Höchstform.

Ist das nicht ein phantastischer Ausblick? Sie können gelassen dem Alter entgegenblicken und sich der höchsten Vollendung widmen. Noch ein Dosierungshinweis:

Lieber weniger, dafür regelmäßig.

Davon abgesehen, dass Veränderungen sowieso nicht so schnell zu bewerkstelligen sind, kann man sagen: Was langsam aufgebaut wurde, hält auch länger. Ich kenne Schüler, die stürzten zu schnell voran und hatten dann wieder andere Beschwerden. Ein weiterer Grundsatz lautet:

Der Körper verändert sich in Bewegung.

Was hat das mit Yoga zu tun? Es ist die Essenz von Hatha Yoga. Eigentlich gibt es zwei Möglichkeiten. Gehen wir einmal davon aus, dort ist ein westlicher Mensch, schon etwas älter, etwas weiser. Er fühlt: „Es muss noch etwas anderes im Leben geben" und geht den Yogaweg.

Möglichkeit 1: Der körperliche Weg

Alle Blockaden des Körpers und des Geistes werden sichtbarer und können bearbeitet werden. Durch immer subtiler werdende Körperarbeit wird der Energiefluss optimiert. So wird der Boden bereitet für die Erkenntnis des Selbst.

Möglichkeit 2:

Durch Konzentration auf das höhere Selbst wird die Veränderung des Körpers bewirkt. Ohne die Basis des Körpers gibt es keine Selbstverwirklichung. Es sei denn durch besondere Gnade. Es gibt Yogarichtungen, in denen wird nur eine einzige Asana gelehrt: die Sitzhaltung. Doch auch dabei sind die subtilen Bewegungen und Korrekturen für die Erreichung eines optimalen Energieflusses entscheidend.

Für die meisten westlichen Menschen wird wohl die erste Möglichkeit näher liegen. Möglichkeit 2 erfordert einen starken religiösen Hintergrund, eine vorbereiteten Geist und schon einen weitestgehend gesunden Körper. Natürlich ist auch eine Verbindung zwischen beiden Möglichkeiten gut. Das möge jeder für sich entscheiden. Hier soll es um anatomisch- therapeutische Betrachtungen gehen.

Die Veränderung durch Bewegung kann auch wieder unterschiedlich gehandhabt werden. Manche Yogarichtungen gebrauchen Sequenzen, die recht zügig absolviert werden. Für junge gesunde Menschen eine hervorragende Schule, die ungemein die Lebenskraft stärkt. Immer, wenn es um therapeutische Arbeit geht, sollte anders herangegangen werden. Hier hilft das Wandern durch den Körper von Korrekturpunkt zu Korrekturpunkt. Mit dem Ziel, die Zusammenhänge zu erkennen und den Gesamtfluss zu erreichen.

Vielleicht gibt es Hauptprobleme zu bearbeiten und sie kreuzen diese Stellen öfter. Aber es bleibt ein ständiges Wandern. Nehmen wir als Beispiel ein Problem im unteren Rücken. Die Haltung im unteren Rücken wird korrigiert: → Brustkorbstellung überprüfen und korrigieren → Kopflage nachfolgen lassen → Brustkorb → unterer Rücken → Beinarbeit erarbeiten → Rotationsrichtungen anlegen usw.

Je erfahrener Sie werden, desto subtiler wird auch die Korrekturbewegung. Es gibt einen wunderbaren Nebeneffekt des Wanderns durch Ihren Körper. Der Geist wird gefesselt, gefesselt durch die Tätigkeit. Sanft, aber zielgerichtet. Warum stricken manche Menschen so gerne? Sie genießen die Ruhe des Geistes. Auch eine schöne Art der Meditationsvorbereitung.

4.2 Das Übungsprogramm

Unterschiedliche Yogastile haben natürlich verschiedene Übungsprogramme. Alle haben ihre Logik. In diesem Buch sind die Übungen nach der Rishikeshreihe geordnet. Das heißt nicht, dass sie es auch so machen müssen. Ziel ist es, dass auch andere Richtungen Anregungen für die Übungsausführung erhalten. Die Rishikeshreihe war eine meiner ersten Begegnungen mit Yoga. Eines begeisterte mich an dieser Reihe sofort: Es ist der Wechsel der Muskelspannungen. In einer Übung wird eine bestimmte Muskelgruppe beansprucht. In der nächsten Übung kann diese weitestgehend entspannen und eine andere arbeitet. Dieses Prinzip ermöglicht ein hocheffizientes Üben. In etwas fortgeschrittenem Stadium erholen wir uns in der nachfolgenden Übung von der vorangegangenen. Und es ist alles dabei, was wir brauchen: Standstellung, Vorbeuge, Rückbeuge, Drehung und Entspannungsphase. Auch vom Standpunkt der Chakrentheorie steckt eine Logik darin. Es werden die subtilen Energiezentren im Körper durchwandert. Eine eher versteckte Logik begeisterte mich noch. Es ist der Wechsel von Demut und Erhabenheit. Aus der Standstellung zur Kobra, voller Demut zur Verbindung mit Mutter Erde, um dann wieder in einem festen Stand anzukommen.

Der Ursprung der Rishikeshreihe dürfte etwa im 16. Jahrhundert liegen. Auch der spätere Meister Swami Sivananda bekam sie auf der Wanderschaft von einem

Mönch gezeigt. Als ausgebildeter Arzt erkannte er sofort den Wert für die Menschen und setzte sich für die Verbreitung ein. Wie bereits beschrieben, hat jede Yogarichtung ihre tiefe Logik. Hauptsache ist, wir betreiben unser Yoga mit Herz und Hingabe.

Hinweise für das Übungsprogramm:

1.) Erinnern Sie sich immer wieder: Oberstes Gebot im Yoga ist Ahimsa, die Gewaltlosigkeit.

Im weitesten Sinne auch übersetzt als Achtsamkeit gegenüber sich und allen anderen. Was ist der Unterschied zwischen jungen Kampfsportlern und europäischen Yogaübenden? Nur das Alter! Ansonsten müssen meistens beide Kategorien erst einmal gebremst werden. Es sei denn, Sie sind durch Verletzungen schon achtsamer geworden. Dieses Feingefühl zu entwickeln und zu lehren ist schwierig, aber eigentlich der Schlüssel zum Verstehen des Yoga überhaupt.

Bevor Sie in die Stellung hineingehen, sammeln Sie sich. Machen Sie sich einmal klar, was passieren soll. Diese klare Vorstellung kann eine große Hilfe für die Ausführung werden. Wenn Sie bereit sind, gehen Sie hinein. Halten Sie die Achtsamkeit und wandern Sie durch den Körper. Gehen Sie auch bewusst aus der Stellung heraus. Ihr Unterbewusstsein soll die Übung positiv abspeichern. „Ich konnte nicht mehr und bin eingebrochen" ist die denkbar ungünstigste Programmierung. Nach dem Auflösen der Stellung spüren Sie einen Moment nach.

2.) Wenn Sie üben, achten Sie darauf, dass es ein komplexes Programm ist:

-   Sammlung am Anfang
-   Standstellung
-   Vorbeugen
-   Rückbeugen
-   Drehübungen
-   Entspannung

Oder eine andere Reihenfolge: Auch eine Verteilung der Elemente auf die Woche ist möglich. Auf jeden Fall mit einer Endentspannung, auch wenn es nur 5 Minuten sind. So erreicht das Programm eine ganz andere Qualität. Es erfolgt der energetische, körperliche und geistige Ausgleich. In der geführten Entspannung ist es nicht so schlimm, wenn Sie einschlafen. Da Sie nicht so schnell in eine Tiefschlafphase kommen, nimmt ihr Unterbewusstsein trotzdem alles auf. Die Zeit für die Endentspannung sollte aber nicht länger als 15-20 Minuten betragen, denn sonst besteht die Tendenz, dass der Geist zu sehr abdriftet.

3.) Standstellungen sind für westliche Menschen ganz wichtig.

Ayurveda, die altindische Heilkunst lehrt, dass die meisten Störungen unserer Zivilisation Störungen des Vata - Doshas sind, des Luftelementes. Diese „luftige" Zivilisation braucht Erdung und Basisarbeit. Mit dem Üben der Standstellung schaffen wir ganz wichtige Alltagsvoraussetzungen, zum Beispiel für das Gehen. Beim Üben der Rishikeshreihe wird das aus zeitlichen Gründen oft vernachlässigt und die Reihe schon vor der stehenden Gleichgewichtsstellung beendet. Aber damit wäre die Reihenfolge nicht komplett.

4.) Aus der Trainingslehre ist bekannt, dass eine stärkende Wirkung eintritt, wenn eine Übung zwei Mal ausgeführt wird. Dies können wir auf verschiedene Weise ausnutzen.

1. Wirklich zwei Mal in eine Haltung gehen, mit kurzen Pausen dazwischen. Dieser Weg ist besonders gut, wenn es darum geht, erst einmal eine Haltung zu erlernen. Besonders auch geeignet für die therapeutische Arbeit, wo eine größere Reizintensität benötigt wird.
2. Ein bestimmtes Programm zwei Mal absolvieren (zum Beispiel wie beim Bikram Yoga).
3. Die Grundsätze der Bewegungskontrolle in verschiedenen Haltungen wiederholen. Zum Beispiel:
   - Beckenaufrichtung: Heldenstellung und Vorbeuge
   - Schulteröffnung: Schulterstand und Kobra
   - Rückbeugung: Halbmond und Bogen
   - Standstellung: Ausgangsstellung und Baum

Natürlich lässt es sich nicht so streng trennen. Wir wollen erreichen, dass wir die Zeit und die Möglichkeiten voll nutzen. Das heißt, mit fortgeschrittenem Übungszustand werden auch die Anforderungen immer komplexer. Bis alles eingebaut ist, was möglich ist, Kennzeichen eines fortgeschrittenen Übungsstandes:Es passiert von alleine und der Geist wird frei.

5.) Hinweise zu den Übungszeiten

Der große bengalische Dichter R. Tagore (1861-1941) schrieb einmal: „Das Leben schreitet in stolzer Erhabenheit der Unendlichkeit entgegen". Langfristig natürlich auch zutreffend auf unseren Übungsprozess. Aber machen Sie sich klar, dieser Prozess ist keine ständig steigende Gerade. Es muss keine krassen Rückschritte geben, aber unterschiedliche Geschwindigkeiten und Pausen auf jeden Fall. In der Sportwissenschaft wird dies als Periodisierung des Übens bezeichnet. Bei ständig ansteigenden, sich wiederholenden Forderungen periodisiert sich der Körper selber. Ob das dann so ganz in unserem Sinne ist, kann bezweifelt werden. Vielleicht geht es bis zu einer „Lahmlegung" durch eineKrankheit.

Deshalb ist es günstig, alle 6-8 Wochen den Schwerpunkt des Übens zu variieren.Sie können Ihr Programm ja beibehalten, aber zumBeispiel:

70

- eine Periode Vorbeugenbetonung mit oder ohne Varianten
- eine andere Periode mehr die Rückbeugen
- oder eine Periode mehr dynamisch (zum Beispiel im Sommer), eine andere Periode wieder meditativer (Winterzeit)

Aber auf jeden Fall achten Sie darauf, dass Sie Ihre „Schokoladenseite" nicht bevorzugen. Manche Yogis bekommen ein schlechtes Gewissen, wenn Sie im Urlaub nicht so regelmäßig üben. Wenn Sie meditieren, sollte es schon täglich sein. Beim Üben der Asanas darf schon mal eine Pause sein. Zwei Mal im Jahr eine Woche oder einmal 2-3 Wochen ist vollkommen in Ordnung. Wichtig ist, dass sie in dieser Zeit nicht auf der „faulen Haut" liegen, sondern sich anderweitig bewegen. Auch dafür gibt es einen schönen Begriff: Entspezialisierung der Muskulatur. Wenn Sie nach einer Yogaauszeit wieder anfangen, fühlen Sie sich vielleicht erst einmal schwerer. Aber langfristig entsteht ein neuer Impuls. Nebeneffekt: Sie erkennen jährlich Ihr gesteigertes Leistungsvermögen, zum Beispiel in den Bergen oder mit dem Fahrrad.

6.) Hinweis zur Tageszeit:

Die Dehnbarkeit hängt unter anderem auch von der Tageszeit ab. Sie können sich an jede Tageszeit gewöhnen. Aber meistens ist es morgens oder auch mittags schwieriger - eine ganz natürliche Angelegenheit.

Zur Verdeutlichung:

- Nehmen wir Ihre abendliche Dehnbarkeit als 100%. Sie üben am Abend etwas im 80% Bereich.
- Morgens ist die Dehnbarkeit gering, angenommen 60% des Abends. Sie üben wieder im 80% Bereich.

In welcher Variante ist die Wirkung größer?

Sie ist gleich.

Oder: Nach dem Baden sind Sie auch besser dehnbar. Aber jetzt zu üben wäre blanke „Schummelei". So wird die reale Wahrnehmbarkeit im Alltag verfälscht.

Der Vollständigkeit halber sei noch einmal erwähnt: Zwei Mal die Woche 60- 90 Minuten üben ist ein Minimum. Die Alltagsintegration und zunächst bewusste Bewegungskontrolle sind der Schlüssel für eine Veränderung.

4.3 Umgang mit Schmerzen

Wozu dienen Schmerzen?

Schmerzen sind ein Warnsignal. Schmerzen sind die in den Körper gebrachten Schreie nach Veränderung. Auch der Körper hat seine Gesetze. Er ist Teil der Natur. Wenn wir unachtsam mit ihr umgehen und sie nur ausbeuten, rächt sie sich. Lassen Sie sich nicht erzählen: „Es ist alles nur im Geist" oder „Da müssen Sie durch". Manche Yogalehrer nehmen das als Ausrede für ihr mangelndes Feingefühl und ihre fehlenden Kenntnisse.

Sie müssen etwas ändern. Das ist der erste Schritt der Heilung, sich die Änderungsnotwendigkeit einzugestehen.

Was können Sie weiter tun?

1. Die Ursache feststellen

Diagnose und Ursache sind zwei verschiedene Dinge. Ursachen für Schmerzen im Bewegungssystem sind meistens Fehlbelastung und mangelnder Trainingsreiz. Wenn Sie keine Ahnung von der Ursache haben, könnten Sie Ihr Unterbewusstsein um Hilfe bitten: „Liebes Unterbewusstsein, ich weiß, du möchtest mir etwas sagen. Bitte hilf mir noch einmal. Was soll ich ändern? " Vielleicht nach Tagen oder Wochen bekommen Sie eine Antwort. Je nach Veranlagung, manch einer im Traum, vielleicht im Urlaub oder in der Natur. Voraussetzung ist: Sie sind wirklich aufnahmebereit für die Signale. Wenn Sie das Signal mit Ihren eigenen willentlichen Vorstellungen überlagern, haben Sie wenig Chancen. Schmerzen werden nicht nach dem Zufalls- oder Gießkannenprinzip verteilt. Es trifft immer genau die Richtigen. Kein Arzt, Physiotherapeut oder Yogalehrer kann Ihnen die Arbeit abnehmen. Sie können Ihnen nur helfen und den Weg zeigen. Und dieser Weg heißt: Achtsamkeit (und) üben.

2. Verspannungen beseitigen

„Verspannung ist der körperliche Ausdruck von Belastungen, hinter denen menschliche Konflikte, Fehlanpassungen und Unachtsamkeit stehen. Wie man sich von diesen Belastungen wieder befreit, ist ein wichtiger Aspekt von Gesundheit und Glück" (M. E. Todd). Vorschläge zur Lösung menschlicher Konflikte könnten Bände füllen. Themenbezogen sei hier nur erwähnt, dass sich diese Konflikte bevorzugt auf genau die schwachen Stellen setzen. Der Geist beeinflusst den Körper, positiv und negativ. Sie könnten sagen: Der ganze menschliche Organismus ist eine einzige Schwachstelle. Aber ein Mensch in seiner Mitte, gut strukturiert und Energie durchflossen, bildet einfach weniger Angriffsflächen für die Probleme auf geistiger Ebene. So funktioniert es auch genau anders herum. Der Körper beeinflusst den Geist.

Tricks zum Lösen der Verspannungen:

- Wichtigster Punkt wie Mabel E. Todd schon gesagt hat: „Fehlanpassungen und Unachtsamkeit verhindern".
- Ändern Sie Ihre Einstellung zur Verspannung. Eine Verspannung ist etwas Gutes. Der Körper möchte die Substanz schützen. Streben Sie nicht vorrangig danach, die Verspannungen loszuwerden. Streben Sie an, die eigentlichen Ursachen zu beseitigen.
- Reduzieren Sie den Raum, den Ihre Verspannung einnimmt. Selten ist es zum Beispiel der ganze Rücken, der schmerzt. Wenn es Ihnen gelingt, mit Hilfe der Diagnose des Arztes, den Raum genau zu beschreiben, wird es in Zukunft leichter sein, Fehlhaltungen zu vermeiden. Diese genaue Beschreibung verhindert auch eine größere Bewegungshemmung.
- Es gelangt das an die Oberfläche Ihres Bewusstseins, dem Sie einen großen Wert beimessen. Leben Sie nicht für Ihre Schmerzen. Fragen Sie sich und Ihren Arzt, was Sie noch machen können an Bewegung. Und dann tun Sie es, entlang der Schmerzgrenze und auf keinen Fall hinein. Wenn das Liegenbleiben genauso schmerzt wie das Bewegen, dann bewegen Sie sich lieber.
- Zugspannung ist gut zum Beispiel bei Problemen im unteren Rücken. Beckenaufrichtung und Kopfeinsatz strecken die Wirbelsäule. Oder bei Schulterverspannungen: Im Halbmond und Baum Schulterblätter wieder runterziehen. Herausforderung ist das Finden der richtigen Dosierung. Bei zu starkem Zug würde sich nur wieder ein Gegenzug aufbauen. Bleiben Sie in einem leichten Zuggefühl, aber nicht starr. Subtiler werdende Belastungskurven sind hervorragend. Finden Sie Ihren geeigneten Rhythmus. Hilfreich sind auch Entspannungsübungen mit eingebautem Zug. *progr. Muskel entsp.*

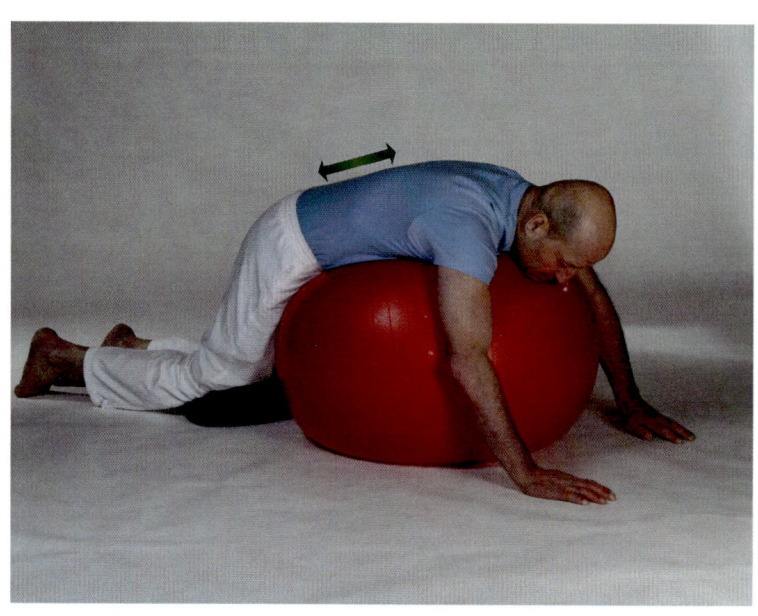

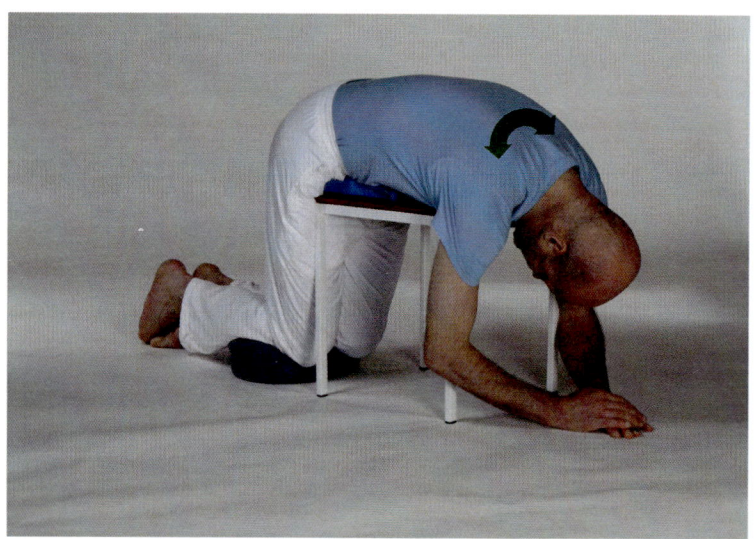

Ihre Physiotherapeutin kennt bestimmt noch raffinierte Varianten.

Alles, was Sie entspannt ist gut (Alkohol entspannt übrigens nicht, sondern betäubt nur die Wahrnehmung). Seien Sie sich immer bewusst, nur mit Entspannung ist das Problem meistens nicht zu lösen. Gehen Sie die Ursache an.

3. Mit Schmerzen umgehen lernen

Zwischen dem notwendigen Entwicklungsreiz und einer Überforderung ist es ein recht schmaler Grat. Die hohe Kunst ist es natürlich, die Überforderung zu vermeiden. Das bedeutet, sich selbst zu studieren, probieren und experimentieren. Immer wieder neu. Ein Yogi ist ein ewig Forschender. Da fällt mir eine kleine Geschichte ein: Der Enkel fragt: „Großvater, wodurch bist du im Leben so erfolgreich geworden?" Der Großvater: „Durch die richtigen Entscheidungen". Enkel: „Und wie hast du es gelernt, die richtigen Entscheidungen zu treffen?" Der Großvater erneut: „Durch falsche". Sie müssen ja nicht alle Fehler immer wieder neu machen. Es ist ja möglich von den Vorherigen zu lernen.

Folgende zusammenfassende Grundsätze:

- Es darf kein Schmerz im Knie, im unteren Rücken und im Halsbereich auftreten. Wenn Sie doch Schmerzen spüren, sofort die Übung verändern. Knie: Zug bis 10 cm oberhalb und unterhalb des Knies ist in Ordnung (natürlich leicht). Unterer Rücken: Zug bis 10 cm an die Sitzbeinhöcker heran ist gut, nicht dichter (von den Beinen aus). Das Schambein dabei gehoben halten. Hals: Der Hals hat eine besondere Bauweise. Blutgefäße laufen durch die Querfortsätze. Nackenstreckung ist gut, aber den Hals dabei immer neutral halten. Die Kopflage unterstützt die Streckung der Wirbelsäule. Den Kopf nicht mehr als 50° drehen.
- Sie müssen lernen, zwischen einem Schmerz aus mangelndem Trainingszustand und einem Schmerz aus Fehlbelastung zu unterscheiden. Wenn die Stellung gleich beim Hineingehen schmerzt, ist die Haltung meistens ungünstig.
- Gelenkflächenkontakt so groß wie möglich gestalten. „Verriegeln" Sie die Gelenke.
- Das bedeutet, Sie legen spiralige Bewegungsmuster in die durch das Gelenk verbundenen Körperteile und wählen günstige Belastungswinkel. So bleiben die Bänder gespannt und leiten die Belastung in Zugrichtung weiter.
- Gegenkraftprinzip anwenden. Dehnung an einer Stelle, braucht einen Krafteinsatz an anderer Stelle. Und Krafteinsatz an einer Stelle bringt Dehnung an Anderer.

- Wenn Sie den Verdacht haben, eine Übung sei nicht gut für Sie: Experimentieren Sie mit Auslassen über 3-4 Wochen. Und dann neue Varianten einüben.
- Zur Provokation von Schmerzproblemen neigen folgende „gefährliche" Kategorien: a) Übende, die früher viel Yoga gemacht haben, dann aber eine längere Pause hatten. b) Übende, die noch nie Yoga gemacht haben. c) Vom Ehrgeiz getriebene, sich ewig Vergleichende.

- Vermeiden Sie „Muskelkater". Muskelkater ist nicht, wie früher angenommen wurde, eine Übersäuerung. Muskelkater sind mikroskopisch kleine Risse in der Muskulatur. Wenn Sie immer wieder dieses Schmerzbild provozieren, tritt eine Schutzfunktion des Körpers in Kraft. Muskelgewebe wird in Bindegewebe umgewandelt und Sie werden mehr „eingesteift". Aber wir wollen gerade das Gegenteil erreichen!

4. Besonderheiten beachten

Es gibt eine Vielzahl von Besonderheiten. Hier wird kein Anspruch auf Vollzähligkeit erhoben. Die Aufstellung ergibt sich aus der Häufigkeit des Auftretens in meiner Unterrichts- und Therapiepraxis. Sie soll die Notwendigkeit der Zusammenarbeit zwischen Ärzten, Physiotherapeuten und Yogalehrern demonstrieren.

- Es gibt verzögerte Schmerzreaktionen. Muskeln melden sich recht schnell, Bindegewebe der Gelenke und Bandscheiben erst später. Das liegt daran, dass dort der Stoffwechsel langsamer abläuft. Der Schmerz kommt nach Wochen oder Monaten, aber dann umso heftiger. Besonders häufig: Durch Beinspreizungen, Spagatübungen und hüftöffnende Übungen werden Knieprobleme provoziert. Zurück! Oder am besten natürlich gleich die Grundsätze beachten.
- Das Auftreten von „übertragenem" Schmerz ist möglich. Das bedeutet, die Schmerzen treten dort auf, wohin die Nervenfasern führen. Der Ort des Ursprungs lässt sich schwer zurückverfolgen. Markantes Beispiel: Schmerzen im oberen Rücken, Schulter und Oberarm in Verbindung mit häufiger Müdigkeit verschwanden nach einer Leberreinigungskur.
- Zwischen eigentlicher Fehlbelastung und lokal empfundenem Schmerz kann es große Differenzen geben (zum Beispiel: ein Problem im unteren Rücken verursacht Schmerzen im oberen).
- Es gibt gefährliche Schmerzkreisläufe. Ein Schmerz führt zu einer Schonhaltung.
  Diese Schonhaltung führt zu einer Fehl- oder Überbelastung an einer anderen Stelle und zu einer Unterversorgung an der betroffenen. Der Schmerz verstärkt sich. Um diesen Kreislauf zu durchbrechen, ist erst einmal Einzeltherapie angesagt .So kann der Therapeut genau ergründen, was an Bewegung möglich und sinnvoll ist.

- Ein „Schmerzgedächtnis" ist möglich. Die Ursachen der Schmerzen sind eigentlich beseitigt, aber die Spuren im Gedächtnis halten nach wie vor die Schmerzwahrnehmung aufrecht. In der Physiotherapie ist eine Umprogrammierung durch langsame Grenzerweiterung möglich. Dies kann durch die Yogapraxis fortgesetzt werden.

4.4 Hinweise für Frauen von Bärbel Ellmer

Ich möchte die Frauen in diesem Abschnitt mit Du ansprechen, da gerade wir Frauen fürunseren Bewusstseins- und Heilungsprozess mehr denn je die solidarisch verbundene, weibliche Energie brauchen.Unsere große gemeinsame Aufgabe ist es, unser wahres Wesen, Liebe und Mitgefühl, zu erkennen und zu leben.Der Körper sehnt sich nach Entfaltung und Leichtigkeit. Der Atem ruft nach neuen Räumen. Aber es ist anders als alles Bekannte. Jetzt beginnt der Weg nach innen.Oft geht dieser Prozess mit Veränderungen einher.

Durch bewusste Bewegungen und ein sicheres Gefühl und Verständnis für Bewegungen, werden altes Wissen und Weisheit in uns lebendig. Es entsteht eine völlig andere Qualität der Wahrnehmung im Körper. Wir können durch neues Wissen und eine offene Bewusstheit unsere Blockaden und alte starre, mechanische Strukturen verändern. Die weibliche Leichtigkeit liegt in der Beweglichkeit bis in die tiefsten Muskelschichten, optimale Verteilung der Bewegung auf möglichst viele Strukturen und dem Schaffen von Räumen. Jede Bewegung beginnt im Becken und erfolgt von der Taille abwärts.Dort ist unser Kraftzentrum, unsere Verbindung zur Erde. Das zu verstehen ist besonders wichtig für uns Frauen. Durch dieses liebevolle Wahrnehmen des Pulsierens sind wir in unserer nährenden Kraft.

Wenn wir diese heilenden Kraftquelle nutzen wollen, ist die Aufrichtung des Beckens die Grundvoraussetzung. So kann sich das Pulsieren des Beckens wie eine Wellenbewegung durch den Körper fortsetzen und zu einer schönen inneren Bewegung werden.
Das kann auch deinen Geist beflügeln, so dass sich alle Steifheit, alles Halten und das starre Denken auflösen können.
Eine natürliche Kraftquelle ist es, über unserer Füße die Kraft der Erde zu nutzen. Sorge dafür, deiner Haltung eine Basis zu geben, damit die Wirbelsäule sich frei fühlt. Spüre, wie die Schwerkraft dich fest mit dem Boden verbindet. Auf dieser Basis kann die Wirbelsäule vibrieren und tanzen. Deshalb ist deine Verbindung mit Mutter Erde eine Voraussetzung, um Eleganz und Leichtigkeit zu entfalten.
Mit diesem neu definierten Kontakt lernst du, ganz bewusst, mit der Ausatmung auch die Anspannung in den Boden abfließen zu lassen.
In meiner Arbeit als Kosmetikerin und Yogalehrerin sah ich viele feste Körper, angespannte Gesichter und verspannte Kiefergelenke, die recht wenig von Weiblichkeit und Weichheit ausstrahlten.

Selbst den gelenkigen Damen auf den prächtigen Fotos geht es oft nicht besser. Ich kenne nach meinem 4 jährigem Leben in einem Yogaseminarhaus viele von Schmerzen und Erschöpfung geplagte Yogis.

All die schönen Bilder mit den sehr gelenkigen Frauen können uns in einen neuen Konflikt bringen. Alt bekannte Gefühle von Ehrgeiz und Unzulänglichkeiten lassen ein Bild entstehen, wie und wo wir uns hinbewegen sollen. Aber das ist von unserem Körpergefühl so weit weg.

Die schönste Yogini, die ich voll im Energiefluss sah, war LeelaMata. Sie ist eine indische Meisterin (über 60 und sehr weiblich und mütterlich in ihrem Wesen). Sie ist so schön und liebevoll mit sich und Ihren Schülern, und so sind auch ihre Asanas. In ihren Bewegungen ist sie natürlich im Fluss. Nie ging sie in irgendeiner Richtung endgradig hinein. Es ist einfach nur schön, sie in ihrer Energie zu betrachten. Wenn wir so mit uns selbst umgehen, füllen wir den ganzen Raum, wie bei ihr, mitbedingungsloser Liebe, Akzeptanz und Annehmen.Ich träumte davon, meine Liebe zum Tanz mit Yoga zu verbinden. Rausgekommen bin ich beim exakten Erlernen der Bewegungsrichtungen.Ist das ein Widerspruch? Ich denke nicht. Strukturierung erdet uns, schafft eine starke Basis und gibt unseren Bewegungen eine günstige Richtung.

Als Ergänzung zu deiner Yogapraxis oder als Pausenprogramm möchte ich dir einige spezielle Übungen vorstellen. Ich halte es für ganz wichtig, das Becken zu entspannen.

Finde 2-3 Übungen heraus, die sich für dich besonders gut anfühlen.

Übung 1:   Schütteln des ganzen Körpers

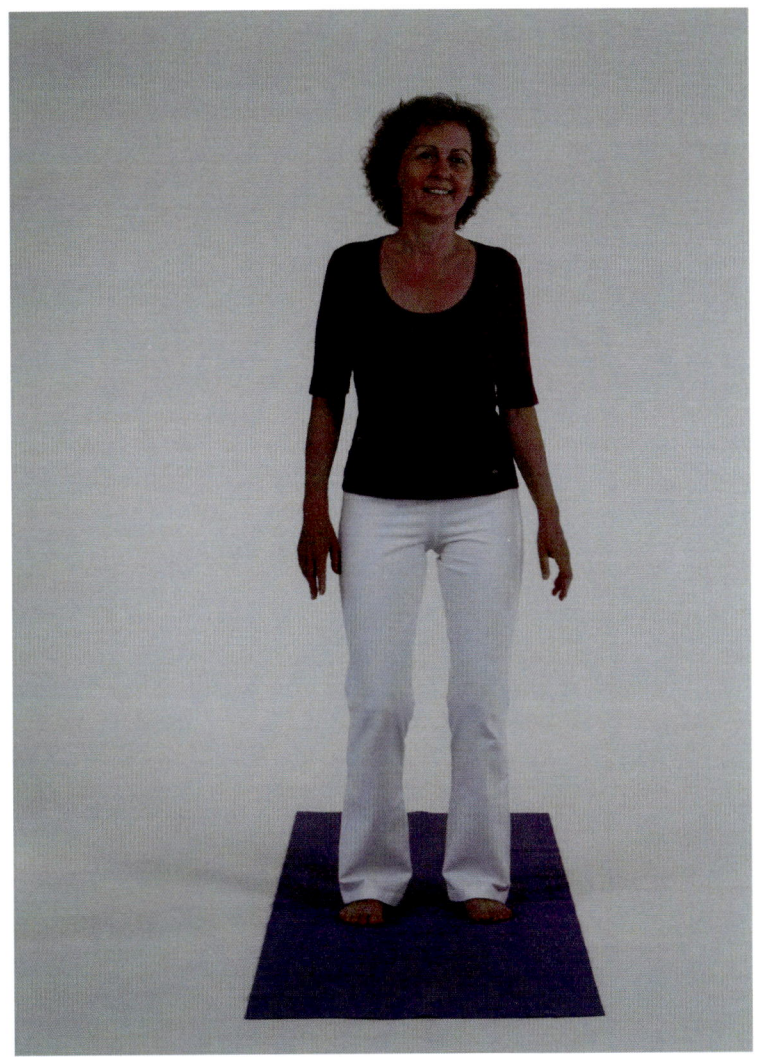

Beginne mit leichtem Kniewippen. Dabei lasse das Gesäß immer lockerer werden,

Brustkorb und Schulter folgen. Auch der Unterkiefer darf mit wippen. Schwinge nach links, schwinge nach rechts und lasse deinen Atem vibrieren.

Zum Abschluss bleibe einen Moment locker stehen und spüre nach.

79

Übung 2: Sitzbeinhöckerschaukel

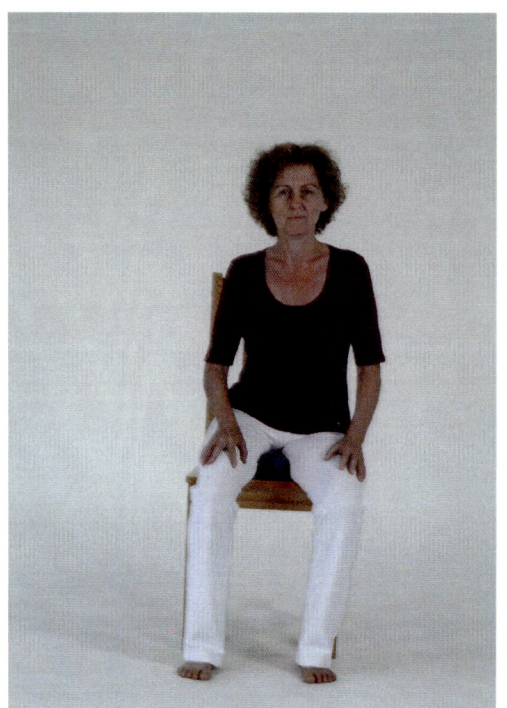 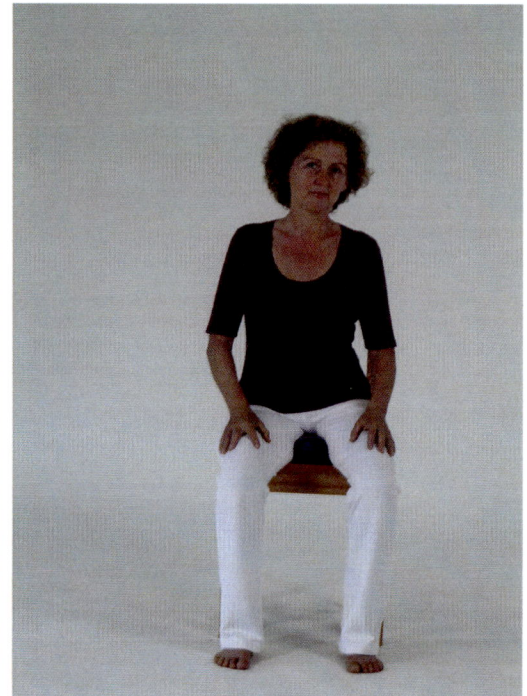

Du sitzt auf einer gerollten Matte. Lasse abwechselnd die Sitzbeinhöcker nach links und rechts sinken, der Oberkörper darf locker mit schwingen.

Zum Abschluss kannst du die Matte weg nehmen- spüre einen Moment nach.

Übung 3: Steißbeinrollen

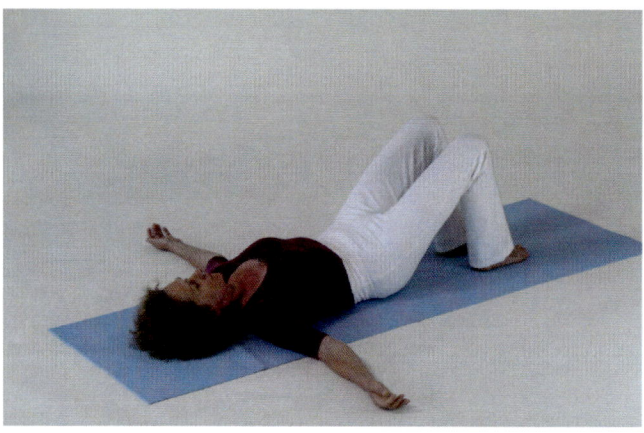

Liege mit aufgestellten Füßen auf dem Boden. Stelle dir vor, du willst jetzt das Steißbein in Richtung Bauchnabel bewegen. Beginne mit einer ganz sanften Bewegung. Dabei sinkt der untere Rücken in Richtung Boden. Genau so sanft rollst du wieder zurück. Dabei hebt sich der Bauchnabel. Der untere Rücken löst sich etwas vom Boden. Das Ziel ist, die Bewegung tief im Inneren immer subtiler werden zu lassen. Die Größe der Bewegungsamplitude ist zweitrangig. Bringe die Bewegung in den Fluss deines Atems. Am Ende der Übung lasse einen Moment nachwirken.

Übung 4: Kreuzbeinklatschen

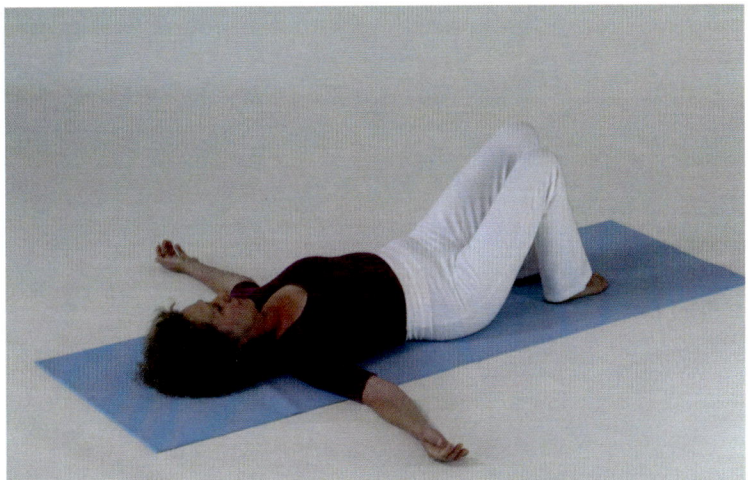

Du liegst mit aufgestellten Füßen. Durch Auf- und Abschwingen des Gesäßes lasse das Kreuzbein immer wieder leicht auf den Boden fallen („klatschen"). Probiere unterschiedliche Entfernungen der Fersen vom Gesäß. Experimentiere auch mit unterschiedlichen Graden der Hebung des unteren Rückens. Und immer wieder locker fallen lassen. Dabei kannst du auch locker zu den Seiten schwingen oder einen Kreis beschreiben. Aber nicht nur deine Lieblingsdrehrichtung, mehr die andere. Lasse deinen Atem locker mitschwingen.

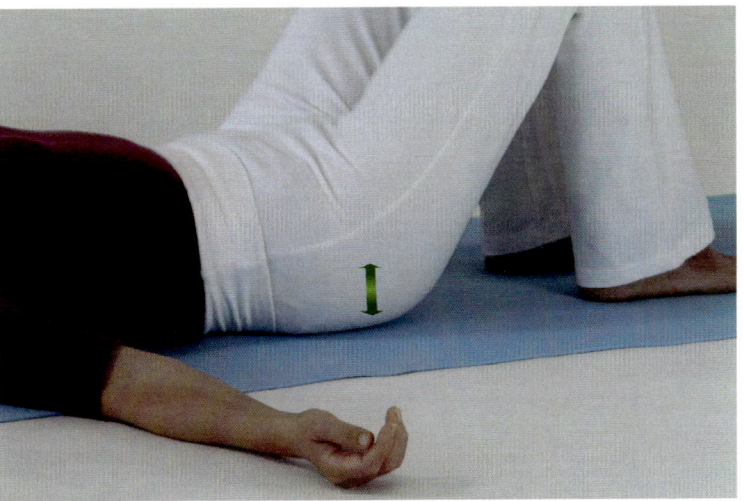

Am Ende der Übung spüre einen Moment nach.

Übung 5: Rückenrolle

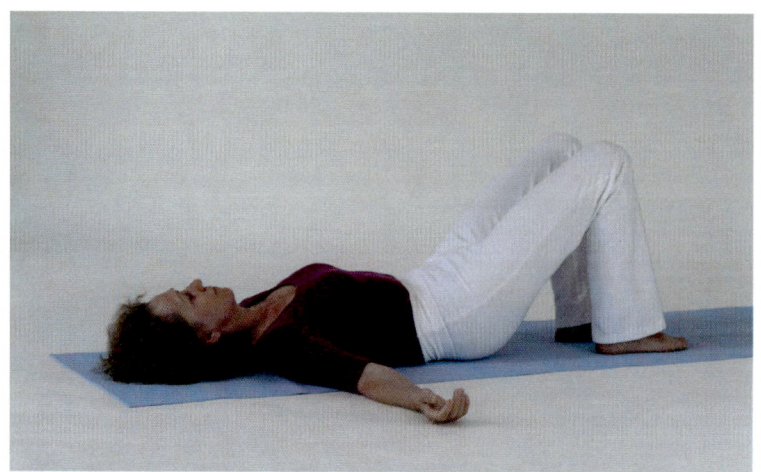

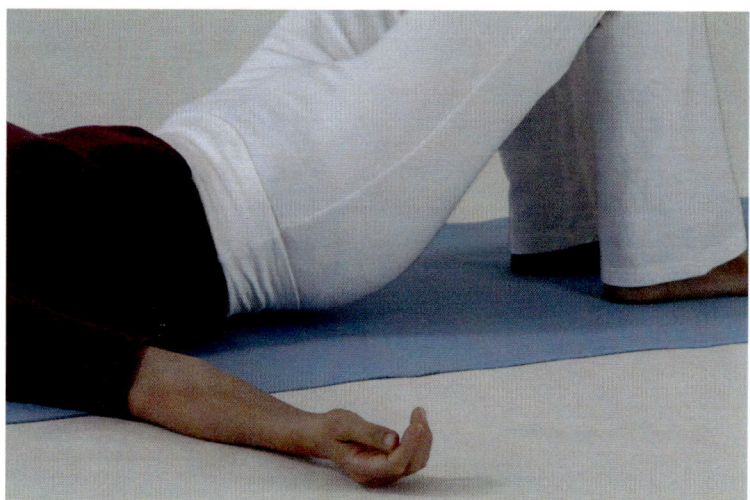

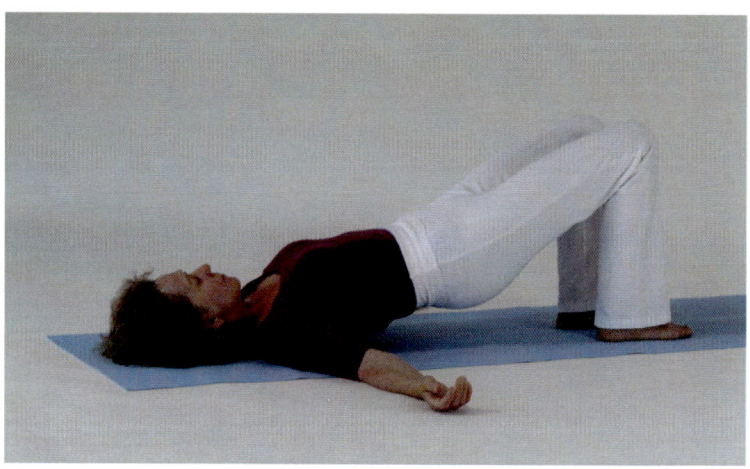

Du liegst mit aufgestellten Füßen. Beginne wie in der Übung 3 beschrieben (Steißbeinrollen) und lockere zunächst das Becken. Nach dieser Vorbereitungsphase rolle ein Stück weiter in den unteren Rücken hinein und wieder zurück. Langsam, Wirbel für Wirbel, vergrößere die Bewegungsamplitude. Rolle bis zwischen die Schulterblätter und ebenfalls betont langsam zurück. Wenn du feststellst, ein Wirbelabschnitt lässt sich schwer ineinander bewegen, durchrolle diesen Abschnitt öfter. Bringen die Bewegung in den Fluss des Atems. Nach dem Abschluss lasse einen Moment nachwirken.

Übung 6: Kreuzbeinschaukel

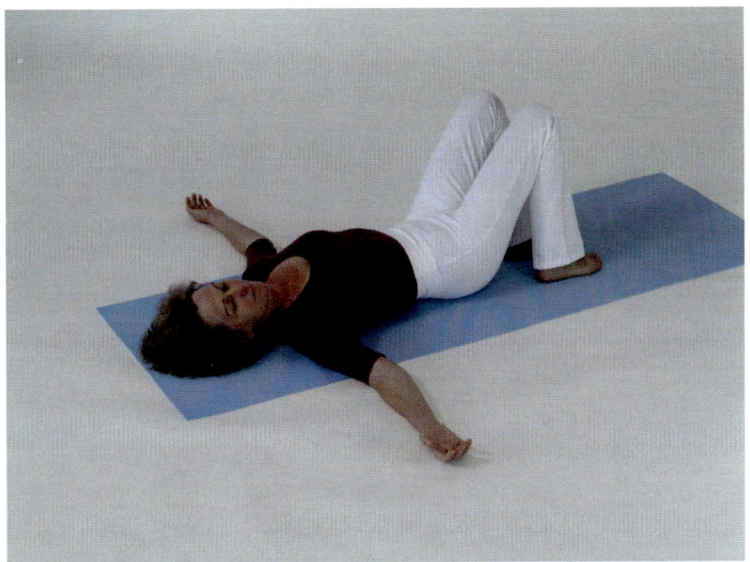

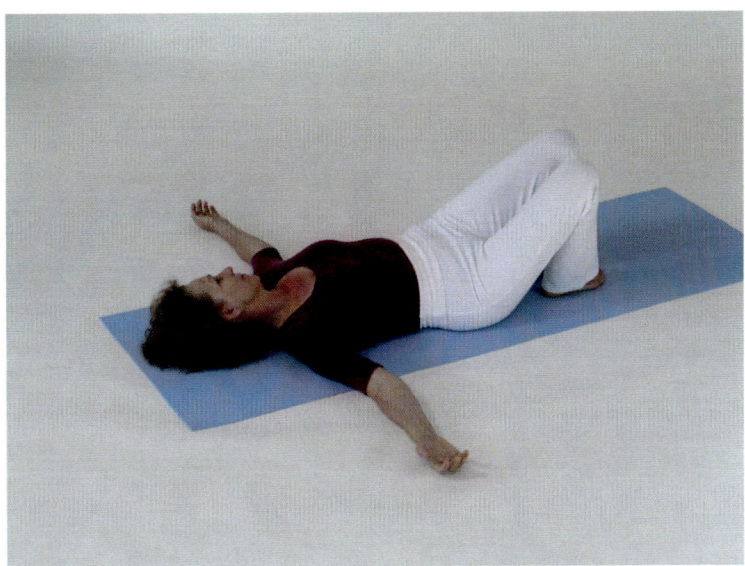

Du liegst wieder mit aufgestellten Füßen. Finde einen Abstand zwischen Gesäß – Ferse, indem du merkst, der Kreuzbeinbereich fühlt sich locker an. Probiere auch unterschiedliche Abstände der Füße zueinander. Schwinge deine Knie gleichseitig hin und her. Lasse die Bewegung wirklich sanft im Kreuzbeinbereich wirken.

Auch hier wieder individuell angepasst. Vielleicht Knie mehr zusammen, vielleicht eher auseinander. Lasse deinen Kopf locker entgegen der Knierichtung mit rollen. Oft wird die lockernde Wirkung im unteren Rücken wunderbar verstärkt, wenn du die Fußgewölbe spannst und Länge in die Füße bringst. Lasse den Atem bewegungsunabhängig in deinem persönlichen Rhythmus fließen.

Zum Abschluss spüre, wie entspannt du am Boden liegst und lasse einen Moment nachwirken.

Übung 7: Rollen auf dem knöchernen Teil des Beckens (Beckenkamm)

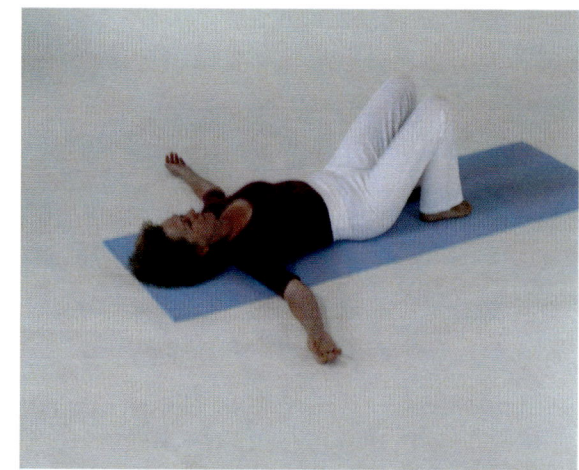

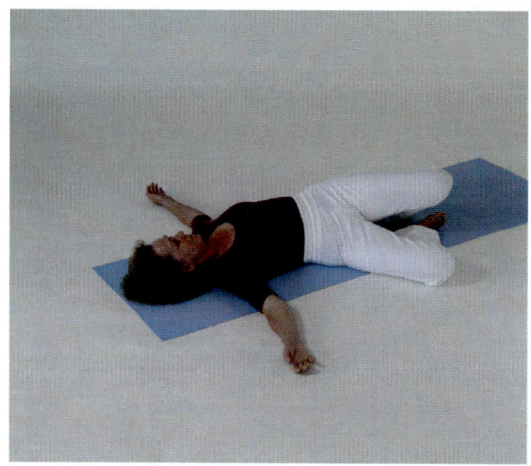

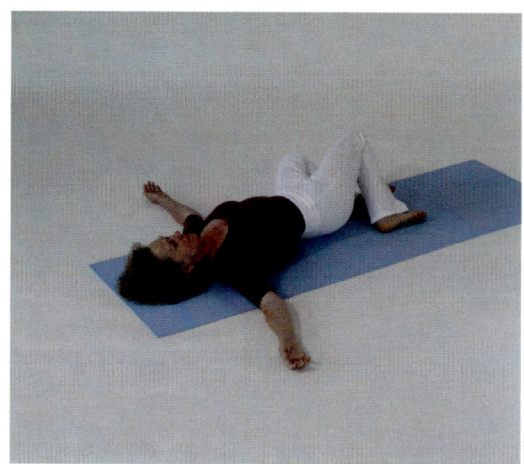

(1) Du liegst mit aufgestellten Füßen.

(2) Lasse das linke Knie in Richtung Boden sinken.

(3) Das rechte Knie folgt.

(4) Hebe wieder das rechte Knie.

   Das rechte Knie gibt den Impuls zum Folgen des Linken.

(5) Lasse das rechte Knie sinken.

(6) Das linke Knie folgt.

   Hebe das linke Knie usw.

Mit etwas Übung wird es eine gleichmäßige fließende Bewegung. Übe sie ohne Haltespannungen. Vielleicht möchtest du den Atem in den Fluss der Bewegung eingliedern oder unabhängig fließen lassen.

Zum Abschluss lasse wieder einen Moment nachwirken.

Übung 8: Hüftlockerung

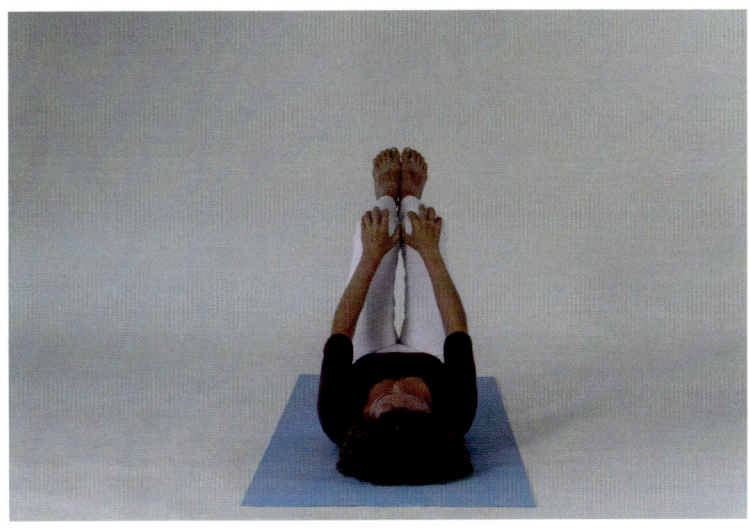

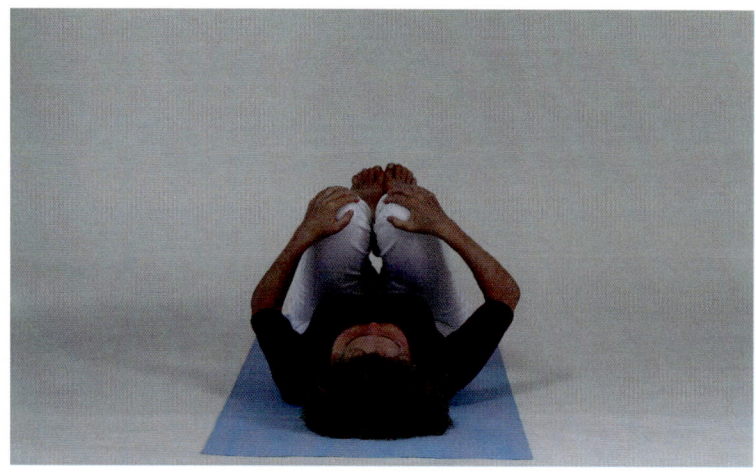

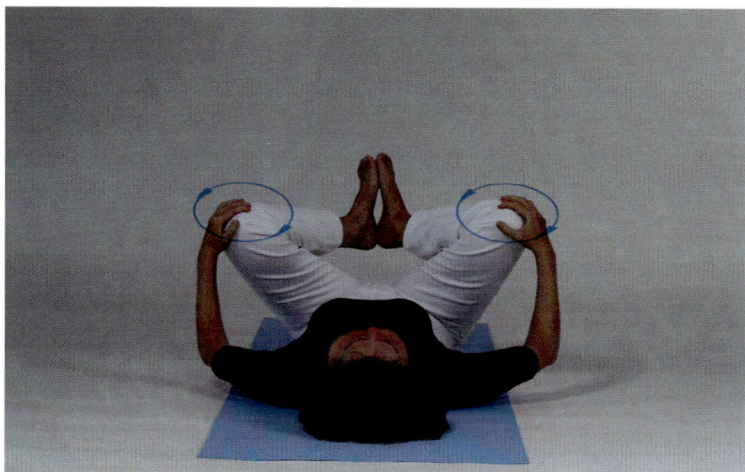

(1) Du liegst mit gehobenen Knien, so dass die Oberschenkel etwa 90° zum Boden stehen.

(2) Ziehe deine die Knie sanft heran.

(3) Führe die Knie kreisend zur Seite und wieder zur Mitte.

Wähle eine Fußhaltung, die die Hüftgelenke wirklich locker sein lässt, vielleicht Füße zusammen oder auch einfach freischwebend.

Es sind unterschiedliche Rhythmen möglich. Eventuell bei jeder Runde die Richtung wechseln oder auch mehrmals in eine Richtung kreisen und dann die gleiche Anzahl anders herum. Wenn du Erfahrungen mit dieser Übung gesammelt hast, kannst du die bewusste Atemarbeit mit einbauen: Ändere die Dreh- und Atemrichtung. Ergründe die Räume, die du mit diesen Atem-Bewegungskombinationen erschließt.

Zum Schluss lasse die Übung einen Moment nachwirken.

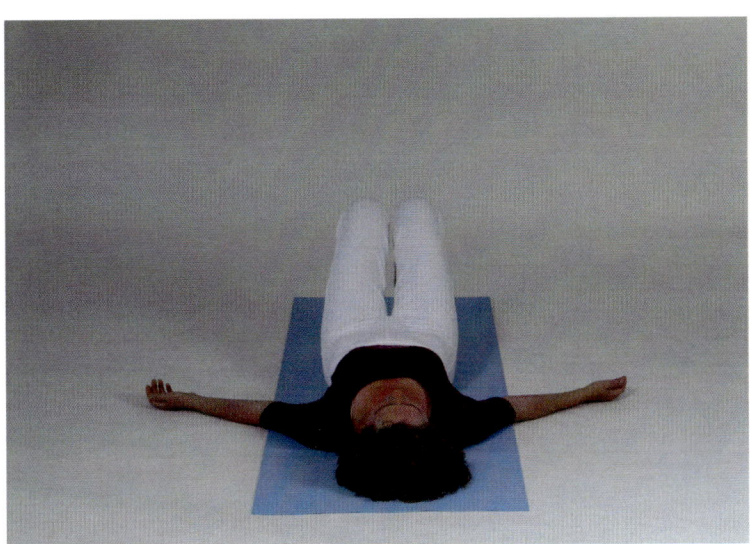

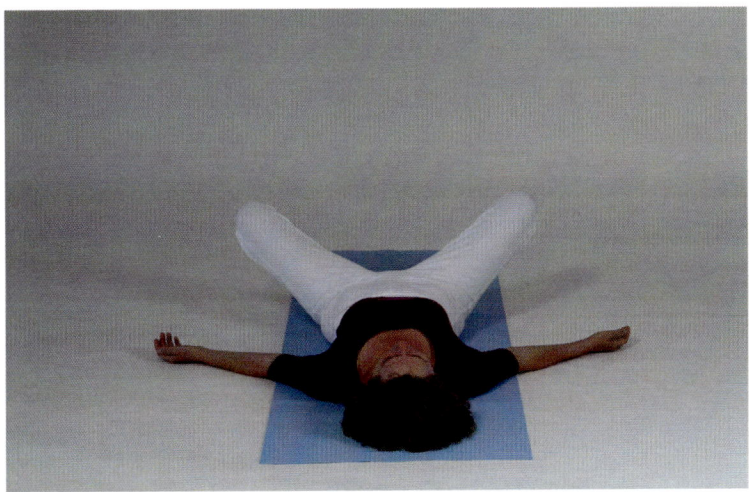

Du liegst mit aufgestellten Füßen. Die Fußinnenkanten stehen zusammen oder fast zusammen (wie es dir angenehmer ist). Senke langsam die Knie in Richtung Boden und ebenso langsam hebe die Knie wieder. Wenn nötig verändere den Abstand zwischen Fersen und Gesäß. Es soll sich angenehm im unteren Rücken anfühlen.

In diese sanfte Bewegung bringe deinen Atem.

1. Übungsstufe:	Senken	–	Einatmen
	Heben	–	Ausatmen
2. Übungsstufe:	Senken	–	Einatmen / Ausatmen
	Heben	–	Einatmen / Ausatmen
3. Übungsstufe:	Senken	–	E / A + E / A
	Heben	–	E / A + E / A

Dieses Prinzip des Übens kannst du steigern bis zum viermaligen E / A bei einem Senken und gleicher Anzahl beim Heben. Ein leichtes Zittern in diesen Ausführungen ist positiv. Es zeigt dir, wo Verspannungen sind. Zum Abschluss lasse wieder einen Moment nachwirken.

Die Entspannungslage: Stellung des Kindes

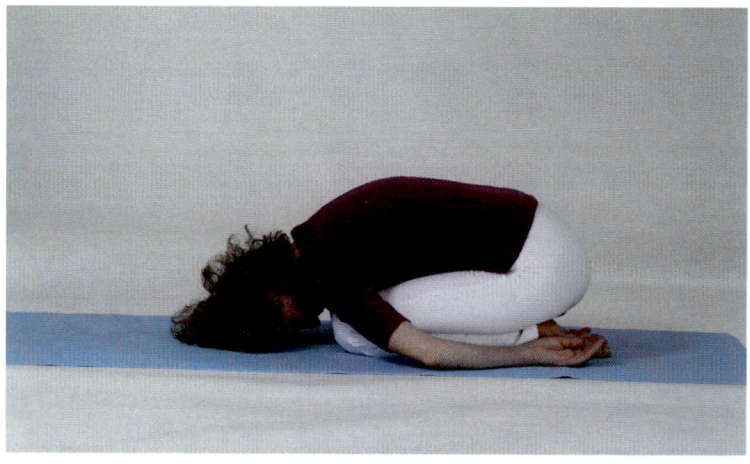

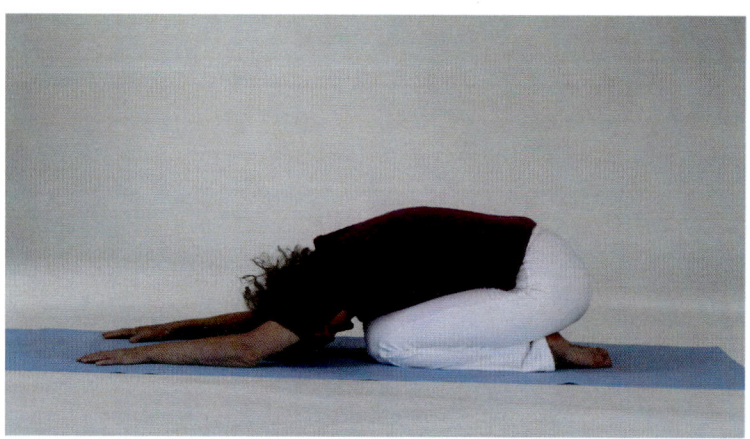

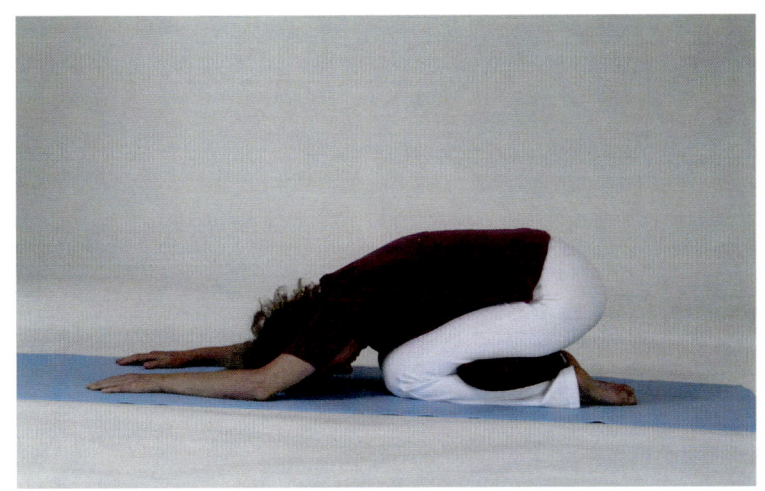

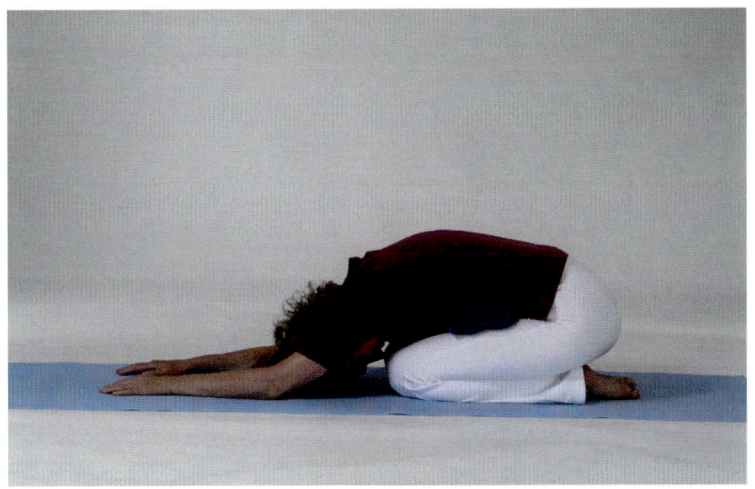

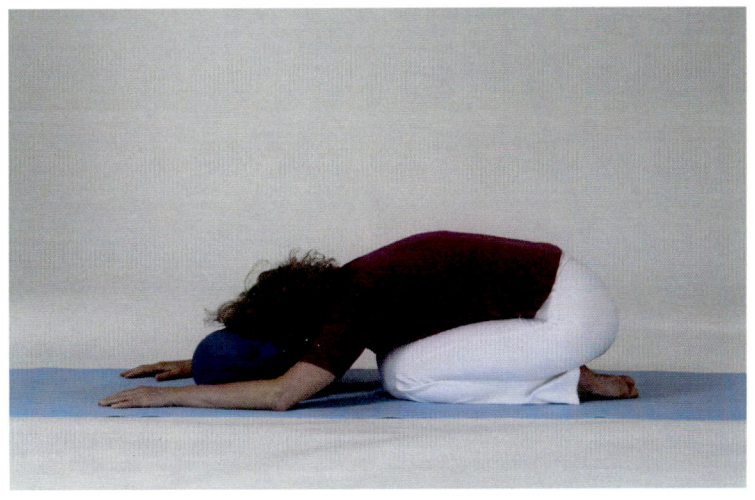

Es sind verschiedene Ausführungen möglich, wichtig ist, du findest eine Haltung, in der du wirklich locker sein kannst.

Zum Beispiel:

- Arme nach hinten oder nach vorn (1 + 2)
- ein Kissen zwischen Unterschenkel und Gesäß/Oberschenkel (3)
- eine zusammengefaltete Matte zwischen Oberbauch und Oberschenkel (4)
- ein Kissen unter der Stirn (5)
Natürlich kannst du alle Techniken auch kombiniert anwenden.

Hinweis zur Rückenentspannungslage:

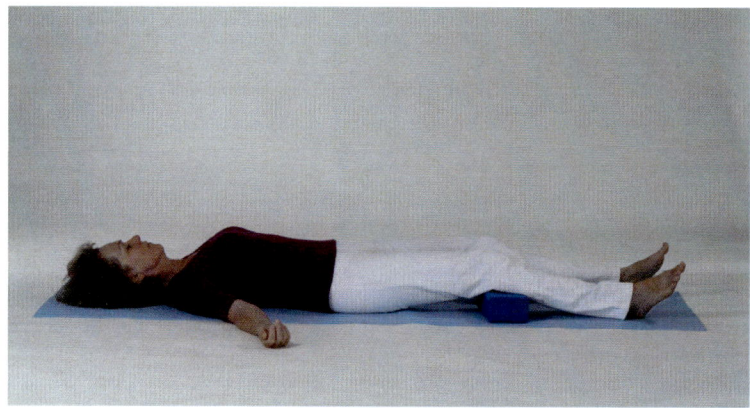

Ein schöner Lockerungstrick ist die Unterlegung der Knie. Dadurch kann der untere Rücken meist günstiger in Richtung Boden sinken. Möglich wäre auch die Nutzung eines Kopfkissens.

In der Mestruationsphase empfehle ich dir größere Anstrengungen zu vermeiden. Vielleichtsind dir in dieser Phase die Lockerungsübungen besonders hilfreich. Du könntest dann auch ein Wärmekissen hinzu nehmen.

Entspannung ist der Schlüssel zur universellen Energie. Sie ist der Weg des geringsten Widerstandes. Denn alles in der Natur bewegt sich genau nach Plan. Mit einer Intelligenz, die größer ist als wir, entspannt, geduldig und zur Freude aller Wesen. Wenn du wieder mit dieser positiven Intelligenz deines Körpers vertraut bist, kannst du dich ganz entspannt auf das nächste Kapitel freuen.

4.5 Yoga für Ältere

Auch das Alter ist eine gute Zeit, um mit Yoga anzufangen oder auf jeden Fall weiter zu machen. Das Alter hat dabei sogar eine gute Seite. Meistens ist der Drang, sich und anderen ständig etwas beweisen zu müssen, zur Ruhe gekommen.

Freiwillig oder gezwungenermaßen ist egal. Mit anderen Worten: Die Weisheit kann beim Üben zum Tragen kommen. Bei meinen Recherchen stieß ich auf eine interessante Forschungsarbeit. Leonard Poon und seine Mitarbeiter der University of Georgia hatten sich zum Ziel gesetzt, herauszufinden, worin das Geheimnis eines langen Lebens liegt. Dazu studierten Sie das Leben von Hundertjährigen. Folgende tragenden Säulen kamen zum Vorschein:

- Optimismus angesichts ungünstiger Ereignisse
- Engagement für ein äußeres Anliegen
- Fähigkeit, Verluste zu verkraften
- Regelmäßige körperliche Aktivität (Hirsch)

Vielleicht ist es nicht unbedingt Ihr Ziel, 100 Jahre alt zu werden. Aber ein erfülltes Leben, auch im Alter, strebt sicherlich jeder von uns an.

Wenn wir uns das Leben der großen Meister ansehen, stellen wir fest, dass ihr erreichtes Alter auch nicht unbedingt als hoch bezeichnet werden kann. Gut, es waren andere Zeiten und andere Gebiete dieser Erde, aber vielleicht zeigt es auch noch etwas anderes: Nicht die Länge des Lebens ist entscheidend, sondern die Erkenntnis des Selbst, zu der wir gekommen sind. In der westlichen Welt wollen scheinbar alle ein hohes Alter erreichen. Doch was passiert, wenn sich die derzeit günstigen Umstände drastisch ändern?

In einem uralten Gebet heißt es: „Oh Gott, der du Wonne bringst, gib mir Erkenntnis". Wie auch immer Sie es sehen, Yogapraxis zahlt sich auch im Alter aus, für den Körper, für den Geist und für die Seele.

Für das Üben gilt es folgendes zu berücksichtigen:

- Anpassen, variieren und korrigieren
- Das Training der Tiefenmuskulatur bleibt besonders wichtig. Es ist normal, dass die Kraft nachlässt. Aber eine kräftige Tiefenmuskulatur sorgt für die Aufrichtung des Körpers. Dazu ist es gut, immer wieder die Grundstrukturierung zu üben: Beckenaufrichtung, Wirbelsäulenstreckung und spiralige Bewegungsmuster.

- Standstellungen werden noch wichtiger. Die Gehirnanteile, die für die Steuerung von Händen und Armen zuständig sind, nehmen einen größeren Raum ein als die für Füße und Beine. In der Bein- und Fußarbeit müssen wir also einen größeren Reiz setzen, um aktiv bleiben zu können. Fließende Standstellungen (zum Beispiel Heldenstellungen mit fließenden Übergängen) trainieren gleichzeitig das Koordinationsvermögen. Yogapraxis und regelmäßiges Gehtraining sind eine schöne Verbindung. Oder Meditationen in Bewegung, wie zum Beispiel Tai Chi, hilft diese Aufgabe zu erfüllen.

- Der „Hund" ist für alles gut, besonders auch für geistige Vitalität. Und wenn der „scharfe" Hund nicht mehr möglich ist (oder noch nicht möglich) ist, können Sie auch auf den Knien bleiben oder die Wandverschiebungsvariante anwenden. (Siehe Kapitel 5.4.1.)
- Der Hilfsmitteleinsatz wird wichtiger. Hilfsmittel sind keine Krücken. Sie können der Übung eine ganz andere Qualität verleihen, wenn es darum geht, Auf- und Ausrichtungen deutlich herauszuarbeiten.
Besonders: Schulterstand mit Berg, Drehsitzberg und Dreieckabstützung.

- **Der letzte Punkt ist sehr wichtig. Die Lernfähigkeit kann auch im Alter erhalten bleiben, wenn Sie immer wieder neue Impulse setzen. Und wenn Sie es 40 Jahre „so" gemacht haben, probieren Sie es jetzt „anders".**

5. Die Yogastellungen

Die Reihenfolge der beschriebenen Techniken lehnt sich an die Rishikeshreihe an, einfach aus persönlichen Erfahrungen.

Aber, wie bereits beschrieben, sie ist nicht zwingend. Jedes System hat seine eigene Logik. In der Meinung über die Abfolge der Rishikeshreihe sind sich die Schulen weitestgehend einig. Differenzen gibt es in der Vor- und Nachbereitung. Vom gegenwärtigen therapeutischen Standpunkt aus empfehle ich die Rishikeshreihe mit vorbereitenden Übungen (Kasanas). Die vorbereitenden Übungen können wunderbar sensibilisieren für die körperlichen und geistigen Schulungsaufgaben. Außerdem helfen sie den Kern der Reihe voll zur Geltung zu bringen.

Ich empfehle:

- besonders den Hund wegen seiner Komplexität und vitalisierenden Wirkung für den Geist und
- die Bootsübungen aufgrund ihrer vorbereitenden Wirkung für den unteren Rücken
Wenn in der Gliederung mehrere Punkte angegeben sind, ist die erste die Hauptform und die weiteren die Varianten oder Variationen.

5.1 Die Meditationshaltung

Die Meditationshaltung spielt eine wichtige Rolle für die Meditation und für die positive Abspeicherung im Unterbewusstsein. Große Meister belustigen sich oft über die Verbissenheit europäischer Schüler in Körper und Geist. Natürlich wissen sie die Disziplin zu schätzen. Aber Meditation ist mehr eine Frage des Loslassens. Sie brauchen eine Sitzhaltung, die sich absolut bequem für Ihre Wirbelsäule anfühlt. Je nach Atemtyp ist eine leichte Neigung nach hinten oder vorne möglich. Das absolute Aufgerichtetsein ist weder für den einen noch für den anderen gut. Und wenn ein Kissen nicht reicht, dann nehmen Sie eben zwei oder unterpolstern die Knie. **2 Tricks, um eine günstige Haltung zu finden:**

1. Bevor Sie sich setzen, schütteln Sie den ganzen Körper - von den Beinen bis zum Unterkiefer, 1-2 Minuten lang. Mit dieser Vorlockerung setzen Sie sich hin und fühlen genau hinein, wie Sie jetzt sitzen möchten.
2. Sie setzen sich schon mal hin und dann stellen Sie sich vor, wie Sie einschlafen (nicht wirklich!). Fühlen Sie genau hinein, in welche Richtung Sie jetzt was sinken lassen möchten oder/ und ob Sie noch eine Polsterung brauchen. Diese Gefühle zeigen Ihnen meist wunderbar die günstige Haltung. Wenn Sie denken, Sie hängen total schief, tun Sie es meistens gar nicht so stark. Und wenn es eben so ist, ist es auch gut. Hauptsache Sie sind gelöst. Manche Schüler fühlen sich richtig beleidigt,

wenn Sie mehr Kissen gereicht bekommen. Sorgen Sie dafür, dass Sie entspannt sitzen. In dem Maße, wie Sie die Asanas üben, wird sich auch Ihre Sitzhaltung verändern. Wer im Sitzen Härte demonstriert, hat Yoga nicht verstanden.

Einen Hinweis möchte ich noch geben:

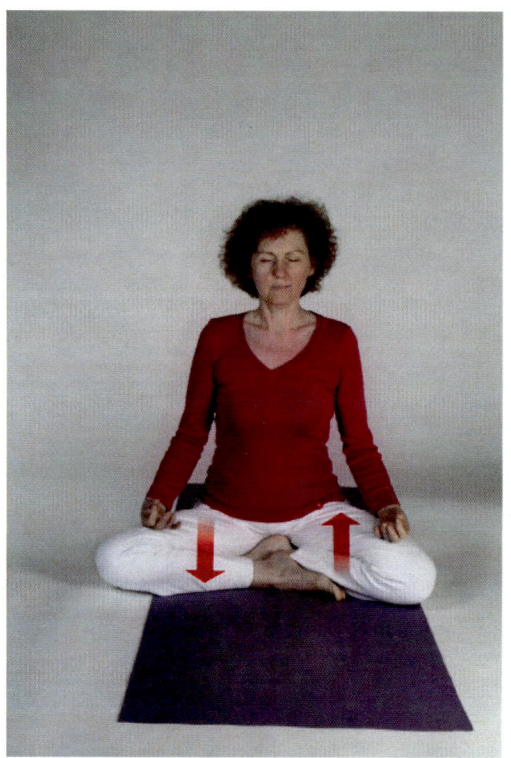 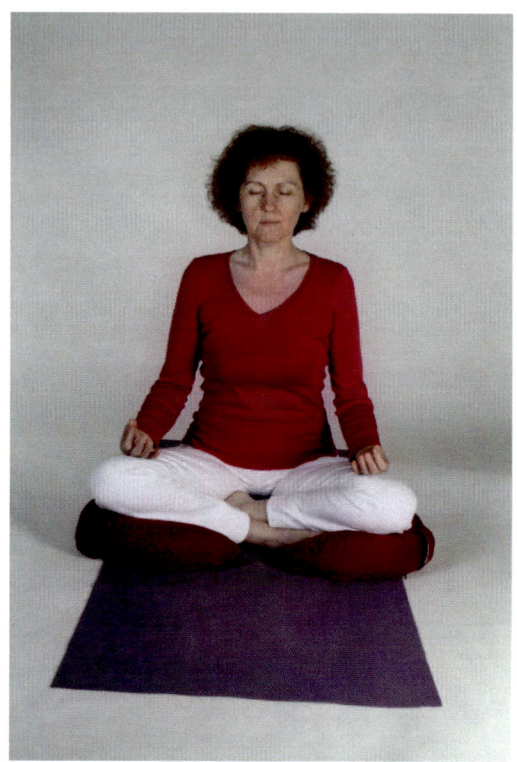

Die dargestellte Haltung ist beliebt und sieht recht professionell aus. Ist sie aber nicht. In 80% aller (westlichen) Fälle hängt so das Becken schief. Meistens in der Richtung, in der das Knie vorne ist (und das ist meist das rechte). Wenn aber schon das Becken schief steht, ist die Ansage „Halten Sie die Wirbelsäule gerade" illusorisch. In der Wirbelsäule wird immer eine Ausgleichbewegung stattfinden und das dürfte energetisch ungünstig werden.Lieber wählen Sie einen wirklich kreuzbeinigen Sitz und unterpolstern die Knie.

Weitere Hinweise im Kapitel 5.13.2 Der gebundene Winkel/ Kniehinweise

5.2 Die Stehhaltung oder Der Berg *Tadasana*

Yogatherapeutischer Ausgangspunkt:

Im klassischen Yoga dient die Berghaltung zur Klärung einer ganz wichtigen Frage: **Wie sind wir auf der Erde in der Schwerkraft organisiert?** Die Berghaltung zeigt unsere Verwurzelung mit der Erde und führt uns zur Mitte. Auch wenn es „Haltung" heißt, bedeutet es nicht „Erstarren". Es ist ein äußerst aktives Arbeiten, wie in jeder Asana geht es vom Groben in immer feinere Bereiche. Die Strukturbewusstwerdung im Stehen ist die Voraussetzung für das Üben in Dynamik. Üben Sie die Bergstellung bei jeder Gelegenheit, immer wenn Sie irgendwo stehen.

Ausführung:

- Sie stehen, Füße etwa hüftbreit auseinander oder, falls es Ihnen traditionell angenehmer ist, Füße mehr zusammen. Aber lassen Sie etwas Raum zwischen den Fußinnenkanten.
- Halten Sie möglichst die Fußaußenkanten parallel zueinander oder wählen Sie die Fußstellung, die sich für die Beinachse als günstig erwiesen hat (oder noch erweisen wird)
- Organisieren Sie das Becken in der Mitte. Heben Sie das Schambein und senken Sie das Steißbein nach hinten innen. Das Becken soll nach vorne und hinten Bewegungsspielraum haben. Im Iyengayoga gibt es dazu eine schöne Ansage: „Saugen Sie die Hüftgelenke ein".
- Fühlen Sie in die Knie hinein. Beckenaufrichtung heißt nicht mehr Knieknick. Lassen Sie die Beckenaufrichtung wirklich aus dem Becken kommen.
- Bauen Sie die Füße auf. DieFußwölbungen spannen, Großzehballen streben nach vorne innen, die äußeren Fersen nach hinten außen. Die großen Zehen liegen am Boden. Die anderen Zehen möglichst gestreckt und gespreizt, etwas über dem Boden schwebend. Spannen Sie die Fußwölbungen in dem Maße, wie Sie die Füße noch länger werden lassen können.
- Lassen Sie die Knie genau nach vorne zeigen. Fühlen Sie hinein, ob durch die Fußarbeit die Innenrotation der Unterschenkel schon anliegt. Machen Sie es noch bewusster.
- Aber auch die Knie sollen eine Bewegungs- und Reaktionsreserve nach hinten haben. Meist liegt die günstige Lage schon an, wenn Sie das Becken aufgerichtet haben.
- Bringen Sie die Oberschenkel in Außenrotation. Oder genauer: Wählen Sie eine Dosierung der Fußwölbungsspannung und der Unterschenkel-

Innenrotation, mit der die Außenrotation der Oberschenkel noch möglich ist. Millimeterarbeit!

- Machen Sie sich die Einheit klar. Von der Fußarbeit über die Knie bis zur Beckenaufrichtung ist eigentlich alles eine Bewegung.
- Lassen Sie tendenziell die Hälfte des Gewichts auf den Zehballen.
- Wenn Sie jetzt feststellen: Der Bauchnabel zeigt leicht nach oben, sind Sie genau richtig.
- Jetzt widmen Sie sich dem Oberkörper. Der obere Teil des Brustbeins (Manubrium) strebt nach vorne oben. Lassen Sie den unteren Rippenbogen nicht vorstürzen. Schulter und Unterarme in Innenrotation. Die Schultern schmiegen sich an die Rippen. Sie werden weit in der Schulter.
- Wenn die Schulter in ihre natürliche Lage kommt, findet der Kopf, fast von alleine, seine Lieblingsstellung (genau auf der Wirbelsäule). Voraussetzung dafür ist, dass die Nackenmuskeln entspannen können. Setzen Sie auch den Kopf ein, um die Wirbelsäule lang zu machen (Becken von unten, Kopf von oben).
- Wandern Sie durch den Körper und studieren Sie das Wechselspiel aller Teile. Dahinein bringen Sie Ihren Atem und ergründen auch das Zusammenwirken von Atem und subtiler Körperbewegung.

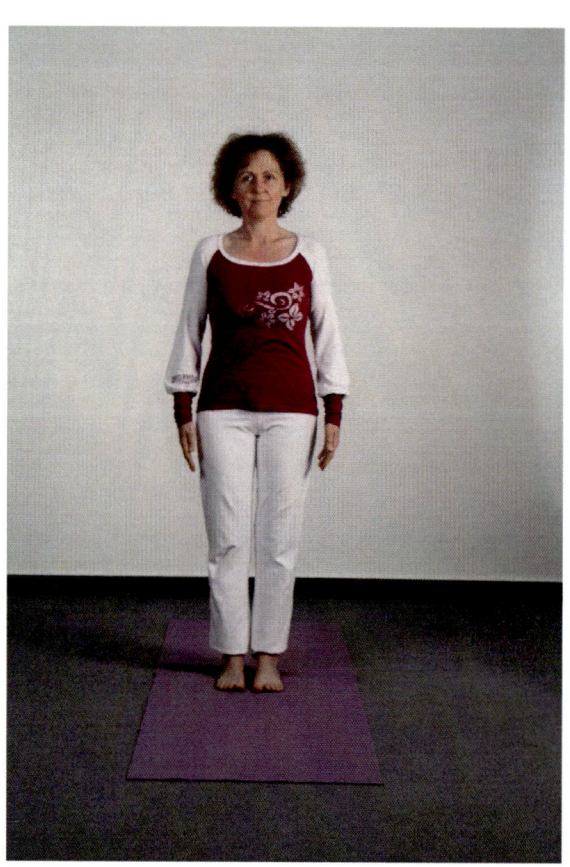

Mögliche Feinarbeit:

- Im „fortgeschrittenen" Stehen bleiben die Bauch- und Gesäßmuskeln locker. Die Aufrichtung erfolgt aus den Lendeninnenmuskeln (Iliopsoas).
- Die Finger sind leicht gespreizt und gestreckt. Oder genauer: In dem Maße gespreizt, wie sich auch die Mittelhandknochen spreizen lassen (auch eine schöne alltagstaugliche Nervenentspannung).
- Fühlen Sie die Augen. Lassen Sie die Augen ruhig in die Augenhöhlen zurück gleiten.

Hilfe bei Problemen:

→ Bei Beckenaufrichtung entsteht ein stärkerer Knieknick:

- Kompromiss bilden: „Millimeterknieknick" halten und weniger Beckenaufrichtung
- geduldig üben.

→ Spiralige Bewegungsmuster in den Beinen anzulegen fällt schwer:

- zunächst in den Stellungen üben, in denen die Beine gebeugt sind (zum Beispiel Halbmond oder „Intensive Beinstreckung")
- Es wird in dem Maße leichter, wie Ihre Beckenaufrichtungsfähigkeit zunimmt.
- Bringen Sie die Unterschenkel nur in dem Maße in Innenrotation, wie Sie merken, die Oberschenkel können in Außenrotation gehen oder mindestens stehen bleiben.
- Eventuell sind die Beine zu stark gestreckt (Flattergelenksneigung).
- Experimentieren Sie mit unterschiedlichen Fußstellungen.

→ Bei Zehstreckung/ Zehspreizung reduziert sich die Länge des Fußes

- Zeharbeit sanfter; Länge schaffen hat Vorrang

→ Eine Schulter steht höher (meistens die linke)

- zunächst zweitrangig; Wirbelsäule hat Vorrang

5.3 Der Sonnengruß *SuryaNamaskar*

Yogatherapeutischer Ausgangspunkt:

Der Sonnengruß ist eine stark energetisierende und erwärmende Übung. Es sind verschiedene Formen und Geschwindigkeiten möglich. Nahezu jede Tradition hat ihr eigenes Sonnengebet. In schnellerer Ausführung kann es als Kreislauftraining genutzt werden. In bewusst langsamer Form kann die Folge auch meditativ sein. Oder wir können mit der langsamen Ausführung die Grundsätze der gesunden Bewegung einüben.

Der Sonnengruß zählt auch zu den besonders die Verdauung fördernden Übungen.

Ausführung

Zählzeit	Beschreibung	Typische Fehler	Korrektur
	⬚ Konzentrations-phase im Stehen *Tadasana*		
1. ⬚ Hände vor die Brust ⬚ Einatmen/ Ausatmen ⬚**Abbildung 5.4.1.**	⬚ Schulter sinkt ⬚ leichter Druck der Hände gegeneinander ⬚ sanft die Schultern auseinander fließen lassen	⬚ Schulterblätter sind nach hinten gezogen ⬚ Schulter kann so nicht auseinander fließen	⬚ Innenrotation der Schultern ⬚ Oberarme in Außenrotation ⬚ Unterarme sind in Innenrotation
2. ⬚ Armhebung ⬚ Rückbeuge ⬚ Einatmen ⬚ siehe Erläuterung x1 ⬚ **Abbildung 5.4.2**	⬚ Becken stabil halten ⬚ Rückbeuge gleichmäßig auf die Wirbelsäule verteilen ⬚ Streckung der Wirbelsäule	⬚ Wirbelsäule verknickt im Übergang Brustwirbelsäule/ Lendenwirbelsäule ⬚ Ausweichen in Kniebeugung ⬚ Kopf kippt nach hinten	⬚ unteren Rippen-bogen in der Kör-perebene lassen ⬚ Becken und Bein-achse stabil halten ⬚ Beckenaufrichtung und Kopfhaltung gewährleisten die Streckung der Wirbelsäule

3. ▢ Vorbeugen ▢ Ausatmen ▢ **Abbildung 5.4.3 a-b**	▢ stabile Beinachse, Fingerspitzen möglichst in einer Linie mit den großen Zehen ▢ siehe Erläuterung x2	▢ Knie kippen nach innen (oder außen) ▢ Kopf ist nach hinten gezogen	▢ Mitte der Knie genau vorne lassen. Wenn dies nicht möglich ist, die Knie stärker einknicken ▢ Kopf in Richtung Knie sinken lassen
4. ▢ Schritt zurück ▢ Einatmen ▢ **Abbildung 5.4.4**	▢ mit rechtem Bein großen Schritt zurück ▢ mit dem linken Knie fast einen rechten Winkel bilden ▢ rechte Zehen nach hinten	▢ Schritt zu kurz, dadurch wird der Kniewinkel zu spitz	▢ Mehr nach hinten treten. Eventuell die Hände vom Boden lösen.
5. ▢ Gerade ▢ Luft anhalten ▢ **Abbildung 5.4.5**	▢ Wirbelsäule lang ▢ Fersen nach hinten	▢ Wirbelsäule hängt durch oder Becken steht zu hoch	▢ Becken stabil halten
6. ▢ Absenken ▢ Gesäßhebung ▢ Ausatmen ▢ **Abbildung 5.4.6**	▢ Wirbelsäulenstreckung im Becken	▢ Landung mit gestauchter Wirbelsäule	▢ erst absenken, dann Gesäßhebung

7. ⬜ Kobra ⬜ Einatmen ⬜ siehe Erläuterungen x3 ⬜ **Abbildung 5.4.7**	⬜ Beine strecken ⬜ Oberkörper heben	⬜ Wirbelsäule verknickt ⬜ Schulter ist zu stark nach hinten gezogen, dadurch steht sie zu hoch ⬜ Kopf ist zu weit nach hinten gestreckt	⬜ unteren Rippenbogen am Boden lassen. Länge schaffen zwischen Schambein und unterem Rippenbogen. Steißbein eingezogen lassen ⬜ Schulterblätter streben auseinander und sinken weg von den Ohren Kopf einsetzen zur Streckung der Wirbelsäule
8. ⬜ Hund ⬜ Ausatmen ⬜ **Abbildung 5.4.8**	⬜ Gesäß heben ⬜ Fersen senken	⬜ Oberkörper hängt durch ⬜ unterer Rücken hängt durch	⬜ Nacken mehr heben, Raum schaffen in der Schulter. Innenrotation der Schulter ⬜ Schambein gehoben halten. Wenn dies schwer möglich ist, dann die Knie mehr knicken
9. ⬜ Schritt vor ⬜ Einatmen	⬜ rechten Fuß zwischen die Hände setzen (oder so weit wie locker möglich)	⬜ Aufsetzen des rechten Fußes in kleinem Kniewinkel ⬜ nach vorne kommendes Bein	⬜ unbedingt verhindern,lieber Zwischenschritt ausführen ⬜ Knierichtung

		wird zur Seite geschleudert	halten
▢ siehe Erläuterungen x4 ▢ **Abbildung 5.4.9**			
10. ▢ anderen Fuß heran ▢ Vorbeuge ▢ Ausatmen ▢ **Abbildung 5.4.10**	▢ beide Füße zusammenbringen ▢ vorbeugen	▢ Knie einwärts gedreht ▢ Kopf zu weit nach hinten	▢ Knierichtung halten. Wenn schwer möglich, dann die Beugung halten ▢ Kopf in Richtung Knie
11. ▢ Aufrichten ▢ Rückbeuge ▢ Einatmen ▢ siehe Erläuterungen x5 ▢ **Abbildung 5.4.11 a + b**	▢ Aufrichten des Oberkörpers ▢ Rückbeugen mit gestreckten Armen	▢ beim Aufrichten sinkt das Schambein ▢ die Wirbelsäule verknickt beim Rückbeugen ▢ Knieknick beim Rückbeugen	▢ Impuls zum Aufrichten beginnt und bleibt in Schambeinhebung ▢ Wirbelsäulenstreckung halten durch Beckenaufrichtung und Kopflage ▢ Beinachse stabil halten
12. ▢ Arme senken ▢ Ausatmen ▢ **Abbildung 5.4.12**	▢ Loslassen und sammeln		
▢bei der nächsten Runde Schrittwechsel vollziehen (manche Schulen zählen die Doppelrunde mit gewechselten Schritten als eine Runde)			

5.4.1

5.4.2

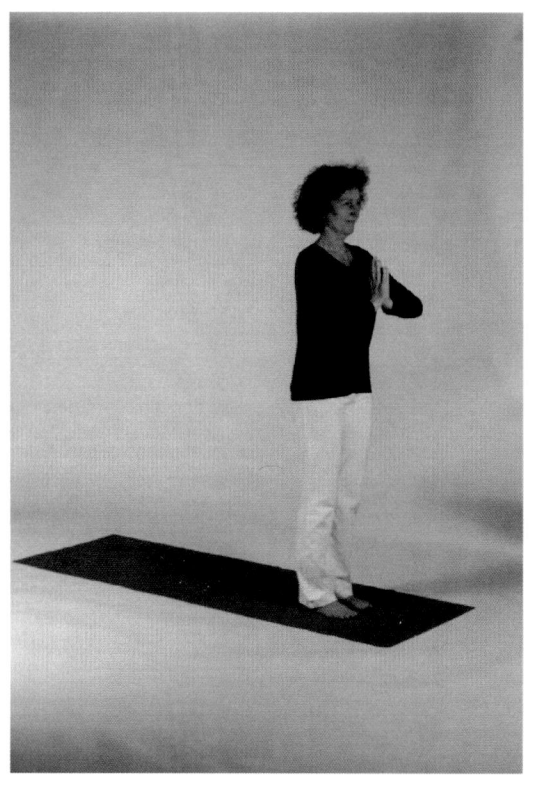

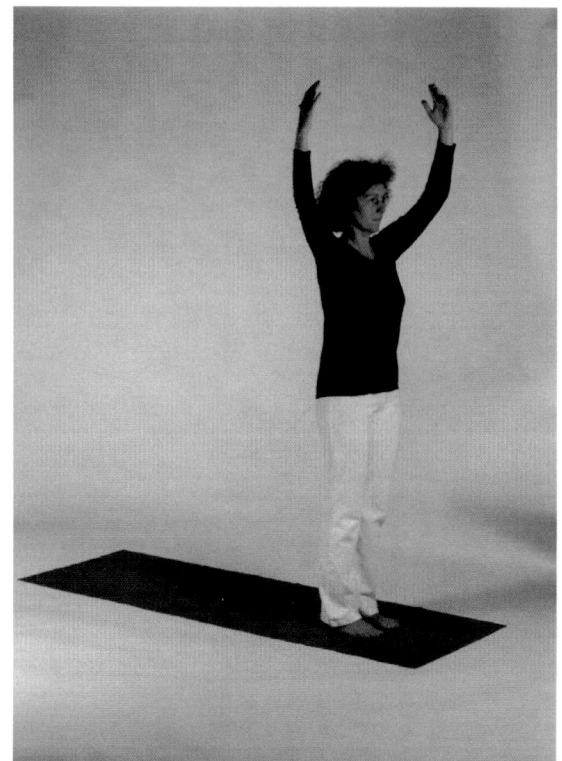

5.4.3 a+b

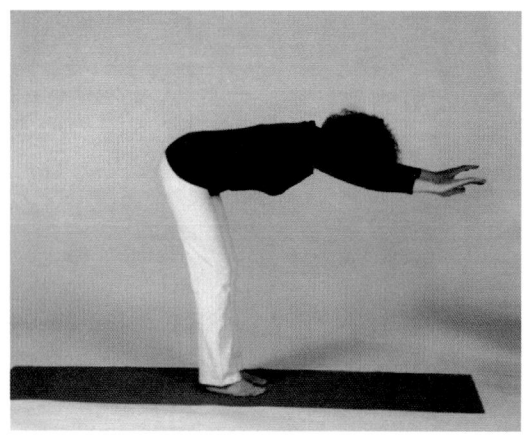

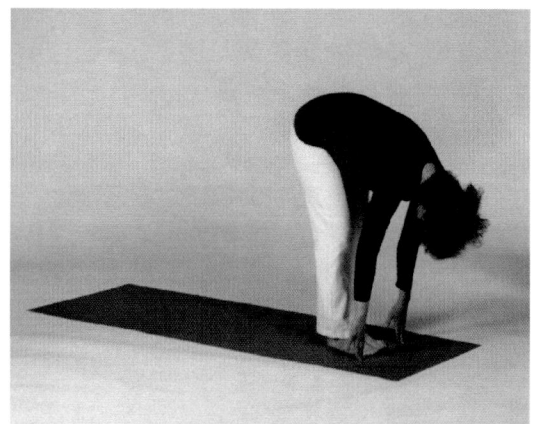

5.4.4

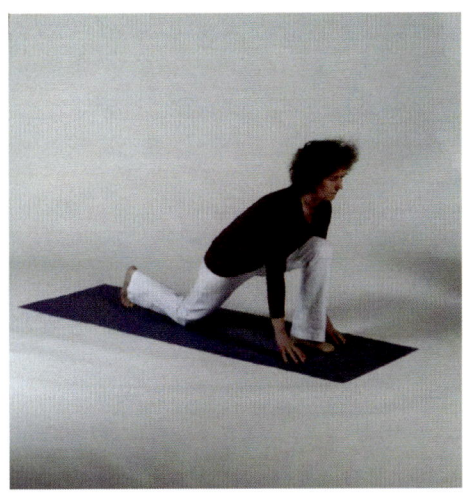

5.4.5

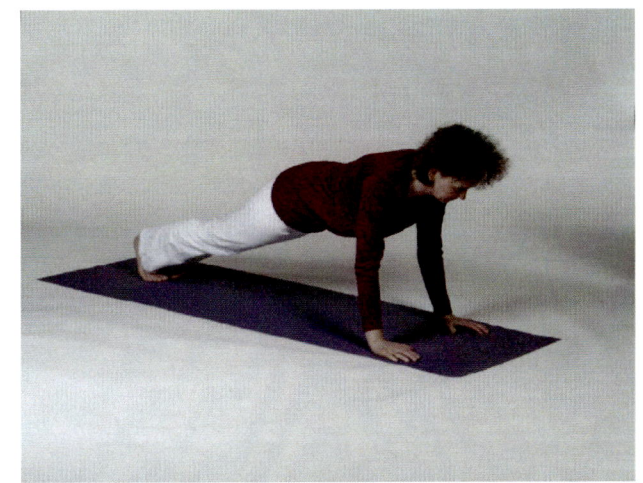

5.4.6

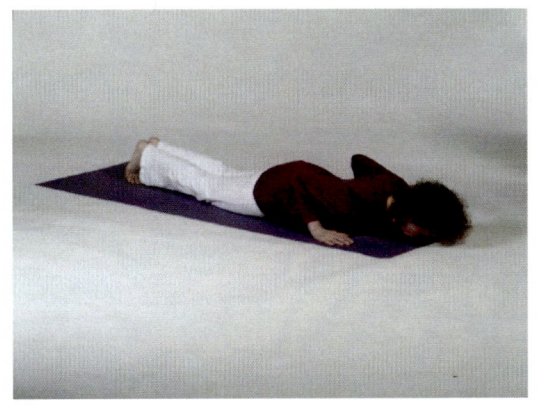

5.4.7

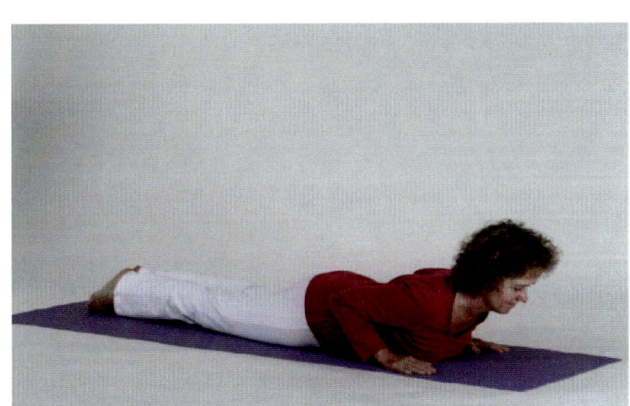

5.4.8

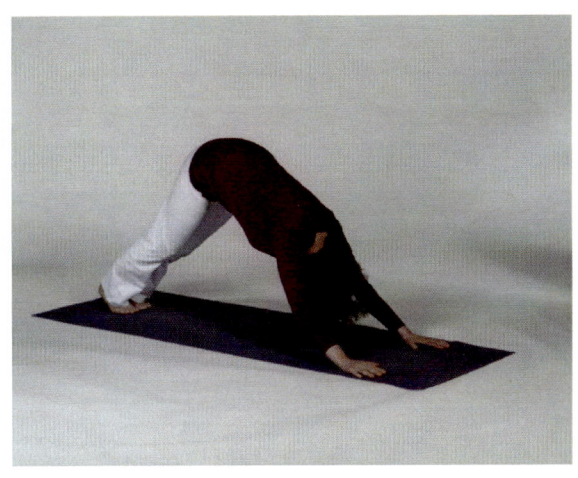

5.4.9

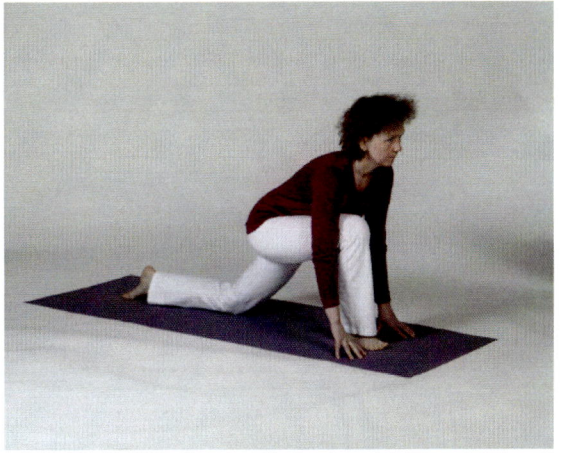

5.4.10

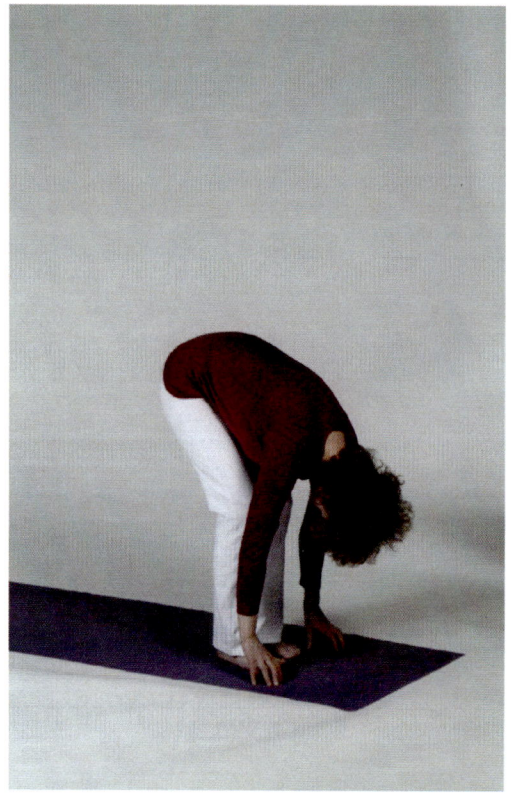

5.4.11 a+b

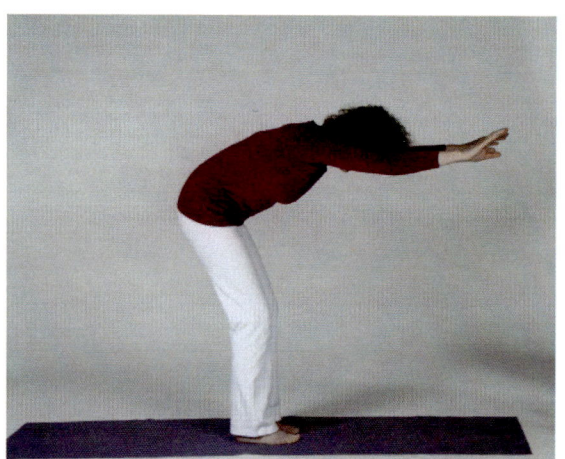
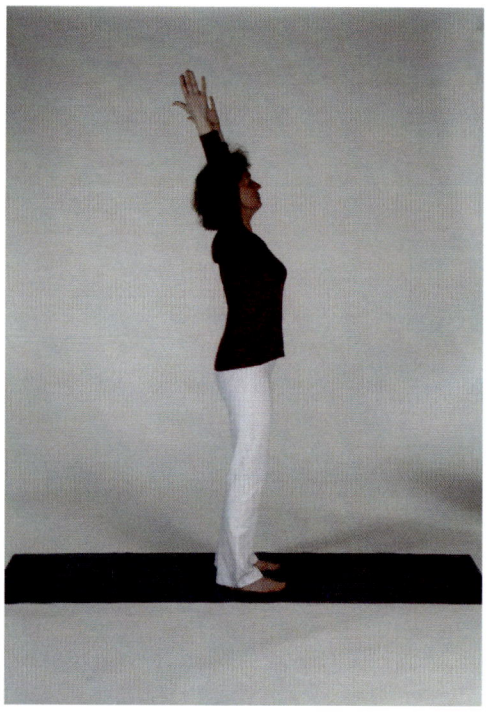

5.4.12

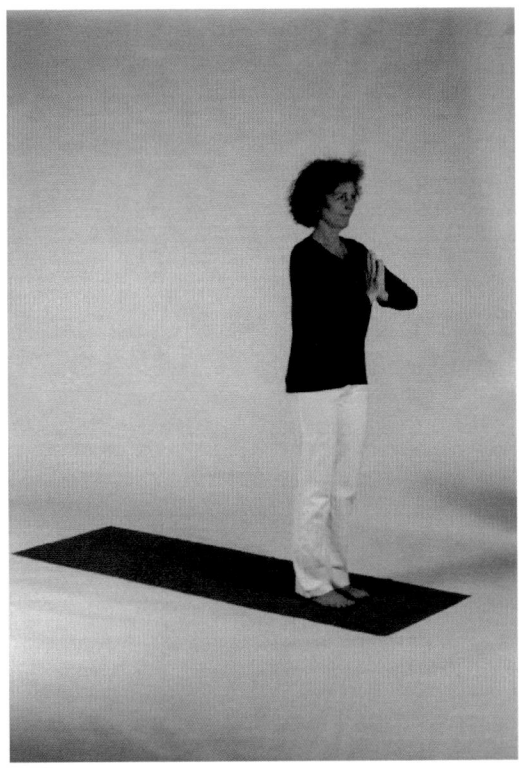

Erläuterung x1:

In der klassischen Form bleiben die Handflächen zusammen. Dies als Norm festzulegen, wäre ein Fehler. Die Ausführung richtet sich nach dem Körperbau. Bei stärkerer Schulterüberdachung ist es günstiger, die Arme auseinander zu halten, eventuell sogar recht weit. Wenn beim Nach-oben- Strecken der Arme Ihr unterer Rippenbogen vorkommt, ist dies für Sie zutreffend. Ziel soll immer sein, die Wirbelsäule gleichmäßig zu strecken und die Verknickung im Übergang Brustwirbelsäule/ Lendenwirbelsäule zu verhindern.

Erläuterungen x2:

In der klassischen Form sind die Beine gestreckt. In Ihrer Übungspraxis achten Sie lieber darauf, dass Sie nicht hyperlordosieren. Bestes Mittel: Sie halten den Impuls zur Schambeinhebung. Wenn dies nicht möglich ist, bei gestreckten Beinen, dann beugen Sie im Knie.

Erläuterungen x3:

In der klassischen Form wird der Oberkörper gehoben (auch mit vom Boden gelöstem unterem Rippenbogen). Dies ist aber erst sinnvoll, wenn die Rückbeuge wirklich in der ganzen Wirbelsäule stattfindet (in Deutschland 2 von 100 Übenden). Die Kraft zur Hebung kommt aus dem unteren Rücken, nicht aus den Armen. Nutzen Sie die Hände und Arme lieber zur Öffnung und Formung der Schultern. Lassen Sie die Schulterblätter hinten auseinander streben.

Erläuterungen x4:

Verhindern Sie das Springen und den Krafteinsatz im spitzen Kniewinkel. Wenn dieser klassische Schritt nicht möglich ist, machen Sie einen Zwischenschritt (auch das ist eine Frage des Körperbaus). ▢

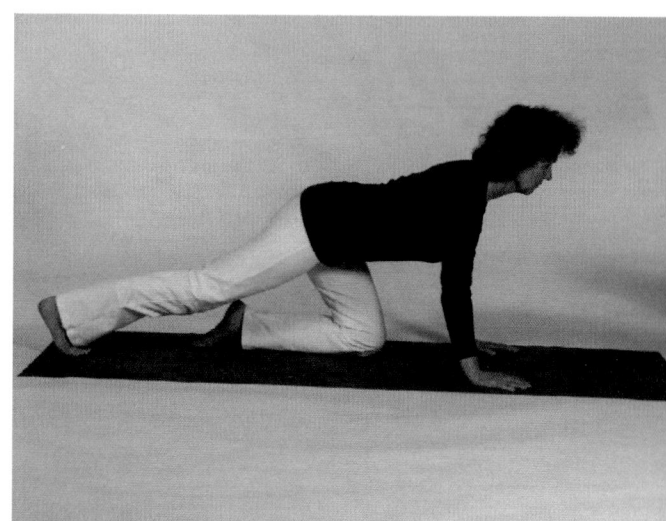

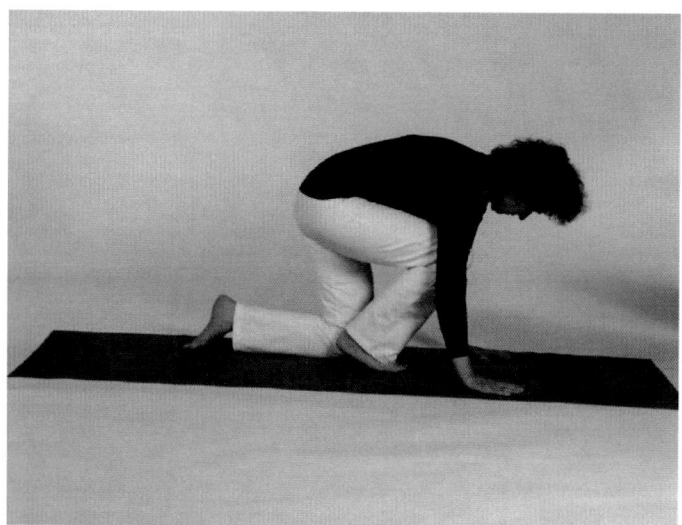

106

Erläuterung x5:

Und wieder versuchen Sie die Hyperlordosierung zu verhindern. Mit gestreckten Beinen ist die Aufrichtung auch für Fortgeschrittene schwierig. Üben Sie lieber mit mehr oder weniger Kniebeugung, aber dafür mit Schambeinhebung. Trick: Gesäß mehr nach hinten. Ansonsten wie x1.

Hinweis für die schnelle Ausführung:

In der schnellen Ausführung ändert sich der Atemrhythmus. 2-3 Bewegungen in einem Atemzug sind möglich. Lassen Sie den Atem einfach fließen.

5.4 Vorbereitende Stellungen *Kasanas*

5.4.1 Der Hund *AdhoMukhaSvanasana*

Yogatherapeutischer Ausgangspunkt:

Der Hund ist eine der grundlegenden wiederkehrenden Stellungen des Yoga. Die Asana ist eine schöne Kombinationsübung. Sie können vieles dabei üben, einzeln oder komplex. In der Gesamtheit schwierig zu beherrschen, aber immer wieder in Einzelschritten geübt hilft, zu dieser Gesamtheit zu kommen. Yoga im Allgemeinen steigert schon die Lernleistung. Der Hund zählt zu den Spitzenübungen in dieser Richtung. Halten Sie die Stellung nur so lange, wie Sie auf die Feinarbeit achten können. Lieber öfter eine Pause, dafür bleiben Sie mehr in den Strukturen.

Ausführung:

- Füße hüftbreit bis mattenbreit (60 cm) auseinander. Kleinerfingerseite fast am Mattenrand oder auf Schulterbreite (Männer eventuell ein Stück darüber).
- Heben Sie das Gesäß. Lassen Sie die Knie gebeugt. Schaffen Sie Länge in der Wirbelsäule.

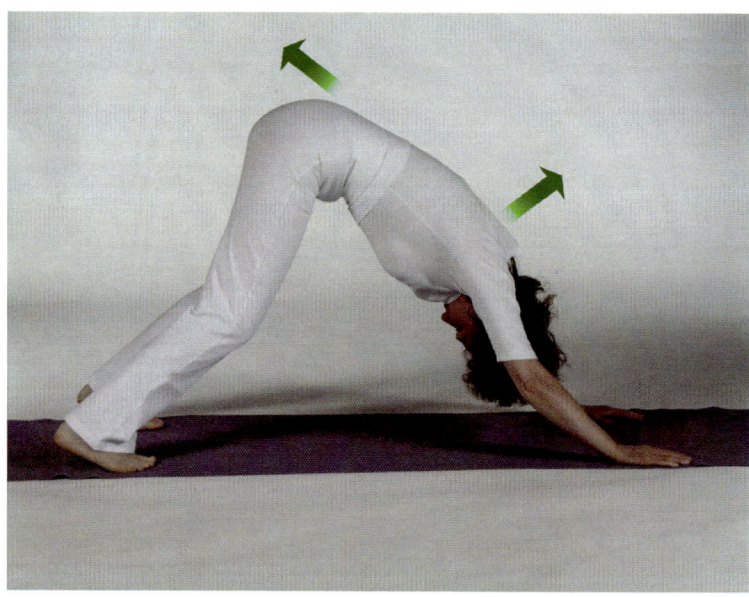

- In Abhängigkeit von der Zielsetzung können Sie jetzt unterschiedlich weiter verfahren. Sie können Becken und Hüft betont, Schulter und Arm betont, Bein und Fuß betont oder Hand betont üben. Und später natürlich alles vereinen.

→ Beckenarbeit/ Hüftarbeit:

- Ziehen Sie das Steißbein gut dosiert in Richtung Bauchnabel (Beckenaufrichtung), aber halten Sie dabei die Länge der Wirbelsäule. Strecken Sie die Beine nur in dem Maße, wie Sie diese Beckenaufrichtung halten können. Zeitweilig können Sie auch mit Beckenkippung üben, aber halten Sie dabei die Nackenhebung aufrecht.

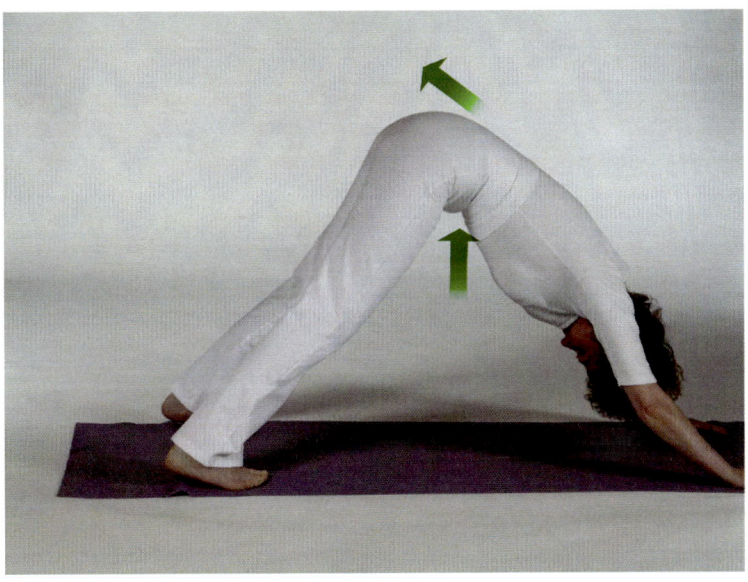

→ Beinarbeit/ Fußarbeit:

- Lassen Sie die Fußaußenkanten parallel zum Mattenrand und die Knie wirklich nach vorne zeigend. Wenn nicht möglich oder schwierig, dann mit Kniebeugung.

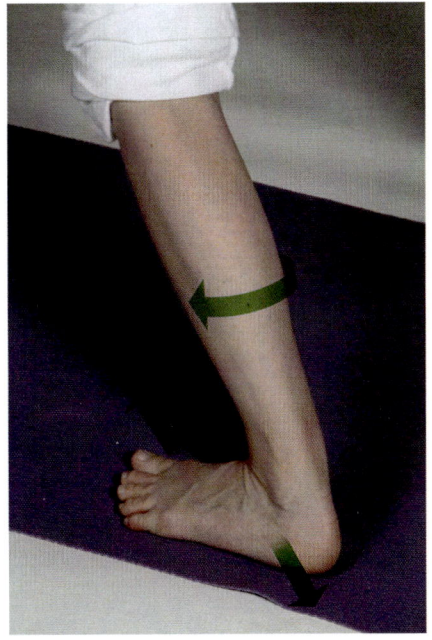

- Erarbeiten Sie die Fußstellung: Großzehballen streben nach vorne/ innen und die Außen-Fersen nach hinten/ außen. Die Ferse sinkt in Richtung Boden

- Die Unterschenkel rotieren nach innen und die Oberschenkel nach außen. Diese Phase ist auch eine schöne Gelegenheit, den Zusammenhang zwischen Unterschenkelhaltung und Fußarbeit zu ergründen. Wandern Sie vom Becken zu den Zehen und zurück und überprüfen Sie alle Positionen.

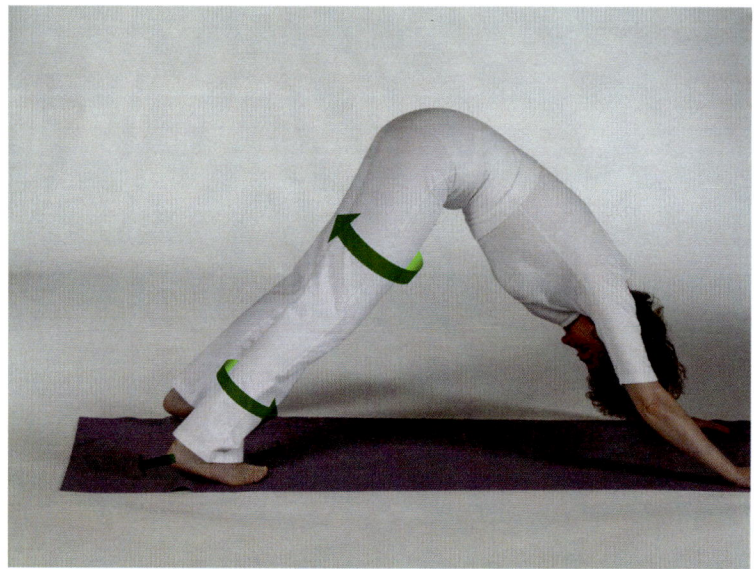

- Hinweis: Wenn die Wadenmuskeln so dehnbar sind, dass die Fersen am Boden sind, heben Sie die Fersen wieder etwas. In diesem Fall brauchen Sie die Dehnfähigkeit nicht weiter vorantreiben. Halten Sie die Stellung aktiv. Damit sorgen Sie für mehr Stabilität.

→ Schulterarbeit/ Armarbeit:

- Heben Sie den Nacken, aber lassen Sie den Hals neutral. Keine Spannung durch nach hinten oder nach vorne ziehen des Kopfes. Wie alles ist das sehr individuell zu gestalten. Strecken Sie die Arme. Bringen Sie die spiraligen Bewegungsmuster ein: Schulter und Unterarme rotieren nach innen, die Oberarme nach außen. Nach bisherigem Erkenntnisstand ist es günstig, die Ellenbogeninnenseiten zueinander zeigen zu lassen.

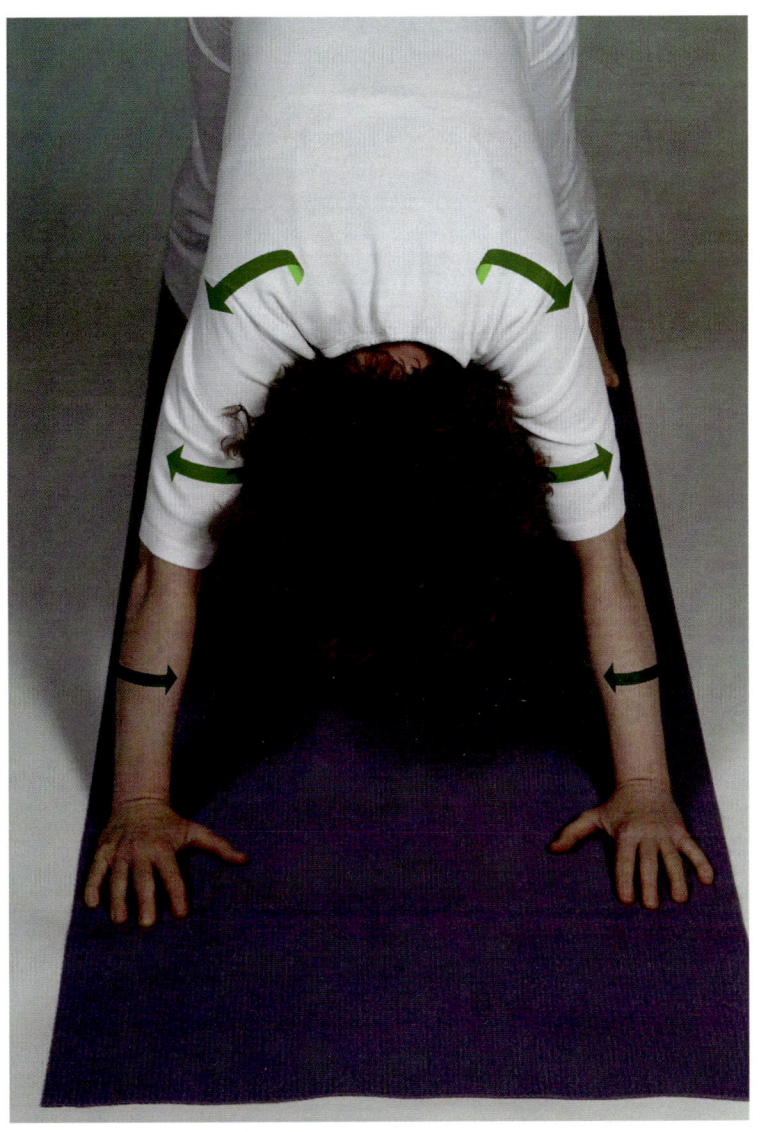

- **Was passiert dabei?** Die Schulterblätter legen sich fest an die Rippenbögen und die Schulter bekommt Raum.

→ Handarbeit:

- Spreizen Sie die Finger in dem Maße, wie Sie auch die Mittelhandknochen spreizen können (keine Überholungen mit dem kleinen Finger). Die Mittelfinger lassen Sie in Verlängerung des Unterarmes zeigen. Überprüfen Sie die Innenrotation der Unterarme. Kleinfingerseite ist die stabile Achse. Daumen zieht in Richtung Mattenmitte. Die Handwölbung ist aufgebaut und gespannt.

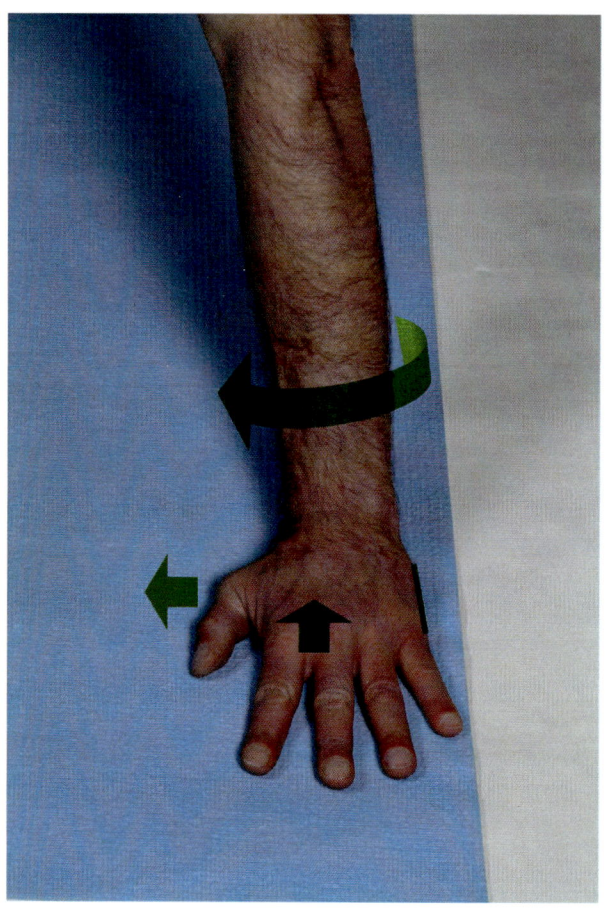

→ Kombination:

- Schaffen Sie immer wieder Länge in der Wirbelsäule und Raum in der Schulter. Durchwandern Sie den Körper. Experimentieren Sie mit unterschiedlichen Winkeln und Spannungen. Dahinein lassen Sie den Atem fließen. Lösen Sie die Stellung auf und lassen Sie nachwirken.

Hilfe bei Problemen:

→ spiralige Bewegung in der Beinstreckung nicht möglich:

- Knie mehr gebeugt halten
- mehr Beckenaufrichtung

→ Arme sind überstreckt (Flattergelenksneigung):

- leichten Ellenbogenknick lassen

→ Handarbeit unter voller Belastung unangenehm:

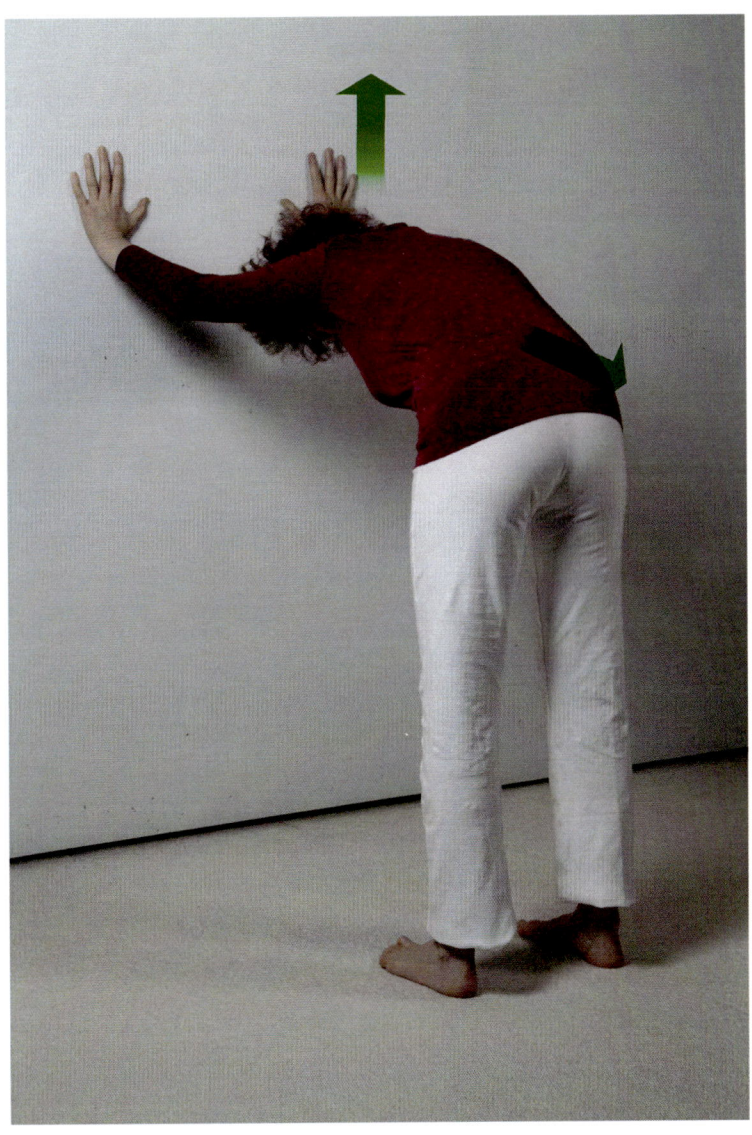

- erst einmal an der Wand üben und Muskeln aufbauen.
- Knie am Boden lassen
- Eventuell liegt es daran, dass die Unterarme nicht genug nach innen rotieren

→ Schulterprobleme:

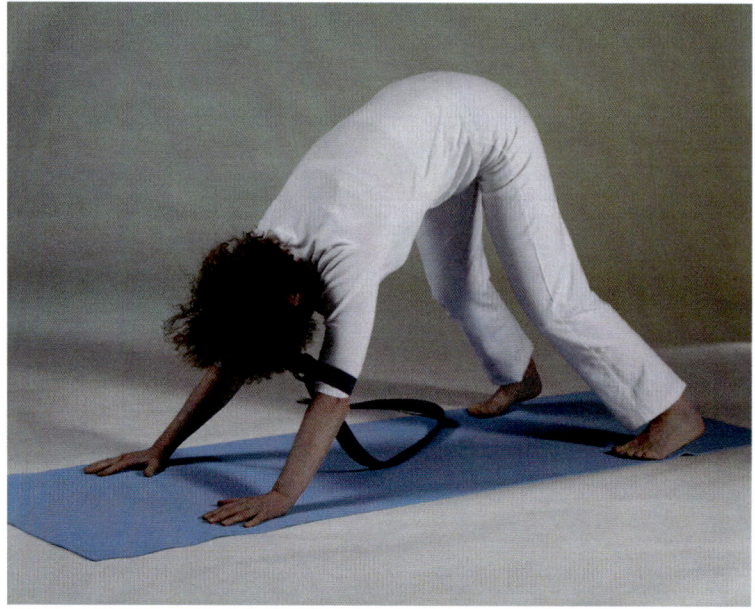

- eventuell Leine an die Oberarme (auf Schulterbreite)
- Alternative: „Hund an der Wand" (Siehe Vorseite.)
- Mehr Nackenhebung

→ Sonderfall: Die Einwärtskrümmung im Lendenwirbelsäulen-Bereich ist zu wenig
ausgebildet

- Das Schambein darf nach vorne kippen, aber nicht der untere
Rippenbogen

5.4.2 Bootsübungen *Navasana*

Yogatherapeutischer Ausgangspunkt:

Für die Auf- und Ausrichtung des Beckens und der Wirbelsäule brauchen wir mobile Lendeninnenmuskeln und starke innere Bauchmuskeln. Dabei muss berücksichtigt werden, dass die Hüftbeuger eher von ihrer Arbeit befreit werden sollen, da wir hier eine Dehnung benötigen. Es gibt eine Vielzahl von Ausführungsmöglichkeiten. Um die Übungen zweckmäßig auszuführen, kann folgendes als **Maßstab** gelten:

- Einwärtskrümmung des unteren Rückens (Hyperlordosierung) verhindern
- Schambein nähert sich dem unteren Rippenbogen an.
- Als „Kontrollpunkt" kann der Bauchnabel dienen. Zeigt er mehr in Richtung Knie, ist die Ausführung der Übung ungünstig. Wenn der Bauchnabel in Richtung unterer Rippenbogen klappt, ist es meist günstiger.

Ausführung:

→ kleines Boot

- Ausgangsstellung ist die Rückenlage. Die Knie sind gehoben, der Kopf gestützt.
- Den untere Rücken in Richtung Boden sinken lassen und Abstand zwischen Schambein und dem unteren Rippenbogen verkürzen. Nicht am Kopf ziehen oder hebeln.
- Sie können die Übung als Halteübung ausführen.
- Wirkungsvoller ist die dynamische Ausführung. Bei jeder Ausatmung bringen Sie das Schambein und den unteren Rippenbogen näher zusammen. Beim Einatmen wieder leicht auseinander. Aber auch den unteren Rücken in Richtung Boden sinkend lassen.

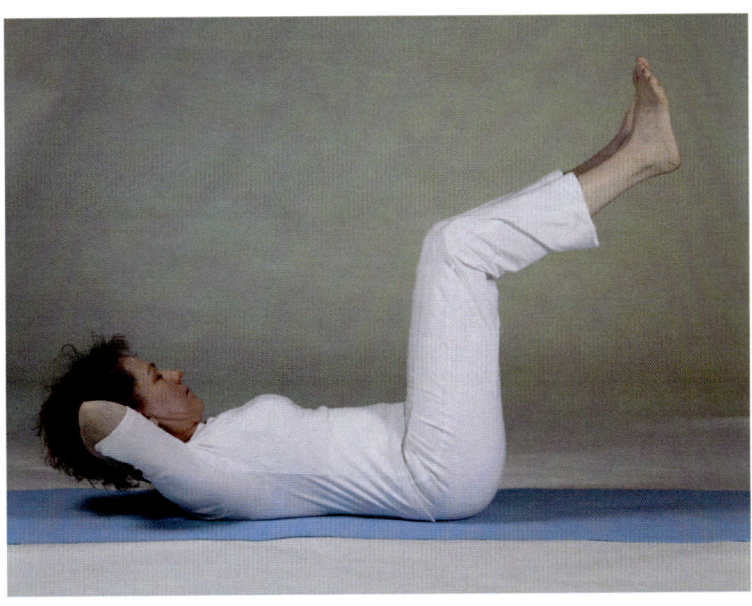

→ kleines Boot mit Betonung der schrägen Bauchmuskeln

- Fast allen Schülern fällt es leichter, nach rechts zu drehen. Aber das ist schon die typische Alltagsbewegung.
  Vorschlag: dynamische Ausführung: 2x links, 1x rechts, 2x links, 1x rechts usw.

- Dabei darauf achten, dass Sie nicht doch wieder mehr nach rechts ziehen.

→ Boot mit gehobenen Beinen

- Legen Sie das linke Bein über das rechte. Lassen Sie zu, dass der rechte Sitzbeinhöcker von Ihnen wegstrebt. Auch das bringt Sie heraus aus der typischen Alltagsbeckenverschiebung. Unterer Rücken bleibt fest im Boden. Dynamische Ausführung: Gesäßhebung und unteren Rippenbogen bewegt sich in Richtung Schambein. Dabei nicht am Kopf ziehen.

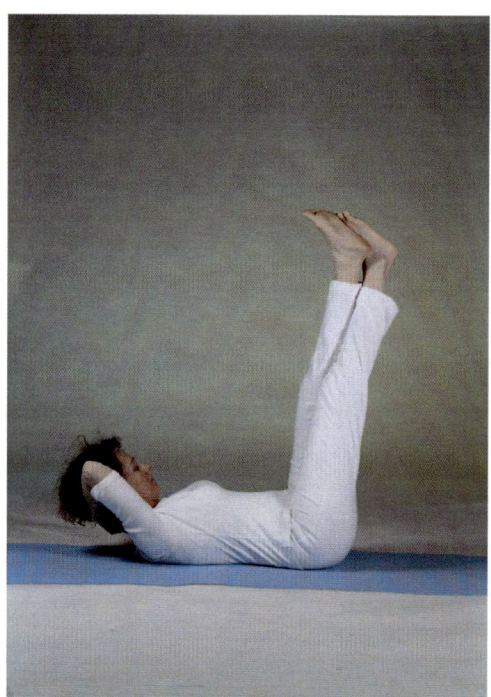

→ das vollkommene Boot (weitere Steigerung) *PavipurnaNavasana*

- 1. Stufe: Erst einmal nach hinten stützen und die Beine heben.
- 2. Stufe: Dann die Hände auf Kniehöhe und festhalten.
- 3. Stufe: Loslassen der Beine. Sie könne ja mal testen, aber meistens wird die Übung zu früh ausgeführt. Die Hyperlordosierung im Lendenwirbelbereich wäre ein Fehler in dieser Übung. Außerdem würden die Hüftbeuger nur noch mehr eingesteift werden.

- Wenn Ihr unterer Rippenbogen nicht vorstürzt und Ihr Bauchnabel in Richtung Brustkorb zeigt, wissen Sie, Sie liegen richtig.

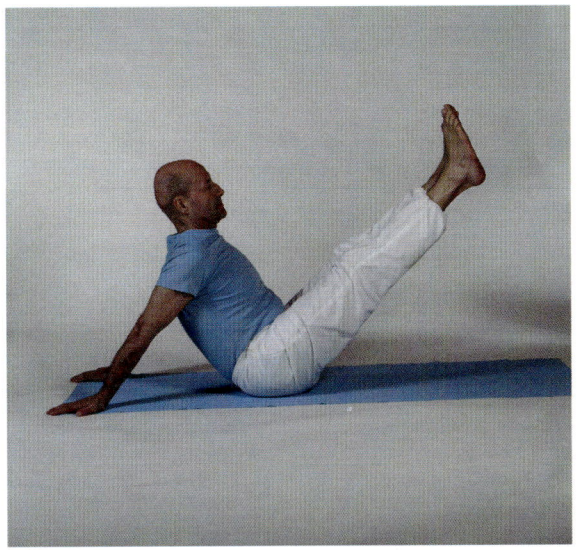 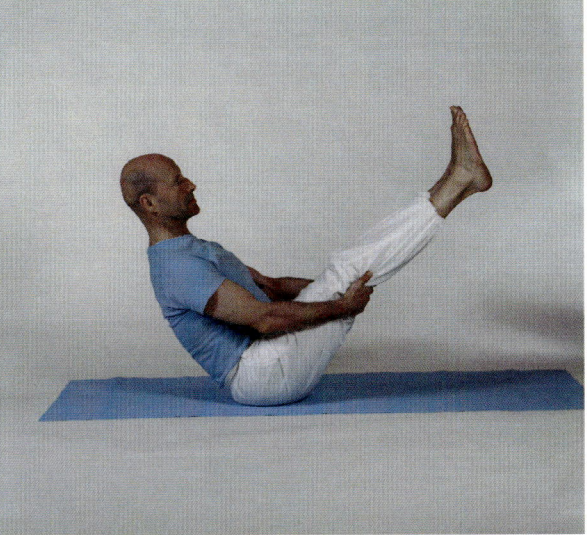

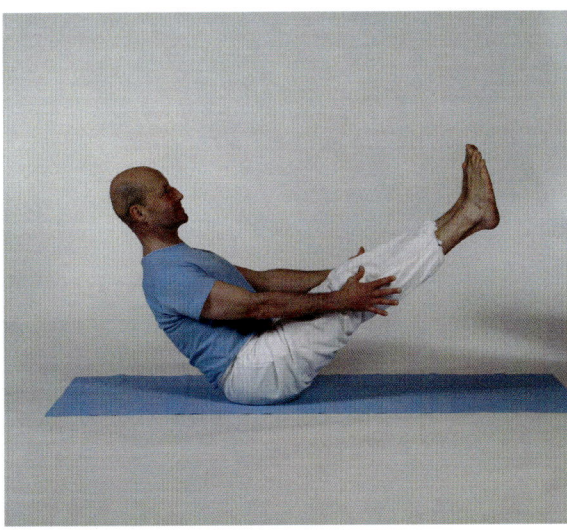 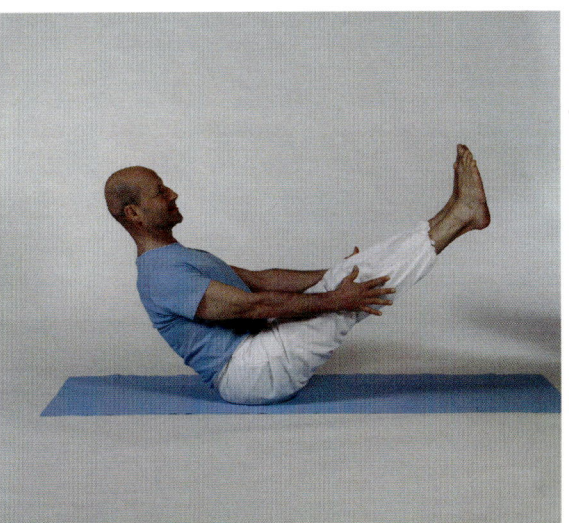

Fehlerdemonstration

5.4.3 Der Halbmond *Anjaneyasana*

Yogatherapeutischer Ausgangspunkt:

Im klassischen Yoga eine Haltung der Leichtigkeit und des Fliegens. Eine wunderbar öffnende Stellung. Die Anforderungen und Wirkungen sind außerordentlich vielfältig. Die Asana ist gut gegen die „Sitzkrankheit"- verkürzte Hüftbeuger oder/ und geschwächte

Lendeninnenmuskeln (M. Iliopsoas). Voraussetzung für die Entfaltung der Wirkung ist die gleichmäßige Streckung der Wirbelsäule.

Ausführung:

Vorbereitung:

- Aus der Stehhaltung: Machen Sie mit dem rechten Bein einen Schritt zurück. Das rechte Knie geht auf den Boden. Das linke Knie ist etwa im 90° Winkel. Denken Sie sich eine Linie zwischen den Beinen. Auf der einen Seite steht die linke Fußinnenkante, auf der anderen die rechte Knie- und Unterschenkellinie. Wenn es zu sehr wackelt, verbreitern Sie die Linie zwischen den Beinen.

1.Phase

- Fühlen Sie die Beckenkämme. Lassen Sie diese parallel zueinander stehen.
- Richten Sie gut dosiert das Becken auf. Das Steißbein strebt nach unten einwärts, das Schambein ist gehoben.
- Mit der Beckenaufrichtung streben Sie leicht nach vorne, aber dabei nicht in der Wirbelsäule abknicken.

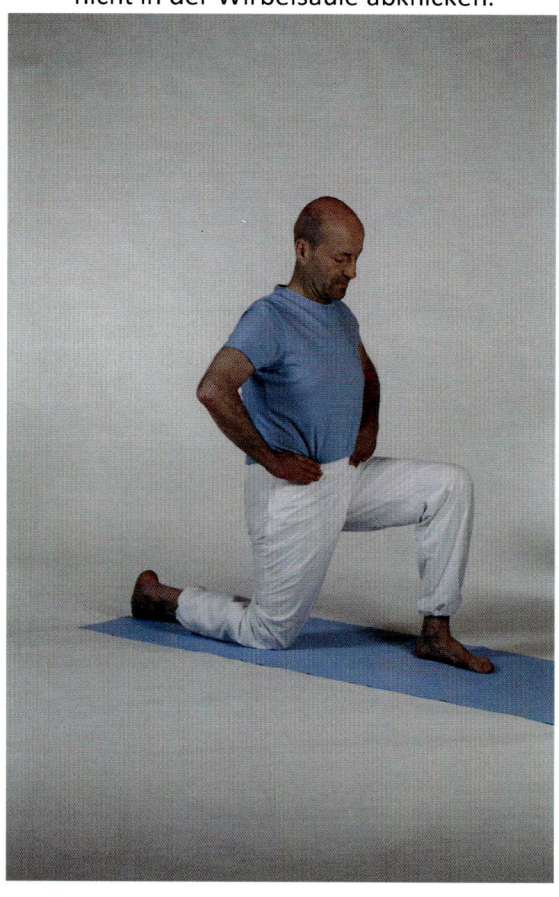

2.Phase

- Legen Sie die Handflächen zusammen. Jetzt soll die Schulter Raum bekommen. Probieren Sie, wo es sich besser anfühlt. Daumen am Brustbein oder etwas vor der Brust.
- Lassen Sie die Schulter sinken. Ein leichter Druck der Hände gegeneinander lässt die Schulter auseinander fließen. Die Schulter rotiert nach innen, die Oberarme nach außen. Die Schulterblätter schmiegen sich an die Rippen an.

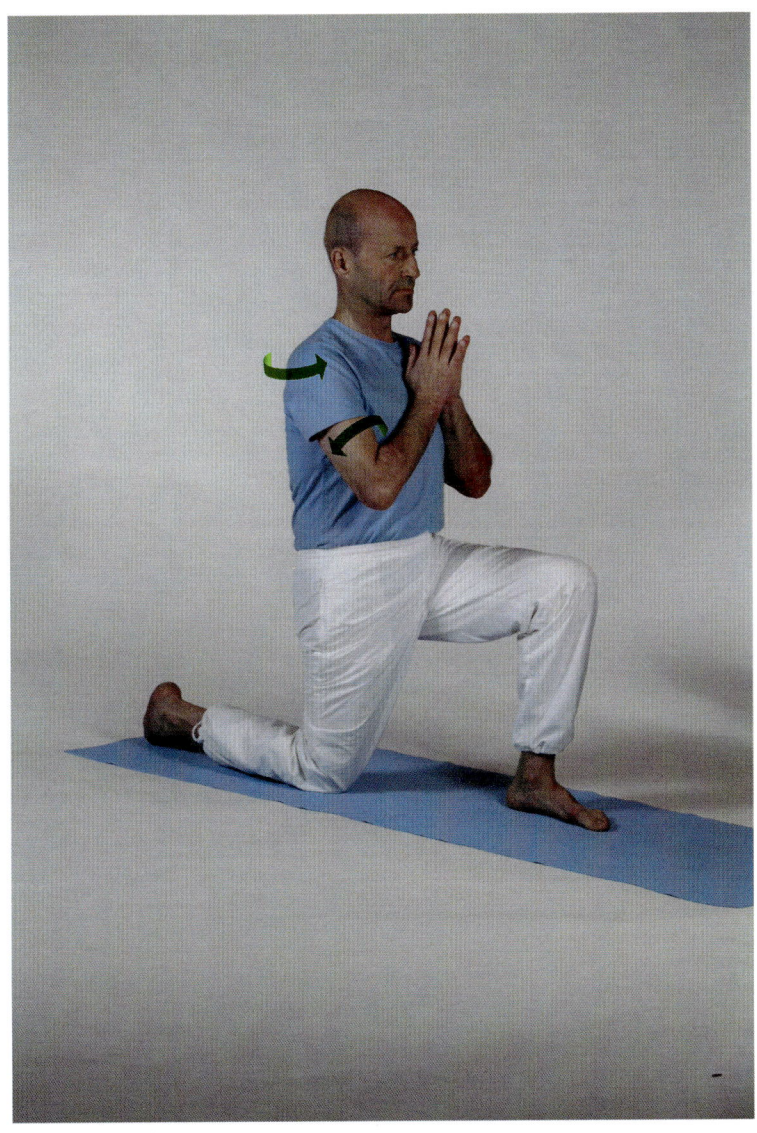

- Intensivieren Sie die Streckung durch die Beckenaufrichtung und auch durch die Kopfhaltung. Der Nacken ist dabei lang. Halten Sie den unteren Rippenbogen leicht eingezogen.

- Strukturieren Sie den linken Fuß und das linke Bein. Der linke Großzehballen strebt nach vorne innen. Der Oberschenkel rotiert nach außen. Auch hier wieder der Grundsatz: Je stabiler die Beine, desto größer die Wirkung in der Hüfte.

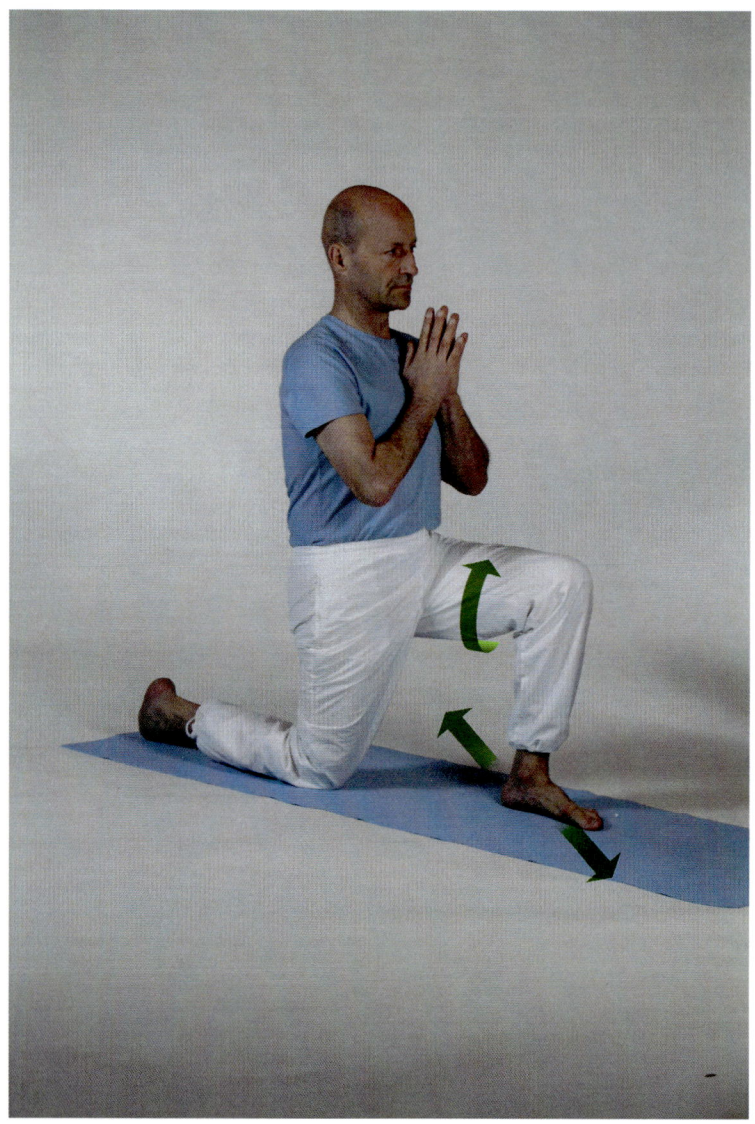

- Wandern Sie durch den Körper.
- Lassen Sie den Atem fließen und schaffen Sie Räume auch mit dem Atem.
- Auflösung/ Wechsel oder Erweiterung

3.Phase

- Heben Sie die Arme in einem Winkel, in dem Sie auf jeden Fall die gleichmäßige Streckung der Wirbelsäule halten können.
- Halten Sie die spiraligen Bewegungsmuster im Schulter- und Armbereich. Die Schultern rotieren nach innen, die Oberarme nach außen. Die Hände zeigen zueinander.
- Bringen Sie einen leichten Impuls zum Absinken der Schultern ein. Dadurch bekommt die Schulter mehr Raum und Sie entlasten das Schulterdach.

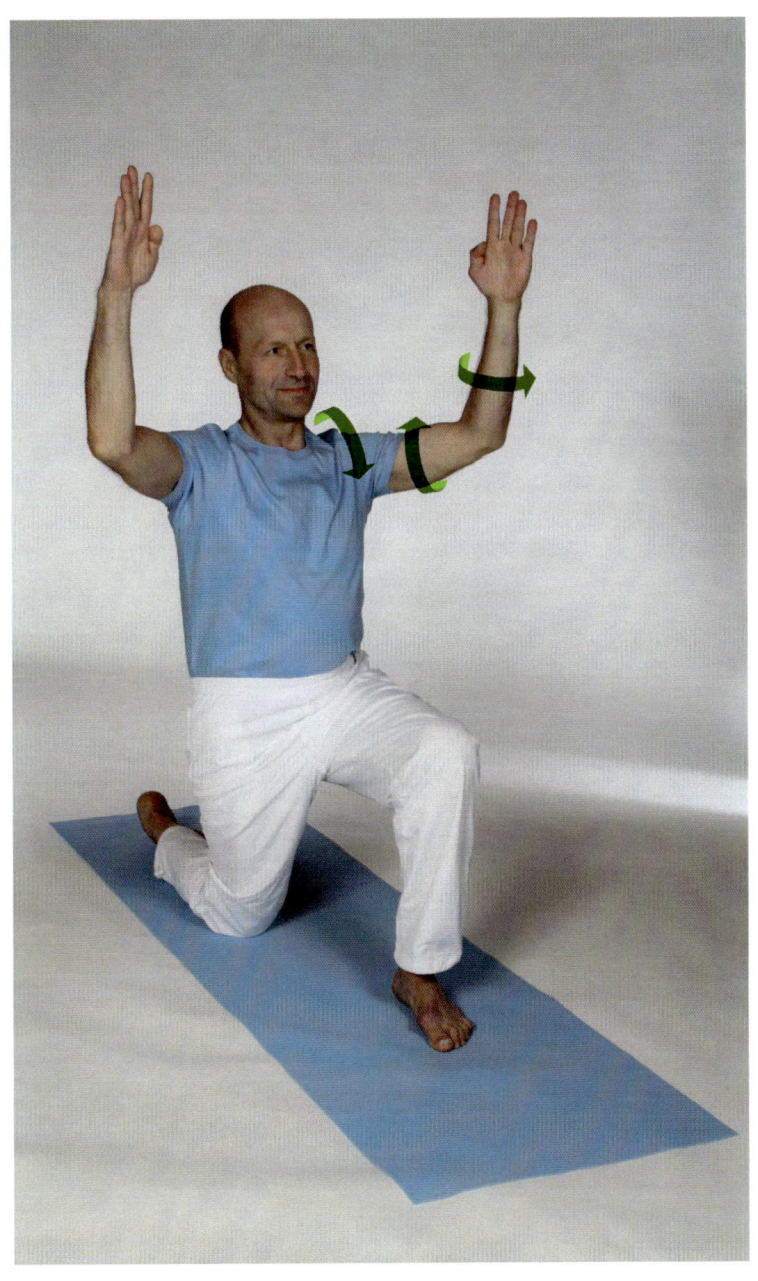

- Eventuell experimentieren Sie mit unterschiedlichen Hand- und Armwinkeln zur besseren Schulteröffnung.

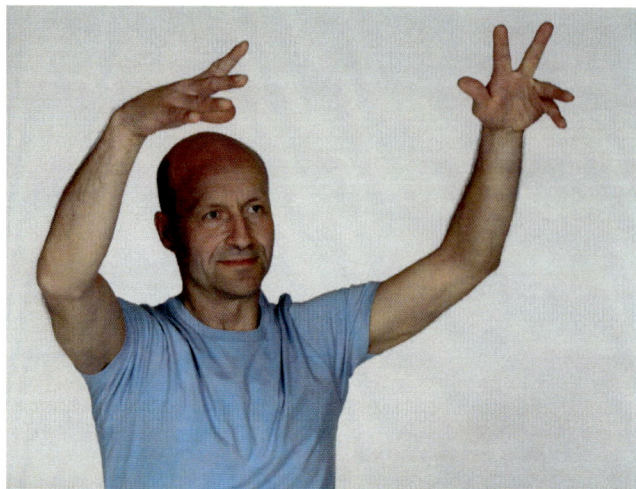

- Wandern Sie durch den Körper und überprüfen Sie alle Positionen (einschließlich die der Füße und Beine).
- Atmen Sie hinein in die so geschaffenen Räume.
- Lösen Sie die Stellung auf und wechseln Sie die Seite.
- Auf dieser Seite (rechtes Knie vorne) achten Sie immer wieder auf die rechte Hüfte (neigt meistens zum Abdrehen nach hinten außen).
- Achten Sie auf annähernd gleiche Haltezeiten der Seiten oder bei starken Hüftdifferenzen halten Sie ihre schwache Seite länger.
- Nach dem Auflösen lassen Sie einen Moment nachwirken. Bauchlage, Stellung des Kindes oder stehende Vorwärtsbeuge

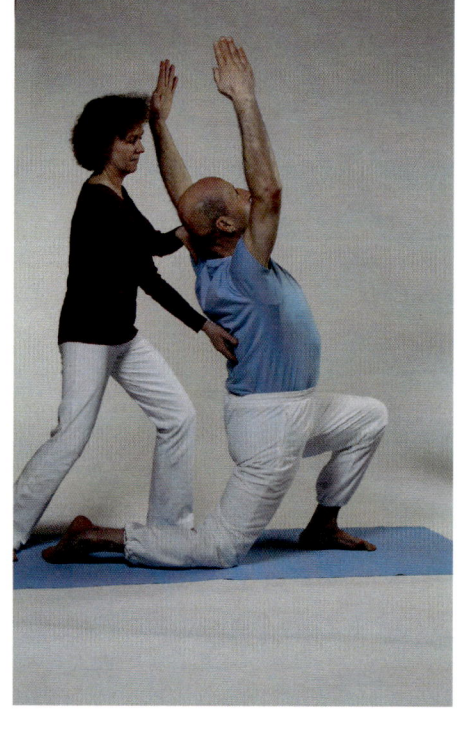

Hilfe bei Problemen:

→ Unsicherheit, ob Wirbelsäulenstreckung erhalten bleibt:

- Kontrollfühlung der Lenden-wirbelsäule. Wenn ein Wirbel „eingestürzt" ist, dann ist die Streckung nicht mehr gegeben
- „Einsturzgefahr" im Übergang BWS/LWS verhindern Sie durch Eingezogenhalten des unteren Rippenbogens

→ Knie am Boden schmerzt:

- Knie polstern
- Unterschiedliche Fußwinkel testen. Oft hilft eine leichte Einwärtsdrehung des Vorderfußes

→ vorderes Knie schmerzt

- Kniewinkel vergrößern
- Fuß mehr vorsetzen
- Beckenverdrehung verhindern

→ Schulterprobleme

- sanft mehr Raum schaffen
- Hände vor der Brust lassen, die Schulter sinkt
- Eventuell hilft, den Klotz vor der Brust zu „zerdrücken"

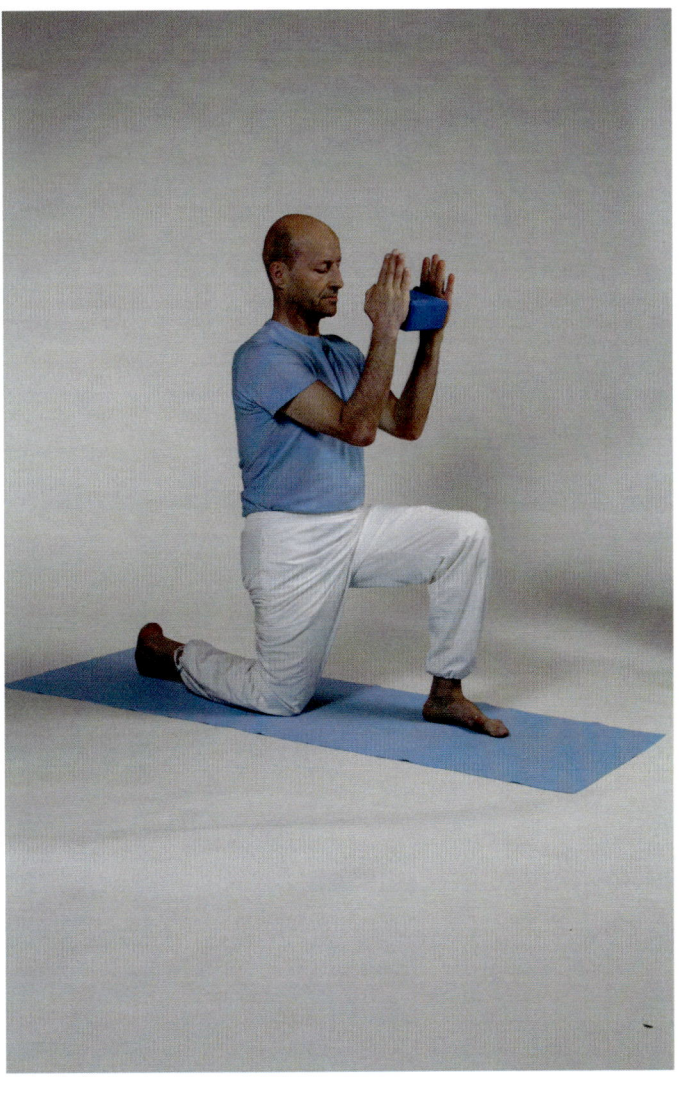

5.4.4. Intensive Beinstreckung *SuptaPadangushtasana I*

Yogatherapeutischer Ausgangspunkt:

Diese Asana ist eine klassische Übung für die Hüfte und die gesamten Beine. Es bestehen erstaunliche Parallelen zum Thomastest der westlichen Medizin. Die Übung kann auch als Vorbereitungs- oder Ersatzübung für die Vorwärtsbeuge genutzt werden.

Die liegende Haltung macht die Konzentration auf die Hüft- und Beinarbeit leichter. Auch bei Problemen im unteren Rücken können äußerst positive Wirkungen erzielt werden. Die Asana ist gut gegen die westliche „Sitzkrankheit", gegen verkürzte Hüftbeugemuskeln.

Ausführung:

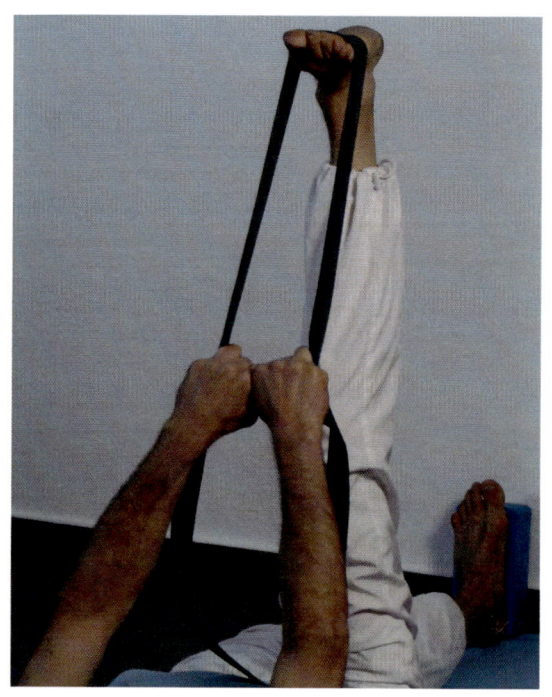

- Ausgangslage ist die Rückenlage. Der linke Fuß ist fest an der Wand. Wenn eine Scheuerleiste stört, legen Sie einen Klotz zwischen Fuß und Wand.
- Heben Sie das rechte Bein und legen Sie die Leine an den Fuß im ersten Drittel. Wenn Sie länger in der Stellung arbeiten wollen, fassen Sie die Leine im Ristgriff
- (Kleinfinger außerhalb der Leine).

- Jetzt gibt es eine Vielzahl von individuellen Anpassungsmöglichkeiten. Auf jeden Fall machen Sie sich klar: Nicht der Grad des Bein-über den-Kopf- Ziehens ist entscheidend, sondern wieder die Strukturierung. Auf jeden Fall verhindern Sie das Abkippen des Beckens nach rechts. Dazu stoßen Sie den rechten Sitzbeinhöcker gut dosiert in Richtung Wand.

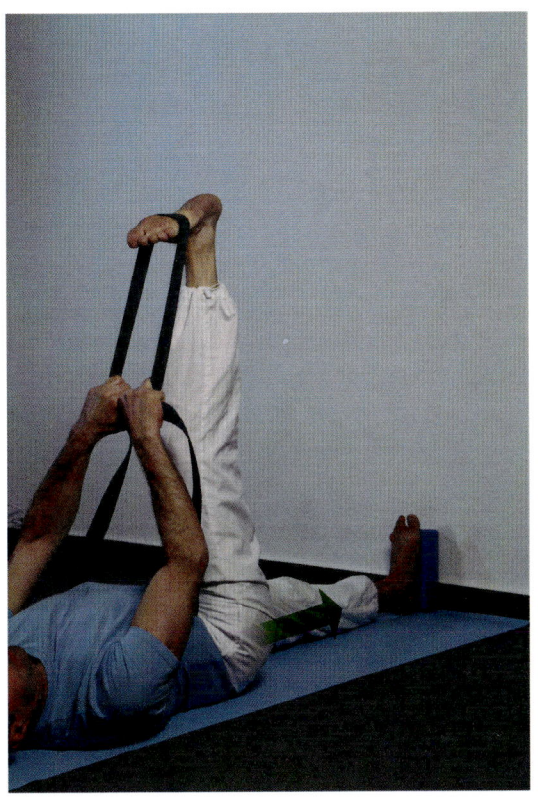 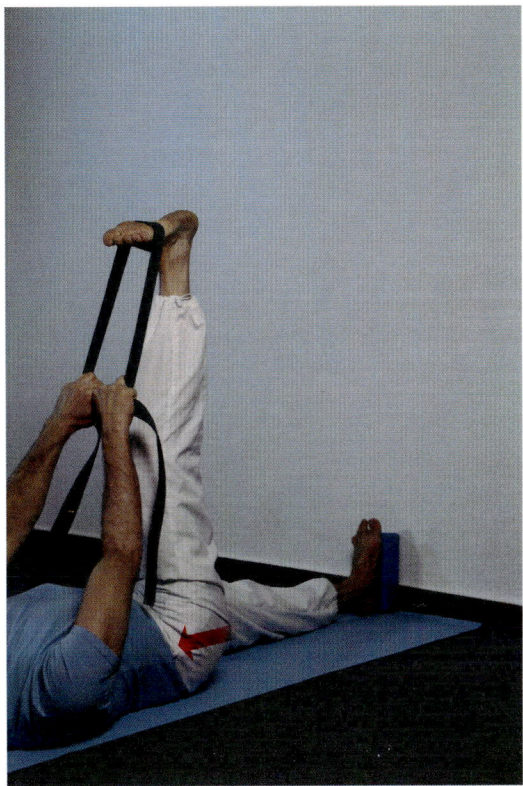

- Halten Sie das linke Bein möglichst gestreckt. Das rechte Bein darf auch gebeugt sein. Wichtiger ist die Lage der Hüfte (nicht abkippen).
- Lassen Sie den unteren Rücken möglichst am Boden (nicht bei jedem möglich) oder zumindest in diese Richtung sinken.
- Finden Sie eine neutrale Halslage.
- Bringen Sie die spiraligen Bewegungsmuster in die Beine ein. Die Knie bleiben in der Mitte. Unterschenkel rotieren nach innen. Der Winkel im rechten Knie ist dann gut, wenn Sie spüren, dass der Oberschenkel nach außen rotiert.

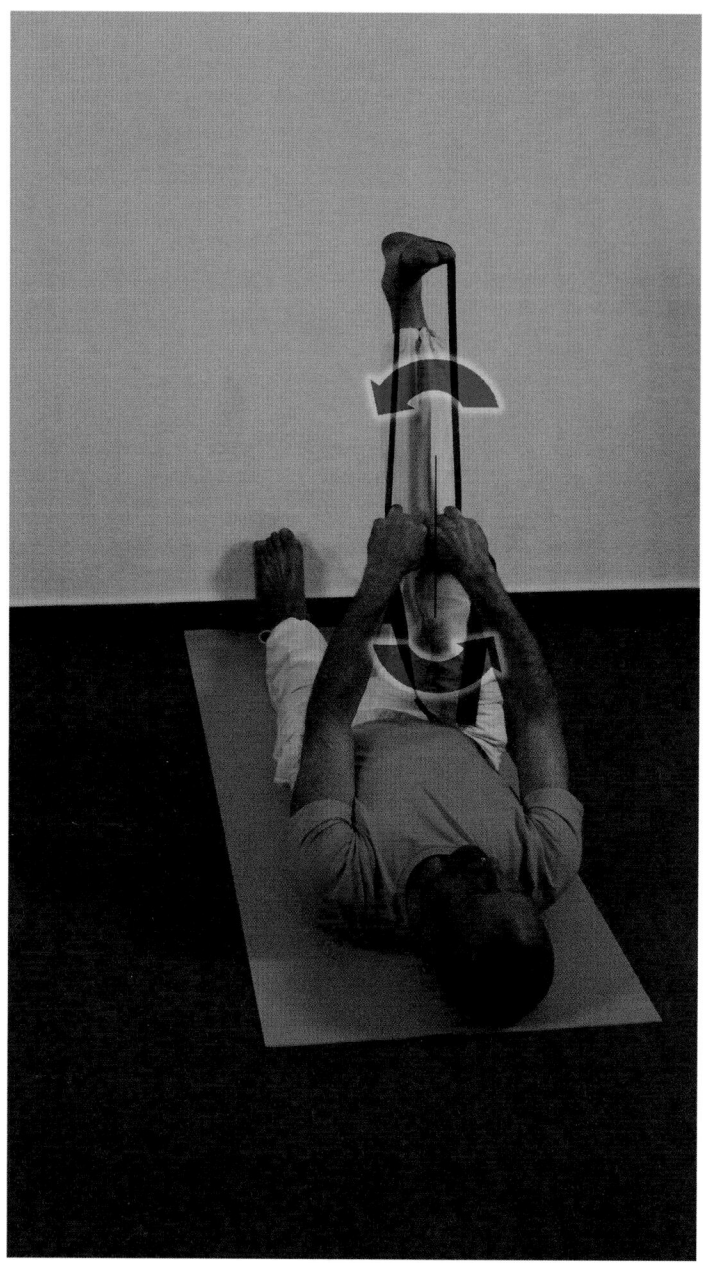

- Mit dem linken Fuß stabilisieren Sie die ganze Basis (felsenfest an der Wand/ am Klotz). Der Großzehballen strebt nach vorne innen, die äußere Ferse in den Boden außen. Die Zehen sind gestreckt und gespreizt.
- Auch der rechte Fuß kann die Spannungsarbeit mitmachen.
- Sie können das rechte Bein in dem Maße strecken, wie Sie die Strukturen halten können. Überprüfen Sie immer wieder: rechter Sitzbeinhöcker in Richtung Wand.
- Halten Sie die Schultern weg von den Ohren.
- Wandern Sie durch den Körper und überprüfen Sie alle Positionen.

- Dahinein bringen Sie Ihren Atem und ergründen den Zusammenhang mit dem Becken.
- Lösen Sie die Stellung auf und spüren Sie einen Moment nach.
- Wechseln Sie die Seite.
- Auch auf dieser Seite (linkes Bein oben) ist auf zwei Dinge besonders zu achten: Die rechte Hüfte nicht abkippen lassen. Das linke Knie in Richtung am linken Ohr vorbei zeigend halten.
- Meistens gibt es starke Differenzen in den Seiten. Oder genauer gesagt: Jede Seite hat ihre Probleme. Eine schöne Gelegenheit, Harmonie zu üben.

Mögliche Feinarbeit:

- spiralige Bewegungsmuster auch in die Arme. Unterarme rotieren nach innen, Oberarme nach außen. Die Schulter weit werden lassen.
- Bauchnabel etwas einziehen und in Richtung unteren Rippenbogen klappen. Der untere Rücken sinkt.
- Lächeln Sie einmal und dabei lassen sie das Kinn sinken.
- Augen „sinken" in die Augenhöhlen.
- Ergründen Sie: Je mehr der Sitzbeinhöcker der gehobenen Beinseite in Richtung Wand strebt, desto leichter wird das Anlegen der Rotationsrichtungen.

Hilfe bei Problemen:

→ Schmerzen im unteren Rücken

- weniger Zug, mehr Beugung im oberen Bein
- eventuell auch im unteren Knie gebeugt lassen oder das Knie unterlegen
- unteren Rücken mehr absinken lassen

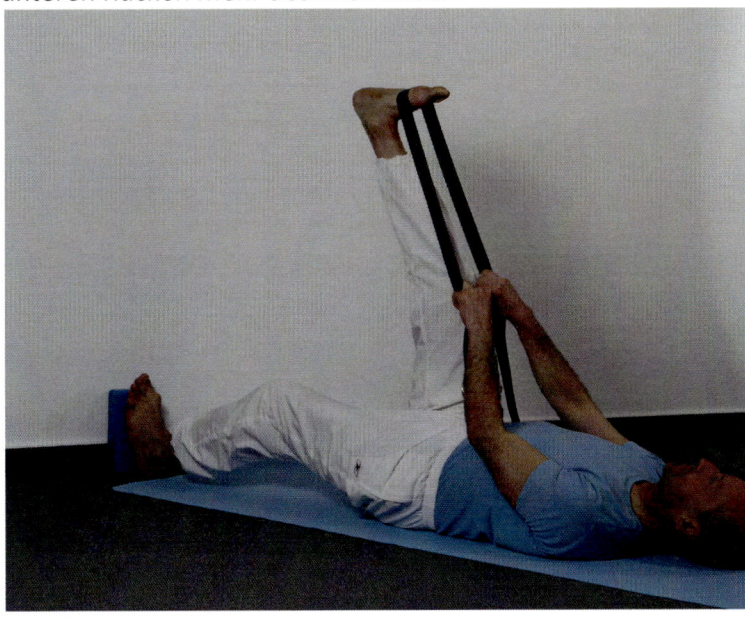

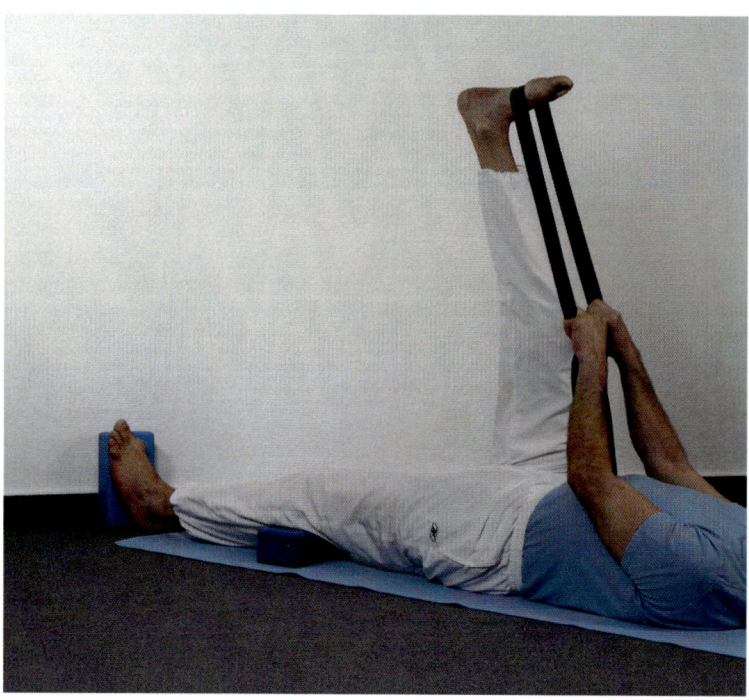

→ Beine zittern

- nicht schädlich, wenn Sie dabei schmerzfrei bleiben, aber wieder genau die Struktur überprüfen.

→ Hals nicht spannungsfrei, Kopf kippt nach hinten

- sanft üben
- eventuell leichte Erhebung unter den Kopf

→ Schmerzen im Knie

- mehr Beugung, Mittelrichtung genau halten
- im unteren Knie ist auch eine Unterlegung möglich. Dann dagegen drücken.
- Stellung der Hüfte überprüfen
  Wenn die Hüfte abkippt, verdreht meistens auch das Knie.

5.5 Der Kopfstand *SalambaSirsasana*

Yogatherapeutischer Ausgangspunkt:

Gehört der Kopfstand zu den therapeutischen Übungen? Ja und nein.

Im klassischen Yoga ist der Kopfstand eine ganz wichtige Übung mit vielfältigen Wirkungen auf mehreren Ebenen. Der Kopfstand vermindert auch Ängste und Verspannungen im Geist. Auch gegen Kopfschmerzen wird der Kopfstand empfohlen (wenn Sie die

Kopfschmerzen nicht gerade haben). Aber: Die Ausführung benötigt gründliche Vorbereitung und es müssen **Vorbedingungen** erfüllt sein.

1. Dazu machen Sie einen Test. Sie stehen vor einem Spiegel. Die linke Hand liegt am unteren Rippenbogen und der rechte Ellenbogen ist gehoben. Heben Sie den Ellenbogen in dem Maße, wie die unteren Rippenbögen nicht vor kommen. Wenn der Ellenbogen jetzt fast über dem Kopf steht, dürfen Sie eventuell den Kopfstand üben. Machen Sie sicherheitshalber den Test auch auf der anderen Seite. Wenn der Ellenbogen nicht höher stehen kann, machen Sie lieber keinen Kopfstand. Die Halsbelastung wäre ungünstig.

Dieser Punkt ist nicht nur eine Frage des Könnens, sondern auch wieder der Anatomie (Bau der Schultergelenksüberdachung).

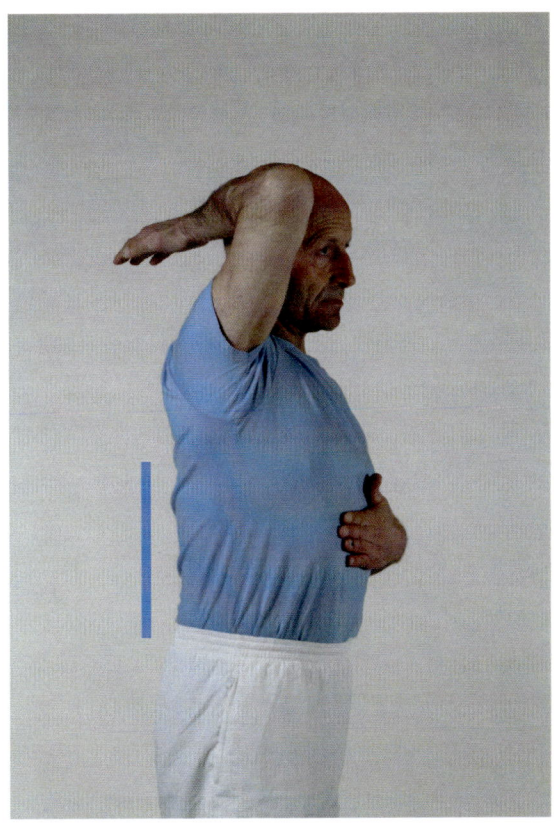
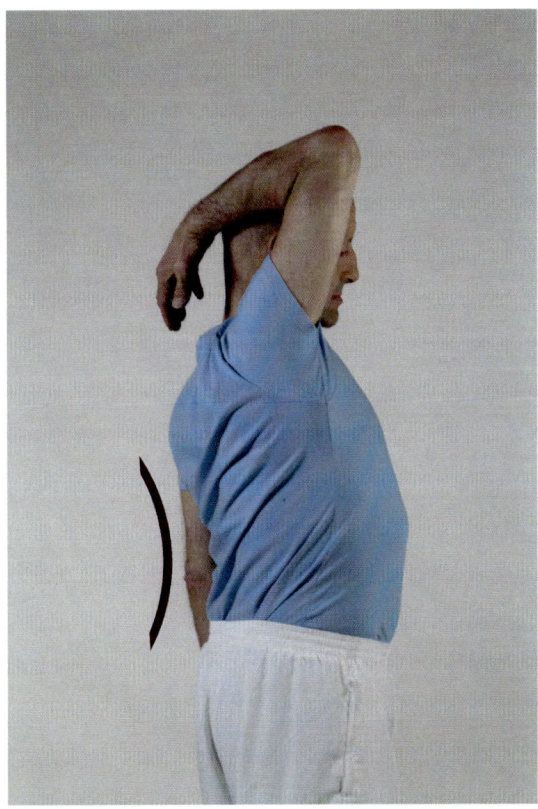

2. Der deutsche Name „Kopfstand" ist etwas ungünstig. 70% der Kraft zum Halten der Stellung soll aus den Schultern und Armen kommen. Eine gewisse Kraft ist also die zweite Voraussetzung. Der „Hund", mit wirklich gut gehobenem Nacken, ist eine gute Vorbereitungsübung.

3. Die Fähigkeit zur Beckenaufrichtung muss einen bestimmten Grad erreicht haben. Wenn Sie im Kopfstand in der Lendenwirbelsäule hyperlordosieren, ist der Hals ungünstig belastet.

4. Es muss eine Halswirbelschiefstellung ausgeschlossen sein.

Verzweifeln Sie nicht. Sie müssen den Kopfstand nicht machen - oder vielleicht in 2-12 Jahren. Aber dafür bleiben Sie gesund im Halsbereich.

Ausführung:

Bereiten Sie eine Kopfauflage vor (leicht gepolstert). Sie knien. Falten Sie die Hände. Die Ellenbogen etwa schulterbreit auseinander. Die Hände zur Schale geformt.

- Legen Sie den Scheitelpunkt auf den Boden. Der Hinterkopf liegt in der Handschale
- Strecken Sie die Beine und laufen Sie heran bis der Rücken gerade oder fast gerade steht (anatomische Unterschiede im unteren Rücken).

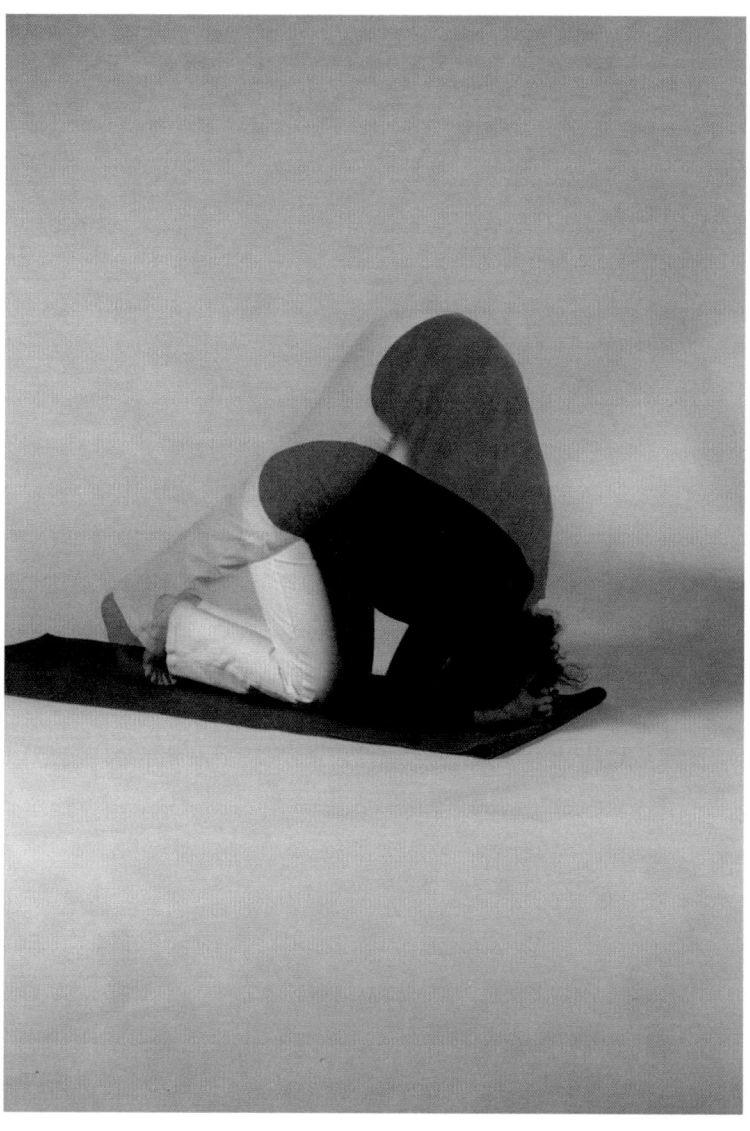

- Schwingen Sie sich mit geschlossenen Beinen und gebeugten Knien hoch. Das ist eine entscheidende Phase. Ganz wichtig für Gefühl und Gleichgewicht. Lieber 125 Mal nach hinten abgerollt als ein Mal mit Hilfe hochgezogen.

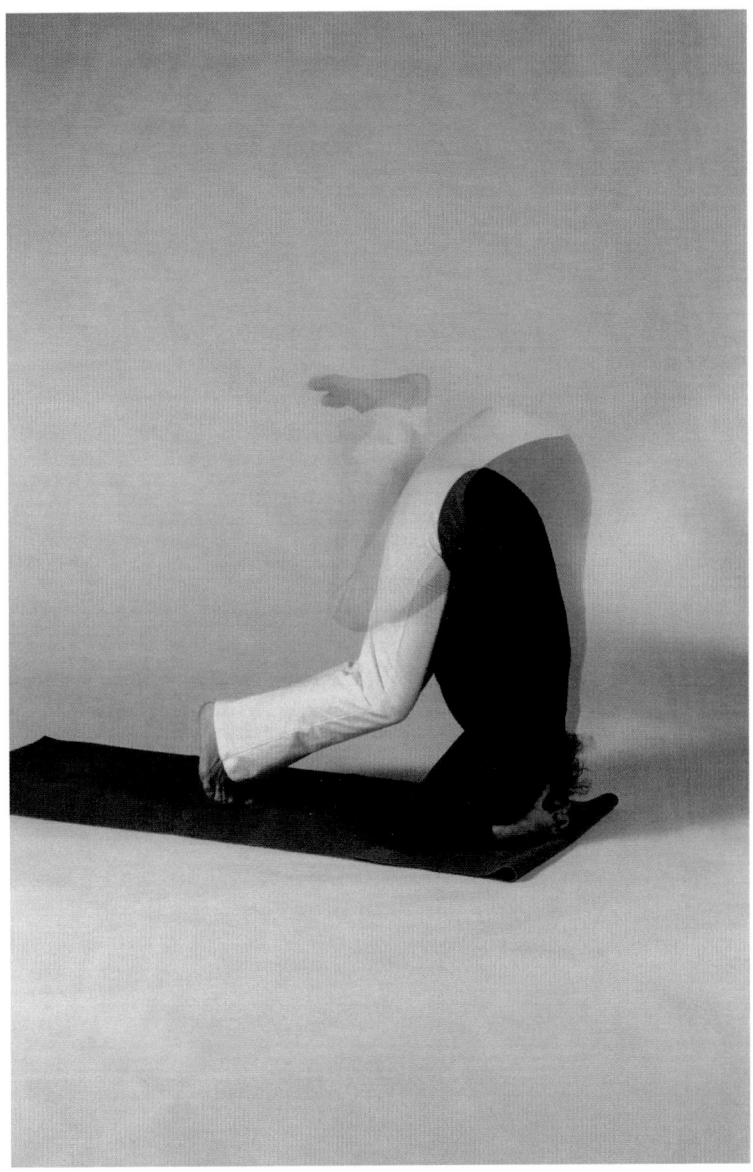

- Wer alleine nicht diese Phase beherrscht, kann auch nicht gut im Kopfstand stehen.
- Wenn Sie mit gebeugten Knien stehen können, dann strecken Sie die Beine.

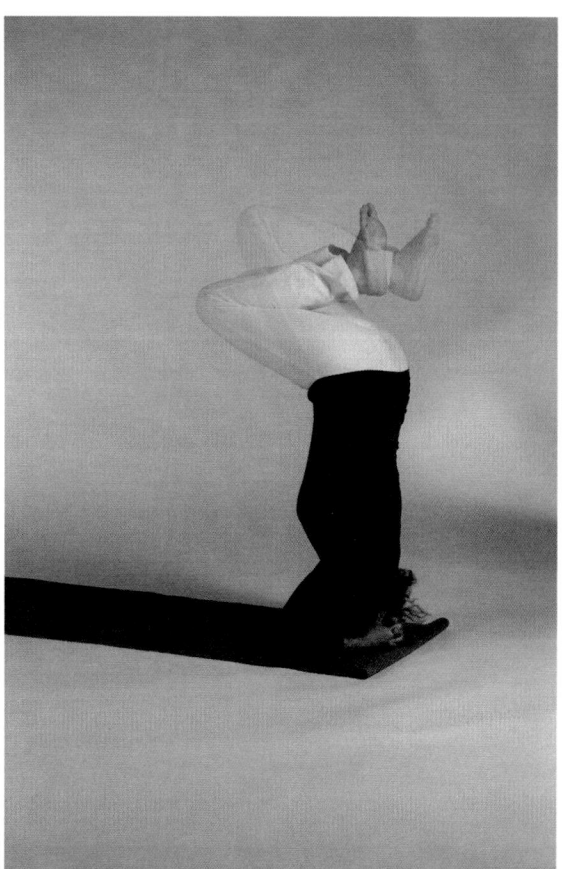 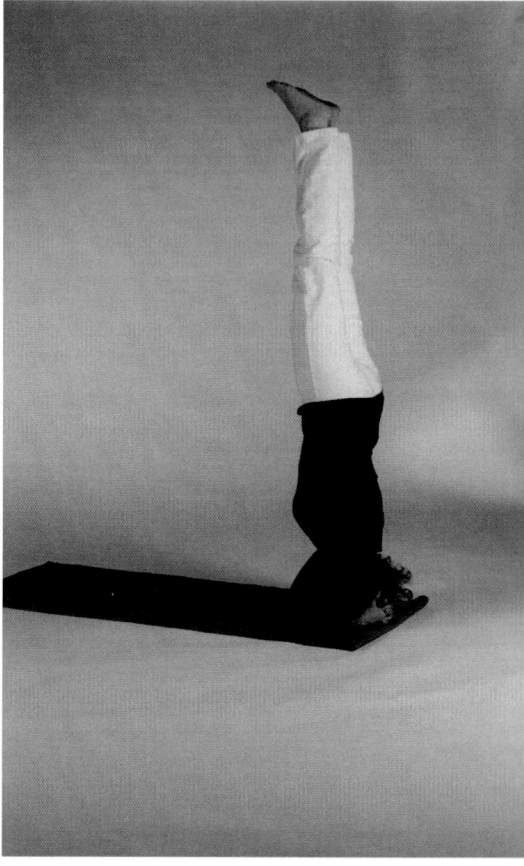

- Im Stehen vergrößern Sie immer wieder den Abstand zwischen Schultern und Ohren. Damit wird der Hals entlastet.

- Vergrößern Sie auch den Abstand zwischen dem Beckenkamm und dem unteren Rippenbogen.

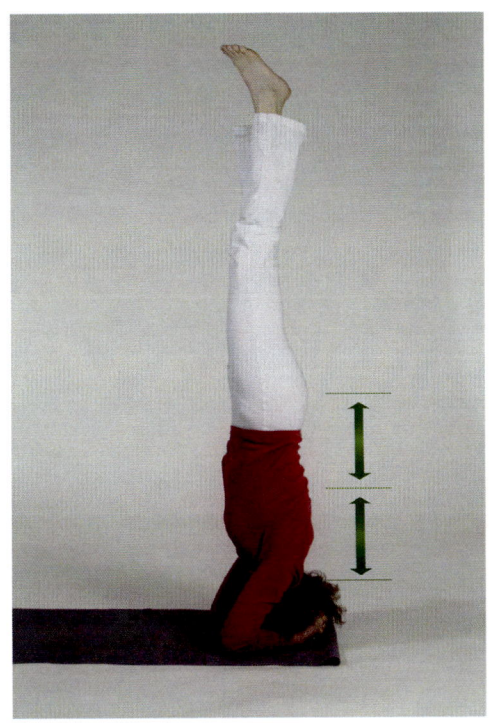 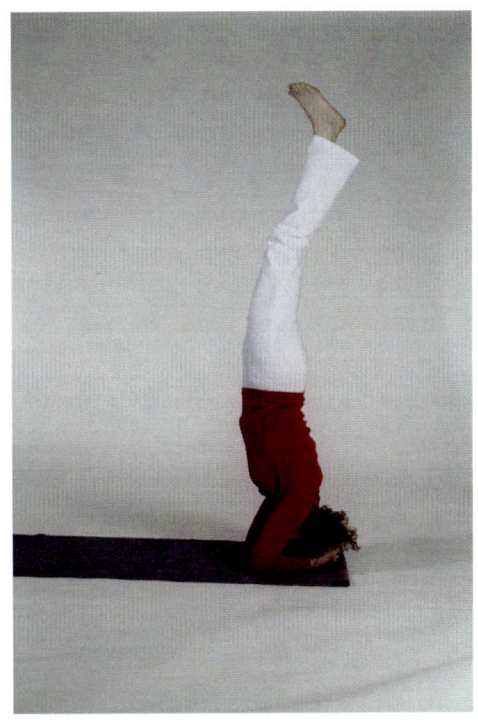

„Bananenhaltung"

- Hauptfehler ist die „Bananenhaltung", die Hyperlordosierung im unteren Rücken. Als Orientierungspunkt kann der untere Rippenbogen dienen. Wenn er vorsteht, ist der untere Rücken meistens zu stark lordosiert.
- Strecken Sie die Beine und möglichst auch die Füße.
- Wandern Sie durch den Körper und experimentieren Sie mit unterschiedlichen Betonungen. Stehen Sie wie eine Kornähre, nicht wie eine Eiche. Diese Feinarbeit ist der Schlüssel für die geistige Wirkung des Kopfstandes.
- Dahinein bringen Sie Ihren persönlichen Atemfluss.
- Lösen Sie die Stellung auf, kommen Sie langsam mit gebeugten Knien heraus und lassen Sie einen Moment nachwirken.

Mögliche Feinarbeit:

- Bringen Sie die spiraligen Bewegungsmuster ein. Die Unterarme und die Schultern rotieren nach innen, die Oberarme nach außen. Die Fersen zusammenlassen und die Unterschenkel nach innen rotieren lassen.
- Ergründen Sie die Wirkung im unteren Rücken- Dahinein immer wieder strecken.

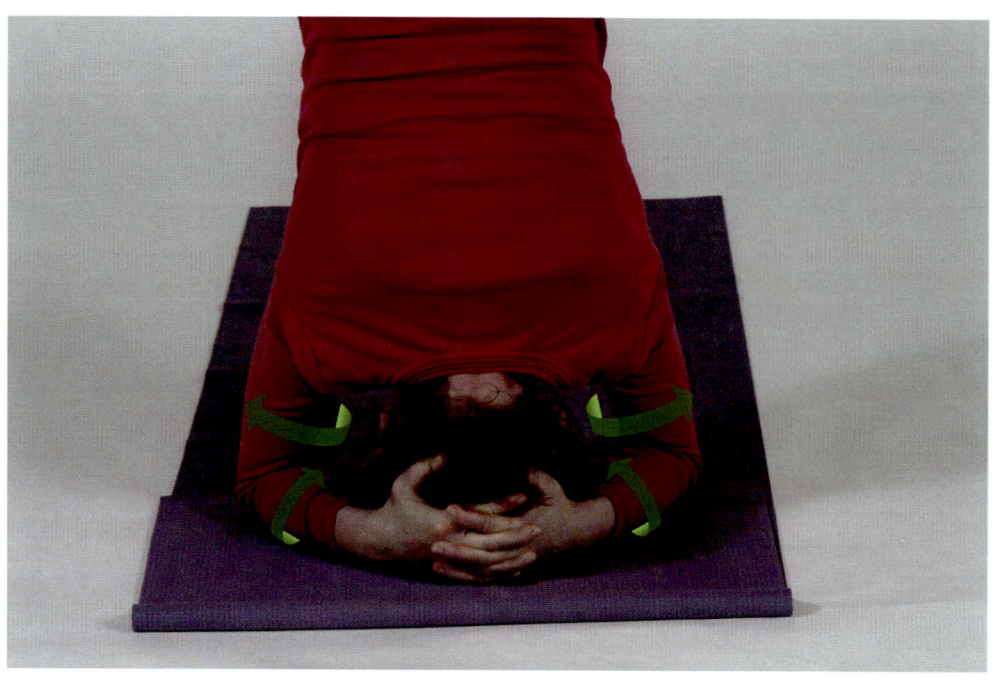

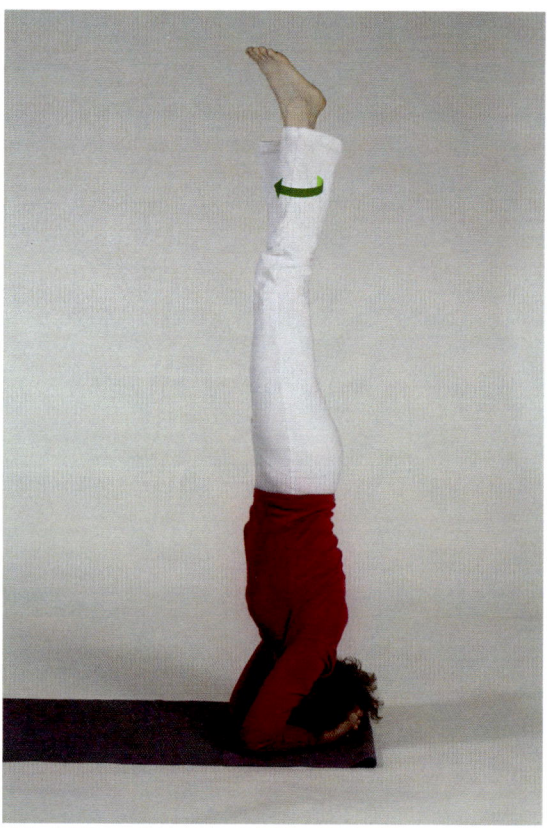

- Probieren Sie auch einmal die Beinstreckung mit gleichzeitigem Heranziehen des Mittelfußknochens (2. Zeh in Richtung Knie).

Hilfe bei Problemen:

→ Bei der Korrektur der „Bananenhaltung" fühlt sich der Hals nicht gut an

- Schulter hat nicht genug Kraft und Öffnungsfähigkeit, den Kopfstand vorerst nicht ausführen, dafür mehr Schulter öffnende Übungen
→ Bei längerer Übungsausführung kippt das Gesäß meistens nach rechts ab

Ursache: Bei 80% aller Schüler liegt die linke Schulter im Stehen höher als die rechte.

- Mehr Kraft zum Herausheben aus der rechten Schulter einsetzen und linkes Bein höher strecken. Der Korrigierende möge die unterschiedliche Fußhöhe ignorieren. Wichtiger sind die Beckenaufrichtung und die Streckung der Wirbelsäule.

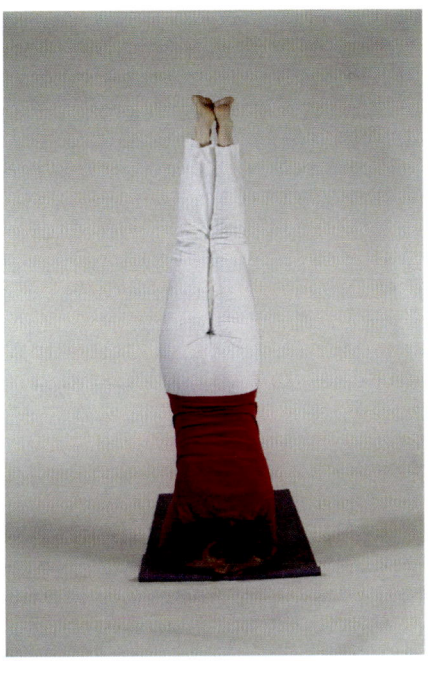 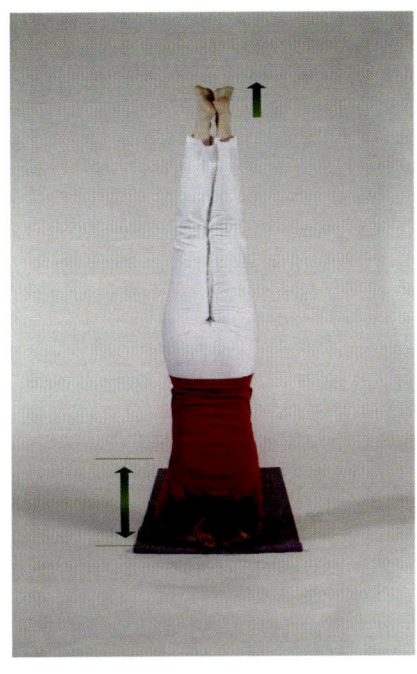

→ Kurze Oberarme, dadurch kann der Abstand von den Schultern zu den Ohren nicht vergrößert werden

- Schwierig, aber meistens hilft: Stützdreieck kleiner machen. Handflächen ganz zusammen lassen und Kopf vor der Handwurzel aufstellen.

→ Trotz des vergrößerten Abstands zwischen Schulter und Ohren, fühlt sich die Halslage nicht gut an

- Hinweis auf ein Halsproblem, eventuell kein Kopfstand möglich

Kontraindikationen:

- Menstruationsphase
- Herzerkrankungen
- Netzhautablösung
- Ohrenprobleme
- Hoher Blutdruck
- Halswirbelschiefstellung

135

5.6 Schulterstand *SalambaSarvangasana I*

Yogatherapeutischer Ausgangspunkt:

Umkehrstellungen haben eine tiefe Wirkung auf den Kreislauf und die Verdauung. Sie beleben den Geist: „Frisches Blut gelangt zum Gehirn".

Der Schulterstand ist auch eine hervorragende Übung für Frauen, da der Hormonhaushalt dabei harmonisiert wird. Therapeutisch interessant ist auch die Wirkung auf die Atmung. In der Umkehrhaltung kann das Zwerchfell besonders tief einsinken - eine schöne Reinigungswirkung. Aufgrund der Stellung des 7. Halswirbels (verstärkter Fortsatz) und der Atemtypisierung ist es etwa für die Hälfte aller Menschen besser, den Schulterstand auf einer Erhöhung auszuführen. Durch die zahlreichen Probleme im Hals- und Nackenbereich wird diese Ausführung für immer mehr Menschen wichtig. Die Unterlage sollte aber nicht so weich sein (Aufbau im Anhang).

Ausführung:

- Ausgangslage ist die Rückenlage mit Schulterstandsklötzen. Der Kopf liegt dabei tiefer als die Schulter. Es ist gut, wenn der Kopf auf einer rutschenden Unterlage liegt. Dadurch kann sich der Hals besser von allein ausrichten.

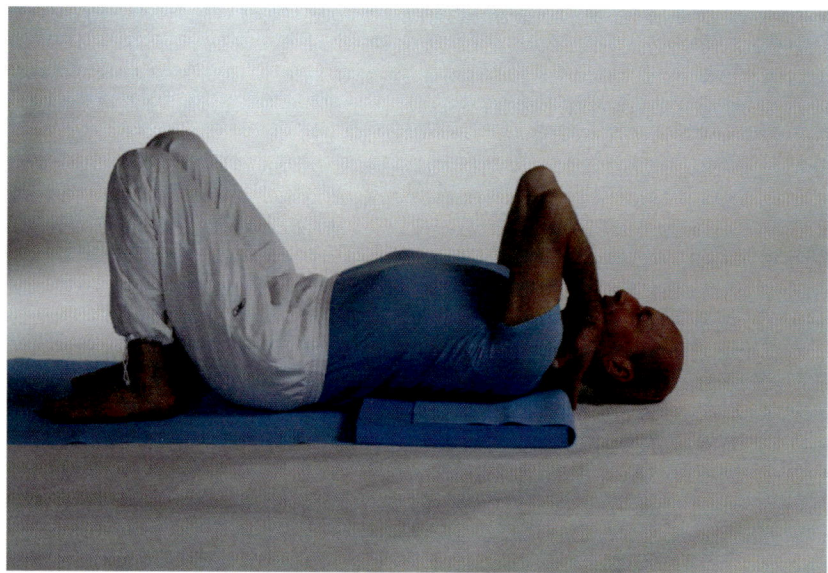

- Heben Sie die Beine und stützen Sie sich mit den Händen. Mittelfinger in Verlängerung des Unterarms.

- Überprüfen Sie noch einmal die Halslage. Der Hals sollte frei schwebend bleiben können. Mit der Zeit werden Sie das beste Verhältnis zwischen Ausgangsposition und Aufschwung finden.
- Setzen Sie die Ellenbogen möglichst parallel zueinander oder halten Sie diese mit einer Leine in Position.
- Die Höhe der Aufrichtung ist zunächst zweitrangig. Wichtiger ist der Impuls zum Heben der Wirbelsäule aus der Schulter heraus. Oder anders ausgedrückt: Die Minimalforderung ist das „Verschwinden" des 7. Halswirbels in der Nackenmuskulatur bei auseinanderstrebenden Schultern.
- Der Nacken wird lang. Die Schultern entfernen sich von den Ohren.

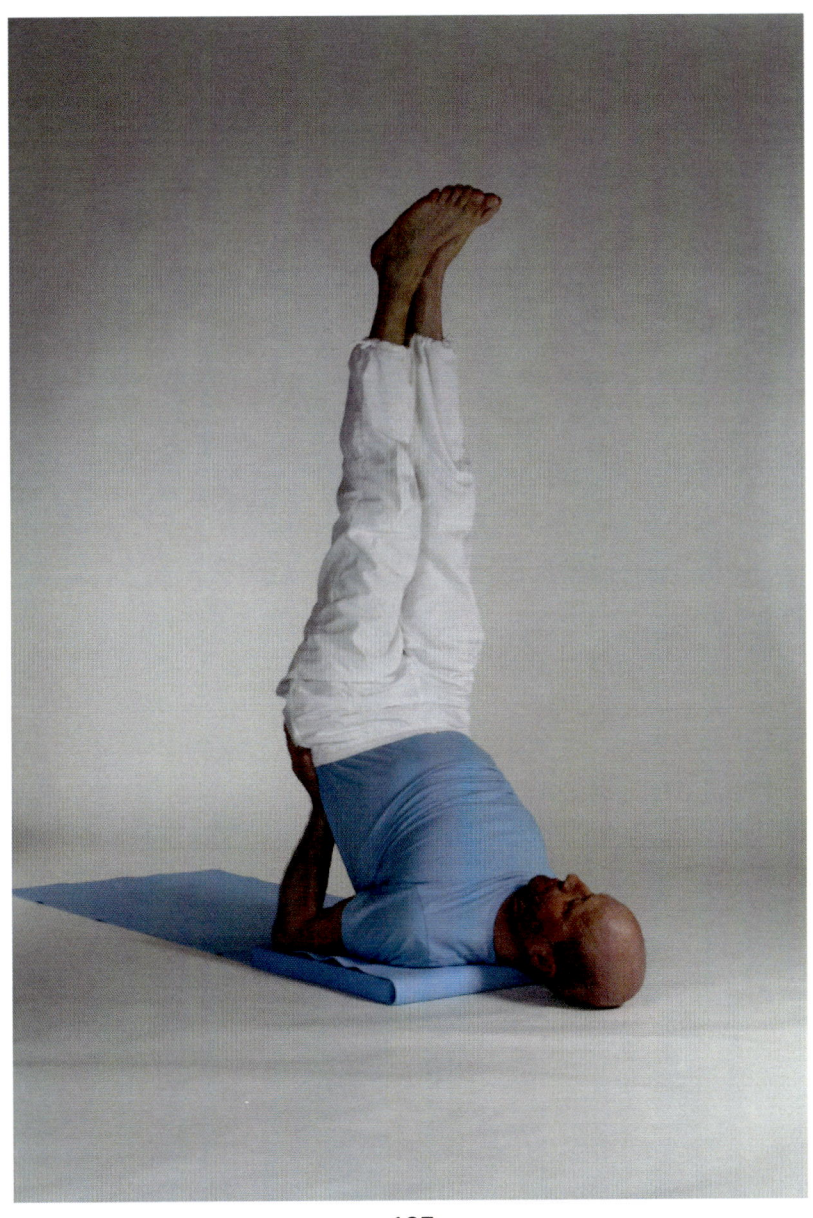

- Machen Sie sich folgenden Schritt klar: Das Kinn strebt zum Brustbein. Anders herum würde der Hals in eine ungünstige Position kommen (Aufpassen! Unterkiefer locker lassen. Am besten mit einem Lächeln, dann sinkt der Unterkiefer zurück).
- Wandern Sie durch den Körper und überprüfen Sie alle Positionen. Dahinein bringen Sie Ihren Atem.
- Zum Auflösen gehen Sie weiter zum Pflug oder rollen ab und lassen nachwirken. Wenn Sie auf einem höheren Berg standen, landen Sie am besten mit einem Fuß voran (weiche Kreuzbeinlandung).

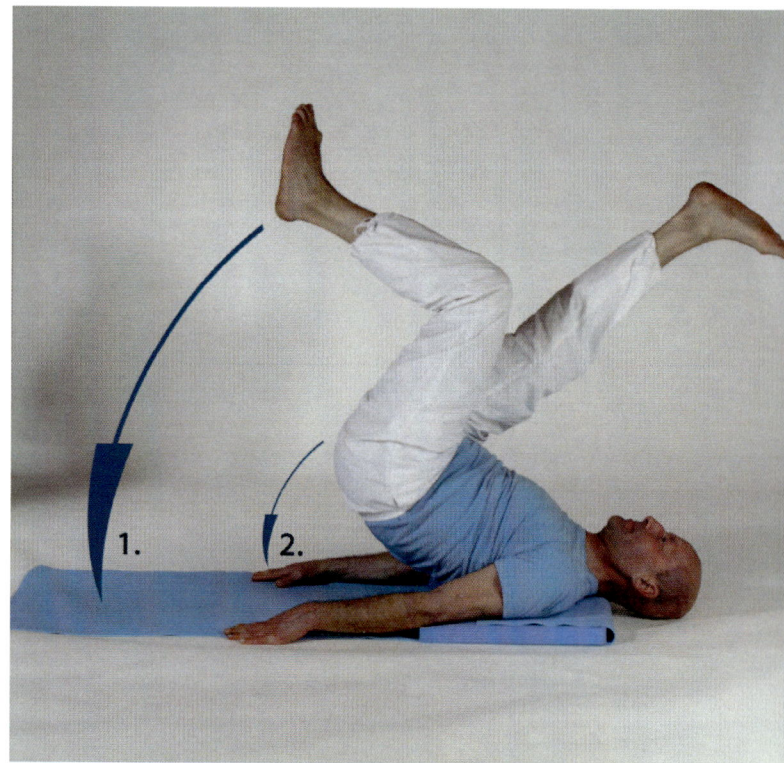

Mögliche Feinarbeit:

- Mehr Streckung . Füße mehr hinter dem Gesäß. Ist anstrengender in den Armen, aber dadurch wird der Rücken weicher und die Schulter steht günstiger.
- Innenrotation im Unterschenkel und Nullstellung im Oberschenkel. Fersen bleiben zusammen. Eine schöne öffnende Wirkung in Hüfte und unterem Rücken.

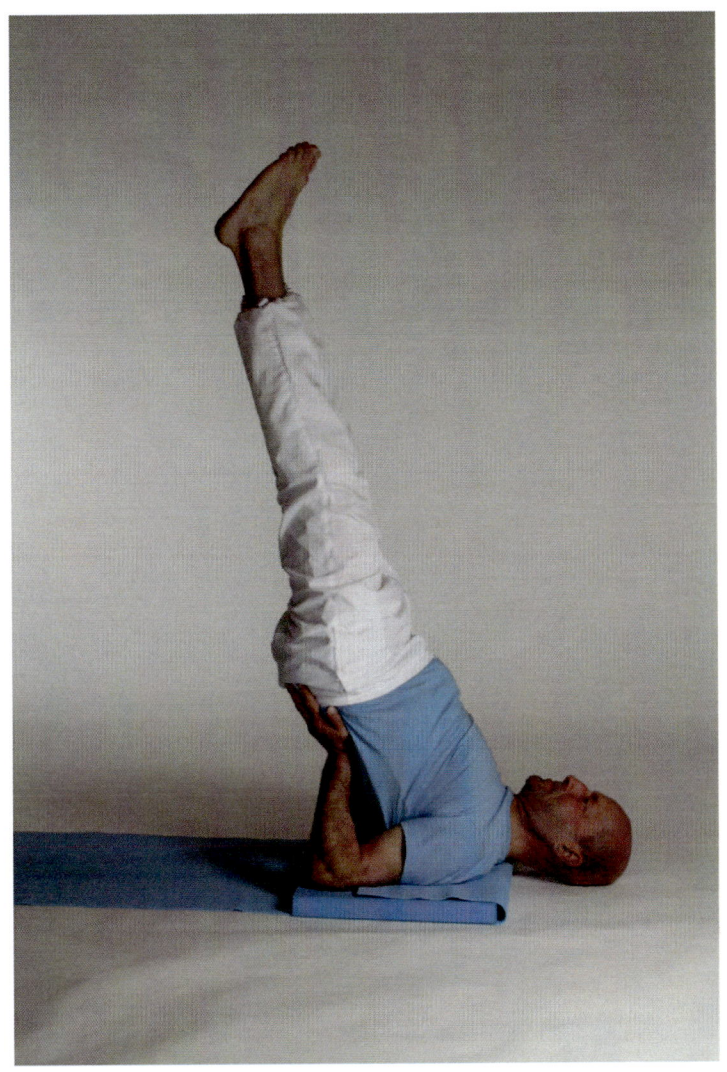

- Wenn Sie nicht mit der Leine gebunden sind, müssen Sie die Parallelstellung der Oberarme öfter mal wieder nachrichten (oder bei starken Schultern: Fast- Parallelstellung der Arme).
- Hohe „Schulterkunst": Wirbelsäule zwischen den Schulterblättern ist angehoben. Die Schultern rotieren nach innen, die Oberarme nach außen.

Alles ist Millimeterarbeit, aber hochwirksam.

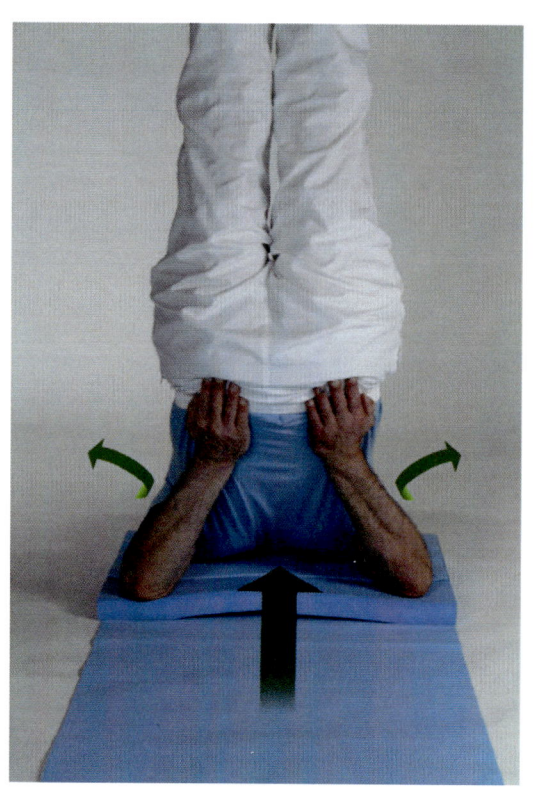

- Während Ihrer Wanderung durch den Körper können Sie auch mal die Rotationsrichtungen umkehren: Die Schultern rotieren nach außen, die Oberarme nach innen. Aber die Hauptvariante lassen Sie die andere Richtung sein.

Hilfe bei Problemen:

→ Schulter ist verspannt oder sehr muskulös und die Oberarme können nicht parallel gehalten werden

- mit Leine gut dosiert zusammenhalten.

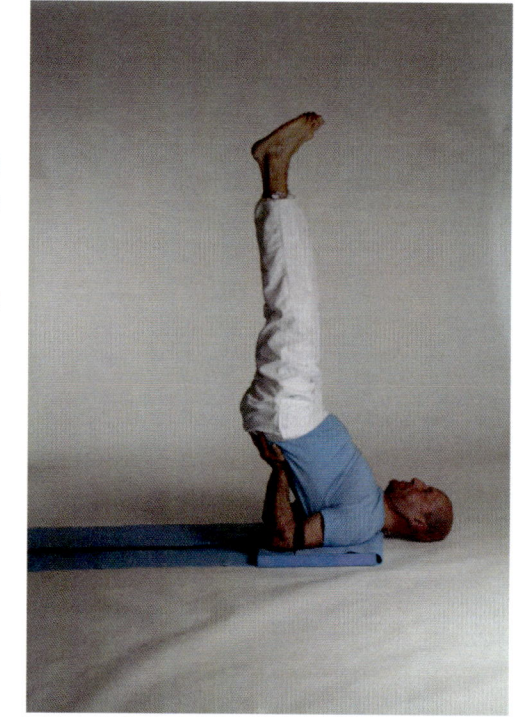

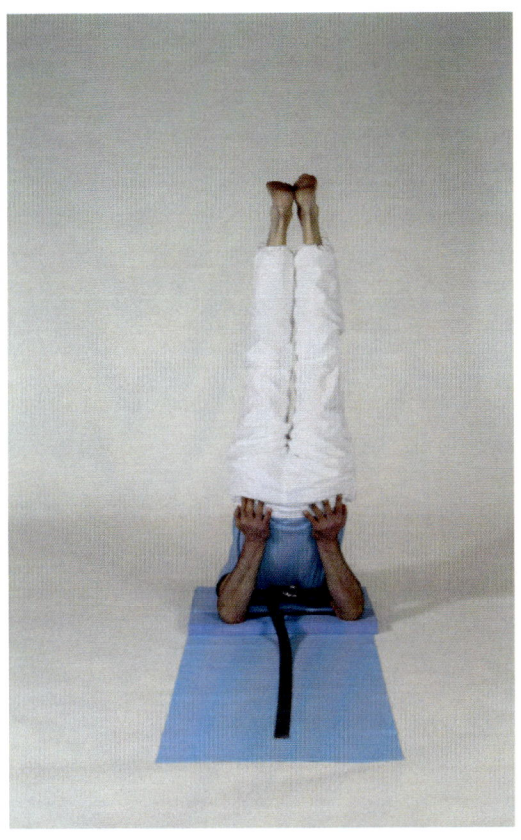

→ Kraft der Arme und Hände nicht ausreichend zum längeren Halten

- Handhaltung überprüfen. Mittelfinger in Verlängerung des Unterarmes. Kleiner Trick: eventuell Hände hinter die Beckenkämme.
- Pause in lockerem Pflug. Knie in Richtung Stirn gebeugt.

→ Halslage wird als unangenehm empfunden

- Experimentieren mit unterschiedlichen Stellungen. Schulter mehr weg von der Kante oder mehr darüber (auf jeden Fall den Hals frei schwebend lassen)
- Weniger Aufrichtung (halber Schulterstand)
- Experimentieren Sie mit unterschiedlichen Berghöhen (von 0-7 cm)

→ Schmerzen im unteren Rücken

- Variante mit Stuhl (halber Schulterstand)

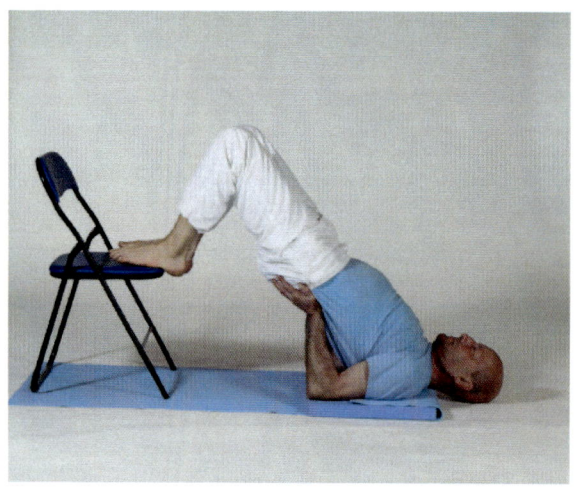 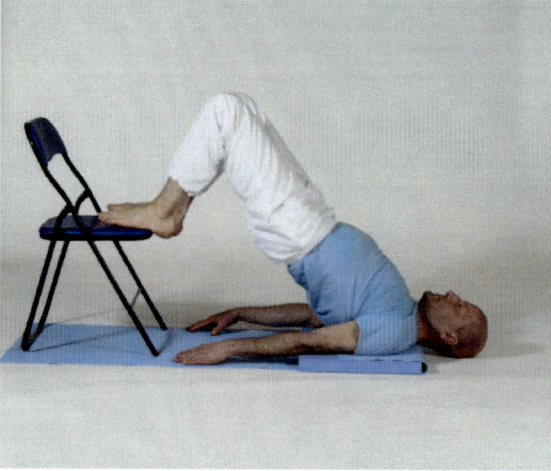

1. Stellen Sie nicht grundsätzlich den Kopf gerade. Wenn ein Halswinkel schief steht, muss der Kopf leicht geneigt bleiben.
2. Es besteht ein Zusammenhang zwischen Fehlstellung des 7. Halswirbels und den Schilddrüsenerkrankungen. Bei Schilddrüsenproblemen wird grundsätzlich die „Bergvariante" angeraten. Eventuell ebenfalls mit Kopfneigung.

Kontraindikationen Schulterstand:

- Menstruationsphase
- Herzerkrankungen
- Netzhautablösung
- Ohrenprobleme
- Hoher Blutdruck (Nicht generell, etwa bei der Hälfte aller Fälle hatten der Schulterstand auf dem Berg oder der halbe Schulterstand eine lindernde Wirkung. Das hängt von der Ursache des Bluthochdrucks ab.)
- Bei Halswirbelschiefstellung (Korrekturhinweise beachten)

5.7 Der Pflug *Halasana*

Yogatherapeutischer Ausgangspunkt:

Im klassischen Yoga ist der Pflug „eine Stellung, die den Boden vorbereitet für eine neue Saat". Die Asana bereitet die Übenden auf Veränderung vor. Der Pflug verstärkt die Wirkung des Schulterstandes. Therapeutisch besonders interessant ist u.a. die Wirkung auf die inneren Organe und natürlich die Rückseitendehnung.

Eigentlich ist der Pflug eine umgekehrte Vorwärtsbeuge. Und es besteht auch ein enger Zusammenhang. Der Pflug wird in dem Maße wirkungsvoller, wie Sie Erfahrungen in der

Vorwärtsbeuge sammeln. Wenn Sie im Schulterstand auf einem Berg stehen, bleiben Sie auch im Pflug dabei. Lösen Sie sich von Gedanken, dass die Füße möglichst auf den Boden müssen. Dieses Absenken hat nur Zweck, wenn dabei das Schambein vor dem Kinn stehen bleiben kann. Wenn die Becken- und Hüftdehnbarkeit oder die persönliche Anatomie dies nicht zulässt, wäre die Belastung des Halses zu stark.

Ausführung:

- Ausgangslage ist der Schulterstand
- Senken Sie die Beine über den Kopf auf den Boden oder auf einen bereitgestellten Stuhl.
- Ziehen Sie den Mittelfuß zu sich heran.
- Strecken Sie die Arme von sich weg. Einige Übende können die Hände zusammen lassen.
- Schaukeln Sie seitlich mit dem Gesäß. Dabei heben Sie sich noch mehr aus der Schulter heraus. Der 7. Halswirbel verschwindet wieder in der Nackenmuskulatur.
- Das Kinn strebt in „Richtung Brustbein" (nicht umgekehrt).
- Streben Sie mit dem Steißbein nach oben, strecken Sie die Beine. Lassen Sie das Schambein vor dem Kinn stehen.

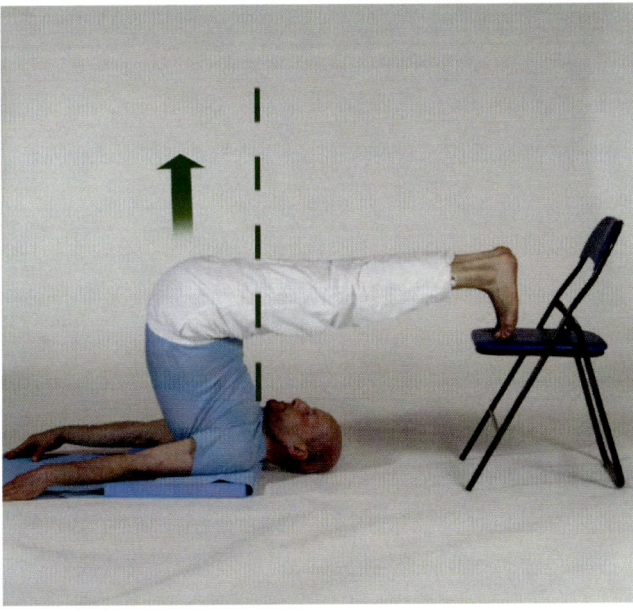

- Wandern Sie durch den Körper. Experimentieren Sie mit unterschiedlichen Dosierungen.
- Dahinein bringen Sie Ihren Atem.
- Lösen Sie die Stellung auf und rollen Sie ab. Wenn Sie auf einem hohen Berg standen, ist es meistens angenehmer mit einem Bein voran zu landen.

- Mehr Raum schaffen in der Schulter. Wirbelsäule bleibt aus der Schulter gehoben und gleichzeitig streben die Schulterblätter auseinander. Schlüssel dazu ist die Innenrotation der Schulter und die Außenrotation der Oberarme.
- Spiralige Bewegungen in den Beinen. Fersen zusammenlassen, Unterschenkel rotieren nach innen, die Beine sind gestreckt. Meistens auch eine erstaunliche Wirkung im unteren Rücken.

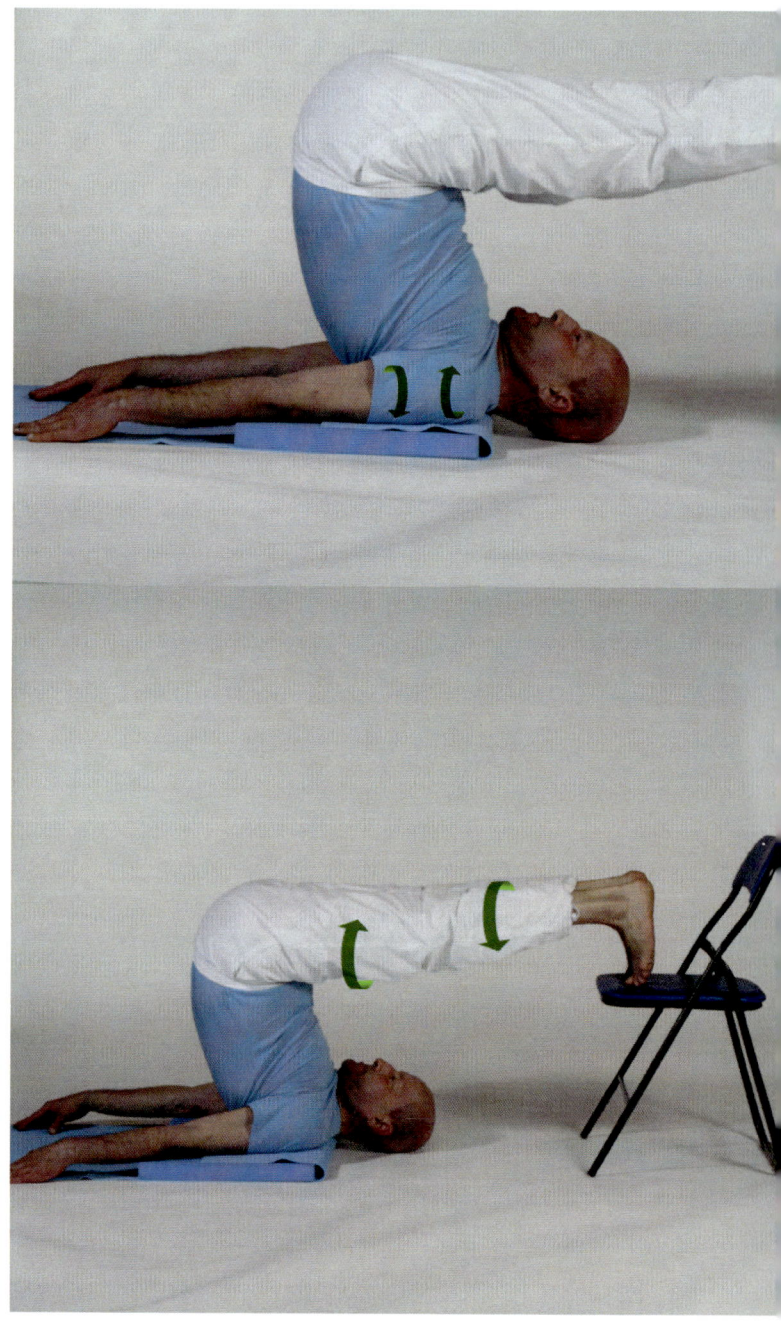

Hilfe bei Problemen:

→ Stellung wird als unangenehm im Hals oder unterem Rücken empfunden.

- Füße auf den Stuhl ablegen
- Vorerst kein Pflug, erst einmal geduldig mehr die Vorwärtsbeuge üben
- Schambein noch mehr vor dem Kinn lassen

→ Arme rutschen auseinander (meistens wenn im Schulterstand die Oberarme schon nicht parallel bleiben konnten. Nackenhebung wird dann schwierig.)

- in der Leine bleiben
- Pflug mit gefasster Leine

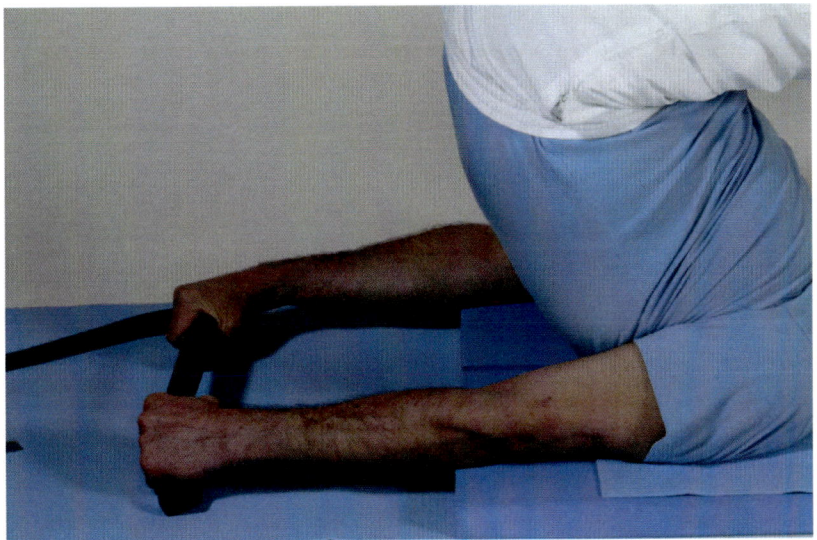

→ Beinstreckung selbst mit Stuhl nicht möglich

- geduldig weiter anstreben
- eventuell Ablage der Beine noch mehr erhöhen

5.8 Der Fisch *Matsyasana*

Yogatherapeutischer Ausgangspunkt:

Der Fisch ist eine wunderbare Herz öffnende Übung. Die Atemkapazität und das Bewusstsein werden erweitert. Das Üben des Fisches ist eine schöne Gelegenheit, Länge und Räume zu schaffen und zu ergründen. Die Anwendung der spiraligen Bewegungsmuster ist die Grundlage dazu. Machen Sie sich immer wieder klar, die Gesamtkomposition entscheidet über die Wirkung, nicht die Höhe der Brustbeinhebung.

Die Stauchung der Wirbelsäule ist zu verhindern. Länge schaffen ist der Schlüssel für die Wirksamkeit.

Ausführung:

1.Phase

- Die Ausgangslage ist die Rückenlage. Die Fersen liegen auf der Matte. Die Knie sind leicht gehoben.
- Legen Sie die Hände unter dem Gesäß nebeneinander und bewegen Sie diese in Richtung Füße. Dadurch vergrößert sich der Abstand zwischen Schultern und Ohren. Die Schulterblätter streben auseinander.
- Finden Sie eine Handhaltung, vor der Sie sicher sind, dass Ihnen nicht die Hände einschlafen. Oder genauer gesagt: Die Sitzbeinhöcker sollen nicht auf die Handnerven drücken. Vielleicht hilft auch, die Schulter und/ oder Hände mehr auseinander oder die Handflächen nach oben zeigen zu lassen.

2. Phase

- Heben Sie leicht das Brustbein: Finden Sie eine neutrale Halslage. Der Kopf soll nur sich selber tragen.
- Bauen die gedanklich einen Turm aus 3 Fäusten. So hoch heben Sie die Knie.
- Mit einem gut dosierten Druck der Oberschenkel halten Sie den Impuls des Schulteröffnens (der Abstand zwischen Schulter und Ohren vergrößert sich). Aber nicht zu stark. Der Schultergürtel soll nicht auf den Brustkorb drücken und die Atmung behindern.
- Richten Sie das Becken auf: Das Schambein zieht in Richtung Bauchnabel. Finden Sie eine Dosierung, in der Sie merken der untere Rücken wird lang und sinkt.

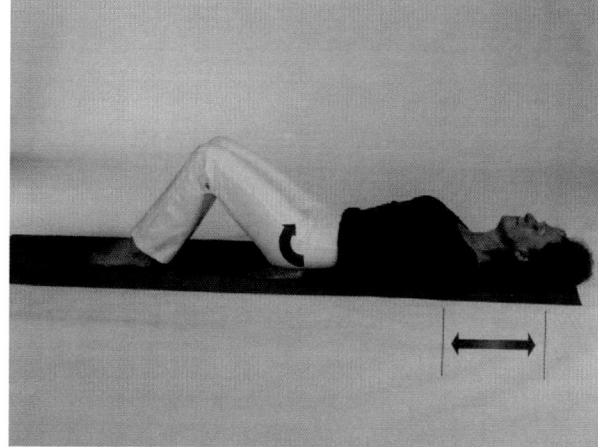

- Halten Sie die Füße nach oben zeigend und ziehen Sie die Mittelfüße in Richtung Knie (nicht die Zehen). Damit bekommt der untere Rücken meistens mehr Streckung und sinkt besser.
- Wenn nötig, experimentieren Sie mit unterschiedlichen Kniehöhen, Beindrücken und Winkeln.

3. Phase

- Jetzt soll auch der Brust- und Schulterbereich Raum bekommen.
- Das Brustbein steigt, die Schulter bleibt weg von den Ohren. Der untere Rippenbogen kann als Anzeiger dienen. Wenn er stark herauskommt, ist die Streckung der Wirbelsäule nicht mehr gegeben.
- Jetzt lassen Sie die Schulterblätter auseinander streben. Die Schulter rotiert nach innen. Das bedeutet jetzt, sie darf etwas nach vorne rollen. Die Oberarme rotieren nach außen.
- Alles bleibt sanft und gut dosiert.

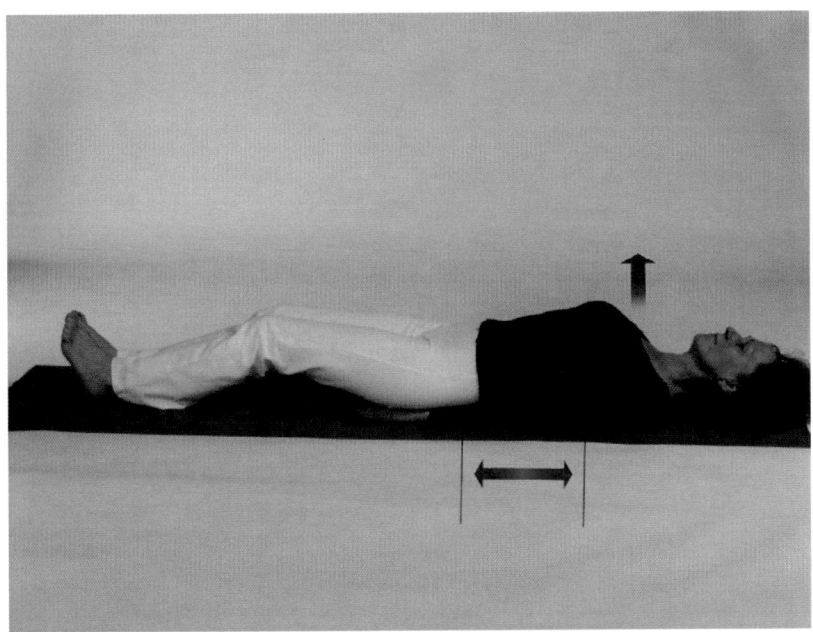

- Wandern Sie durch den Körper und überprüfen Sie alle Positionen. Dahinein lassen Sie den Atem fließen und schaffen Raum auch mit dem Atem.
- Lösen Sie die Stellung auf und spüren Sie einen Moment nach.

- Beinstreckung in dem Maße wie der untere Rücken gestreckt bleibt.
- Arbeiten Sie die spiraligen Bewegungsmuster der Beine mehr aus: Die Unterschenkel rotieren nach innen. Die Fersen werden fast zusammen gelassen. Die Knie zeigen nach oben und die Oberschenkel rotieren nach außen oder, je nach Beinstreckung, mindestens in Rotationsnullstellung. Finden Sie eine Dosierung, in der Sie den unteren Rücken wirklich gestreckt halten können.
- Zehstreckung/ Zehspreizung.

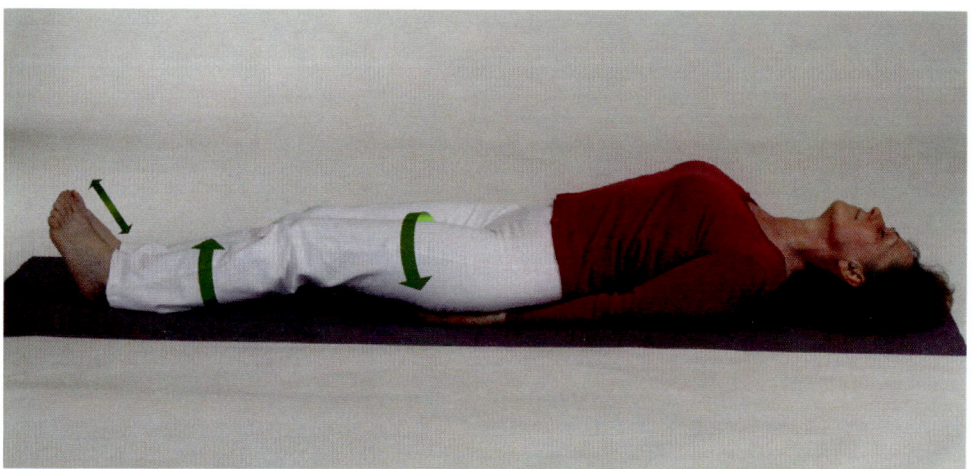

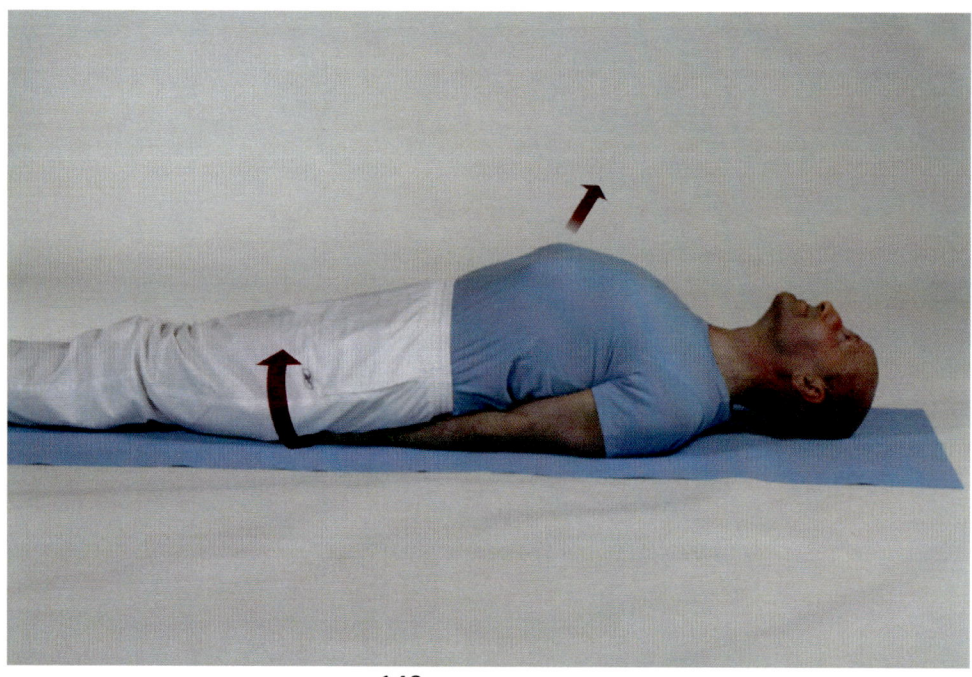

- Im Schulter- und Armbereich können Sie auch zeitweilig mit umgekehrten Rotationsrichtungen arbeiten: Die Schulterblätter rotieren nach außen, die Oberarme nach innen. Seien Sie sich immer bewusst, dass die Innenrotation der Schulter die dominante Bewegung ist.

Hilfe bei Problemen:

→ Bei Brust- und Schulteröffnung geht die Schulter wieder mehr in Richtung Ohren.

- alles sanfter, Gesamtkomposition ist wichtiger

→ Halslage wird als unangenehm empfunden

- Ziehen sie den Kopf nicht so weit nach hinten.
Experimentieren Sie: Die Schulter mehr auseinander bringen, den Rippenbogen mehr rein.

→ Schulter kann nicht auseinanderstreben

- Mehr Innenrotation der Schulter, alles sanfter.
- Schulter mehr weg von den Ohren.
- Eventuell die Handflächen nach oben gedreht halten.

→ Rippenbogen kommt heraus, wenn die Schulter sinkt

- Kompromiss bilden, Beides sanft verbinden.
- Das Becken mehr aufrichten.

5.9. Die Vorbeuge

5.9.1 Die Vorwärtsbeuge *Pashimottanasana*

Yogatherapeutischer Ausgangspunkt:

Im klassischen Yoga zählt die Vorwärtsbeuge als „Königin der Asanas". Sie hat eine enorme Tiefenwirkung auf allen Ebenen. Es heißt auch: Mit der Beherrschung der Vorwärtsbeuge wird alles leichter. Und jetzt beginnt es für den westlichen Menschen schwierig zu werden. Wichtiger Übungsgrundsatz ist absolute Geduld. Lösen Sie sich von der Zielvorstellung, mit den Händen unbedingt die Zehen berühren zu wollen. Es wäre zwar ein schöner Energiekreislauf, aber der funktioniert nur, wenn dabei der Rücken nicht blockiert wird.

Wie in allen Stellungen, ist auch hier individuelle Anpassung wichtig. Besonders in der Hüfte ist eine große Bandbreite von individuellen Knochenwinkeln und

Bindegewebsspannungen möglich. Und danach richtet sich die Ausführung. Es ist immer Ihre persönliche Vorwärtsbeuge. Um die Vorwärtsbeuge zur Wirkung zu bringen, ist sehr subtiles Arbeiten notwendig. Mit der Beachtung der Körpervorderseite schützen Sie den unteren Rücken vor einer Fehlbelastung. Tiefenarbeit in der Vorwärtsbeuge bedeutet, die inneren Beckenbodenmuskeln zu kräftigen und zu dehnen. Diese Muskeln sind ganz wichtig für die Aufrichtung des Beckens und damit des ganzen Rückens. Die Fähigkeit die tiefen Beckenbodenmuskeln anzuspannen und zu entspannen, hat Auswirkungen auf den ganzen Körper. Nicht nur muskulär, sondern auch energetisch und geistig.

Wenn Sie die Technik ergründet haben, ist die Vorwärtsbeuge sehr gut zu längerem Halten geeignet. Die Haltezeit darf das 2-4 fache der Haltezeit der Summe der Rückwärtsbeugen betragen. Aber achten Sie darauf, dass es auf keinen Fall im unteren Rücken zieht (auch nicht zwischen den Schulterblättern und/ oder in der Kniekehle). Eine Dehnspannung darf durch die Schambeinhebung und an der Rückseite der Beine entstehen (Abschnitt etwa 10 cm vor dem Knie bis 10 cm an die Sitzbeinhöcker heran).

Ausführung:

1. Phase

- Sie sitzen, Ihre Beine sind lang ausgestreckt.
- Stützen Sie sich nach hinten auf, strecken Sie die Beine. Dabei halten Sie den Mittelfuß aufgestellt.
- Erinnern Sie sich, wo die Hüftgelenke sind: 15-20 cm voneinander entfernt, an der Vorderseite der Beckenschaufel. Das ist wichtig für das Verstehen der Übung.
- Heben Sie gut dosiert das Schambein. Schaffen Sie so Raum in den Hüftgelenken.

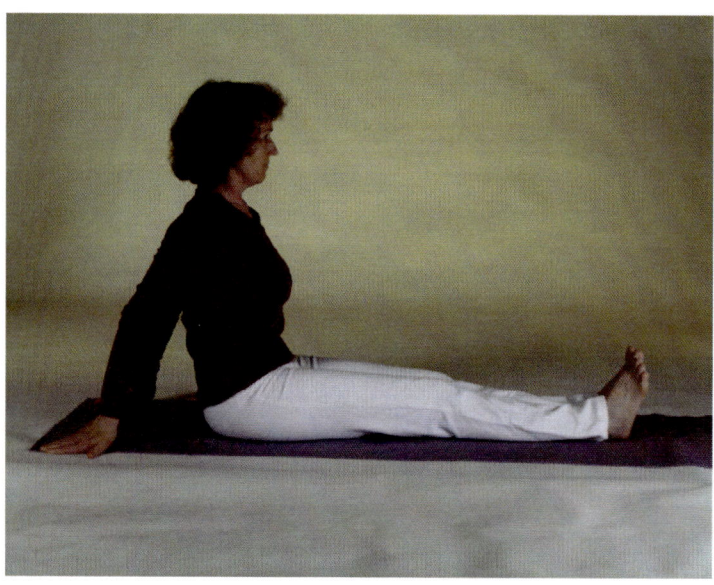

2. Phase

- Jetzt setzen Sie sich gerade auf. Die Finger zeigen nach vorne. Strecken Sie die Wirbelsäule. Achten Sie darauf, dass der untere Rippenbogen nicht vorstürzt.
- Halten Sie den Impuls zum Schambein heben. Lassen Sie die Schulter auseinander fließen.

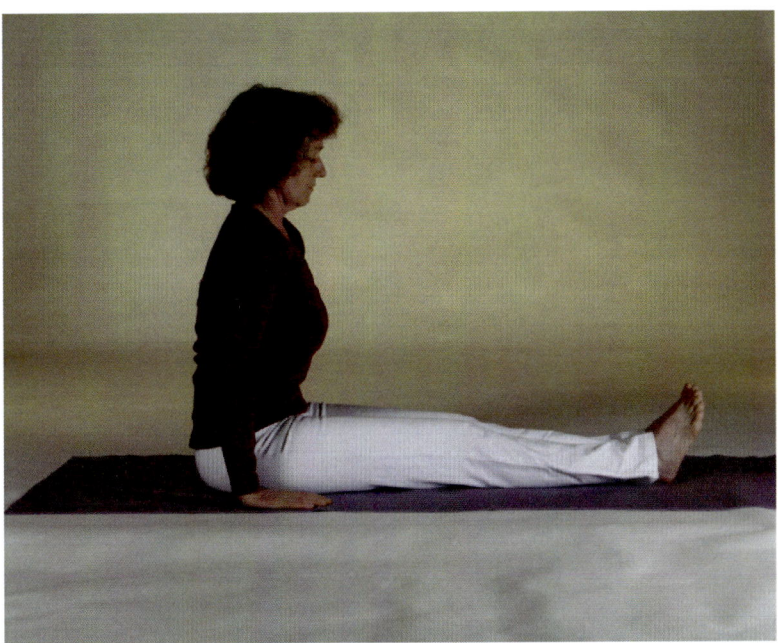

3. Phase

- Wenn Sie bereit sind, heben Sie die Arme und beugen Sie sich, im Becken und in den Hüften Raum schaffend, nach vorne. Trick dazu: Ziehen Sie den Bauchnabel etwas ein und „klappen" Sie ihn in Richtung unterer Rippenbogen.
- Legen Sie die Hände auf die Unterschenkel oder vielleicht auf die Zehen. Sie können auch die Leine nutzen, aber nicht zum Ziehen, nur zum Lockerbleiben der Schulter.
- Jetzt eine schwierige, aber entscheidende Aufgabe: Das Schambein strebt nach oben und der untere Rücken strebt in Richtung Boden. Vielleicht hat der Bauchnabeltrick Sie schon dort hingebracht. Machen Sie es noch bewusster.
- Diese Kombination ist ganz wichtig für die tiefen Muskelschichten und für den Fluss der Energie.

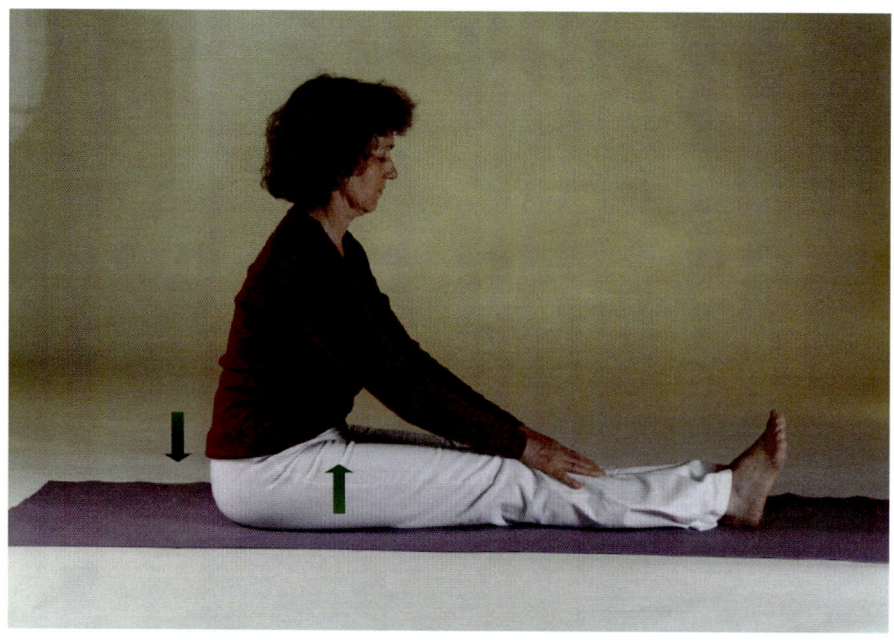

- Wenn es Ihnen schwer fällt, die Richtung aufzunehmen, können Sie mit den Händen nachfühlen. Eine Hand am Schambein, die andere am Kreuzbein.
- Nun werden die anatomischen Unterschiede deutlich. Manche Schüler liegen mit dem Bauch fast auf den Oberschenkeln, andere können nur wenig beugen. Das ist zweitrangig. Wichtig ist der Impuls an Vorder- und Rückseite.
- Der obere Rücken darf sich nach vorne beugen. Aber nicht nach vorne gezogen werden.

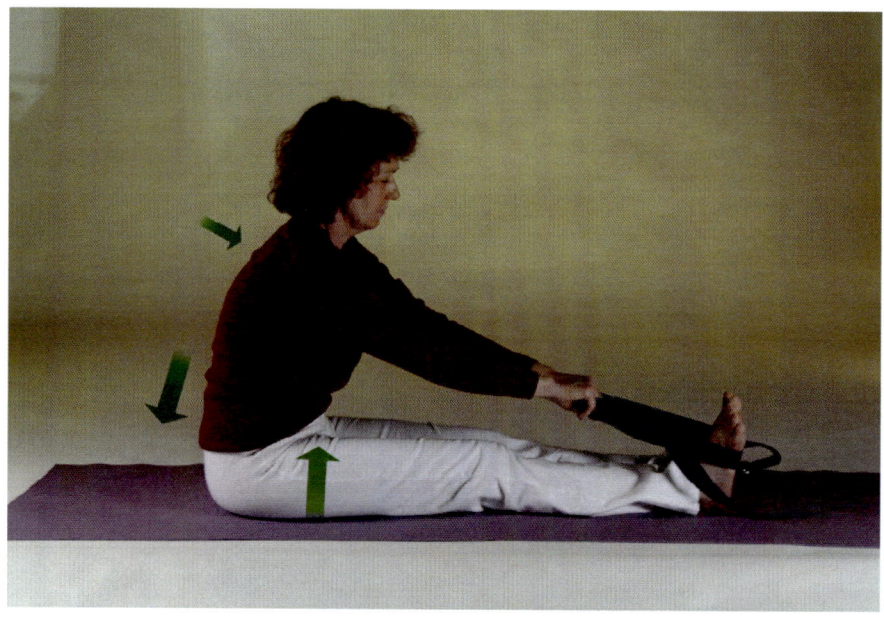

- Lassen Sie die Schulterblätter auseinander streben.
- Zeitweise können Sie auch mal die Knie beugen. Aber die Tiefenwirkung erreichen Sie erst mit der Beinstreckung und spiraligen Bewegungsmustern in den Beinen.
- Wandern Sie durch den Körper. Schaffen Sie immer wieder Räume in der Tiefe, auch in der Schulter.
- Dahinein lassen Sie Ihren Atem fließen und erfühlen die Zusammenhänge.
- Lösen Sie die Stellung auf und spüren Sie einen Moment nach.

Mögliche Feinarbeit:

- Mehr mit spiraligen Bewegungsmustern in den Beinen üben. Knie in der Mitte, Oberschenkel rotieren nach außen, die Unterschenkel nach innen. Das wird die Hüfte mehr öffnen.
- Führen Sie die Schambeinhebung immer weniger mit den Bauchmuskeln aus. Im fortgeschrittenen Stadium bleibt der Bauch weich.
- Bei voller Beinstreckung kann es passieren, dass das Anlegen der spiraligen Bewegungsmuster nicht mehr möglich ist. Das ist vollkommen in Ordnung. Dieser Zustand wird als „Schlussstreckung" bezeichnet und darf jetzt auftreten. Aber achten Sie darauf, dass die Hüfte in der Außenrotation und die Fersen am Boden bleiben und natürlich keine Schmerzen auftreten.
- Mehr Fußarbeit:
- Ziehen Sie den Mittelfuß in dem Maße zu sich heran, wie sie die Zehen noch strecken und spreizen können.
- Mehr Schulteröffnung:Die Oberarme rotieren nach außen, die Schulter- und Unterarme nach innen.

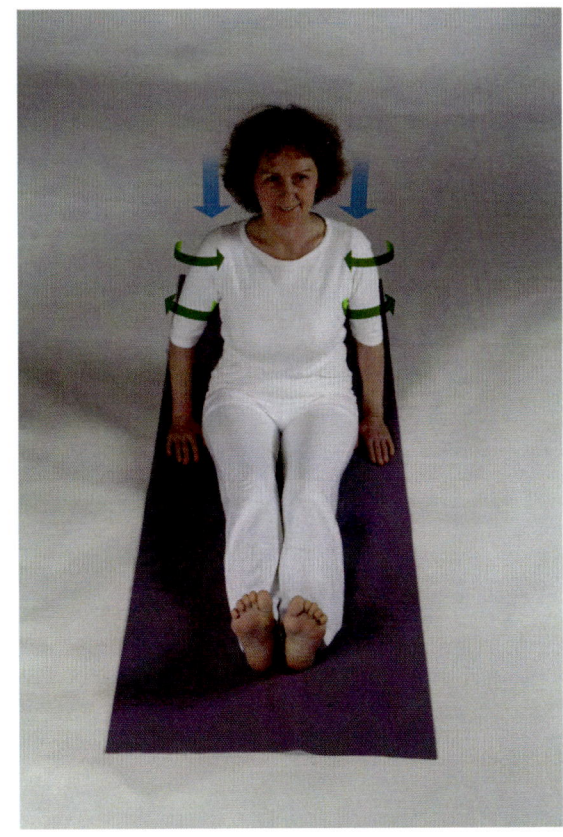

Hilfe bei Problemen:

→ Schambeinhebung und Kreuzbeinsenkung fällt schwer

- mit Händen nachfühlen
- alles sanfter ausführen, geduldig üben
- eventuell bei 1.Phase bleiben (Hände hinten lassen)

→ Vorwärtsbeuge kann nicht lange gehalten werden

- sanfter beginnen
- als Vorübung „Intensive Beinstreckung" einbauen oder erst einmal bei dieser Vorübung bleiben

→ Beinstreckung nicht möglich (Rückseite der Beine oder Hüftbeuger verkürzt)

- bei 1. oder 2. Phase bleiben, aber Beinstreckung anstreben
- mehr „Intensive Beinstreckung" üben

→ Wirbelsäule verdreht (meistens nach rechts)

- rechte Hand fasst beide Leinenenden und linke Hand in die Ellenbogen des rechten Arms.

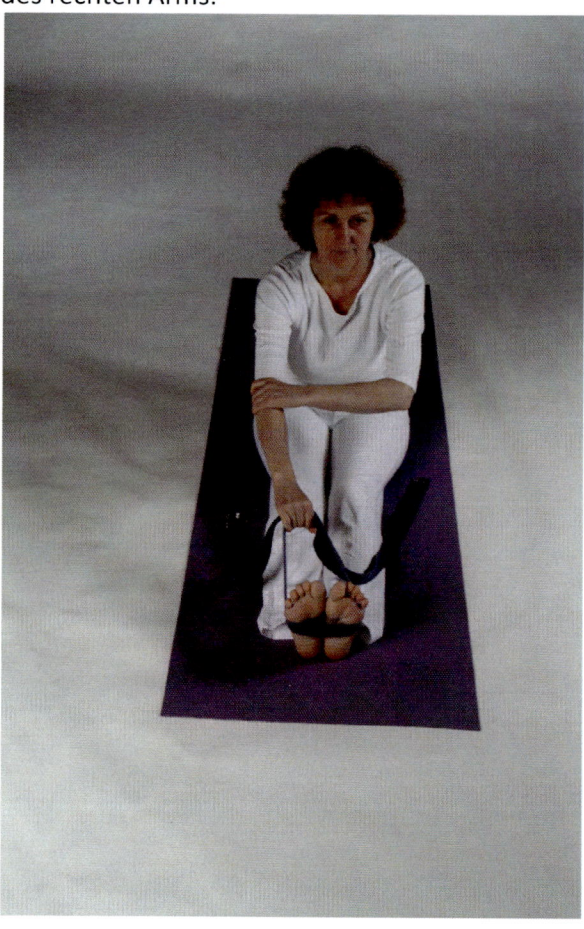

→ Bei der Beinstreckung heben die Fersen ab (Flattergelenksneigung im Knie oder kräftige Waden)

> - Schienbeine in die Wadenmuskulatur drücken
> - Knie unterlegen (Leinenrolle u.a.)

→ In der Beinstreckung schmerzen die Knie (Knie überstreckt)

> - Beinstreckung sanfter
> - Knie unterlegen
> - mehr Schambeinhebung

5.9.2 Knie- zum- Kopf- Haltung *Janushirshasana*

Yogatherapeutischer Ausgangspunkt:

Die Knie-zum-Kopf-Stellung kann als Vorwärtsbeugenvariante betrachtet werden. Sie hat aber eine gewisse Eigenständigkeit durch die spezielle Hüft- und Beckenwirkung. Therapeutisch besonders interessant ist sie durch:

> - die Verbindung zwischen Hüft- und Beckenübung und Drehung
> - die Arbeit mit den zwei Seiten, was gut für die Harmonisierung des Körpers und des Geistes genutzt werden kann

Sieht vielleicht einfach aus, aber die Feinheiten machen wieder die Wirkung. Die perfekte Beherrschung dieser Technik ist der Schlüssel für weitere Vorwärtsbeugenvarianten.

Ausführung:

1. Phase

> - Sie sitzen, wie zur Vorbereitung der Vorwärtsbeuge, Hände nach hinten, Schambein gehoben, Beine gestreckt, Mittelfuß und Zehen nach oben zeigend, Schultern streben auseinander.

2. Phase

> - Sie sitzen aufgerichtet. Halten Sie den Impuls an der Vorderseite aufrecht. Die Schultern streben auseinander. Den unteren Rippenbogen drinnen lassen.

3. Phase

> - Die linke Fußsohle an die rechte Oberschenkelinnenseite legen, so dicht wie möglich an das Schambein heran.
> - Sie können auch einmal mit beiden Händen an den linken Oberschenkel greifen und ihn mehr in Außenrotation bringen. Meistens fühlt sich das Knie so besser an.

155

- Lassen Sie beide Sitzbeinhöcker am Boden. Trick dazu: Schieben Sie das linke Knie nach hinten, der linke Fuß bleibt dabei am rechten Oberschenkel. Wenn es nicht möglich ist, beide Sitzbeinhöcker am Boden zu lassen, unterlegen Sie das linke Knie.
- Halten Sie das rechte Bein gespannt. Das Knie und der Fuß zeigen nach oben.

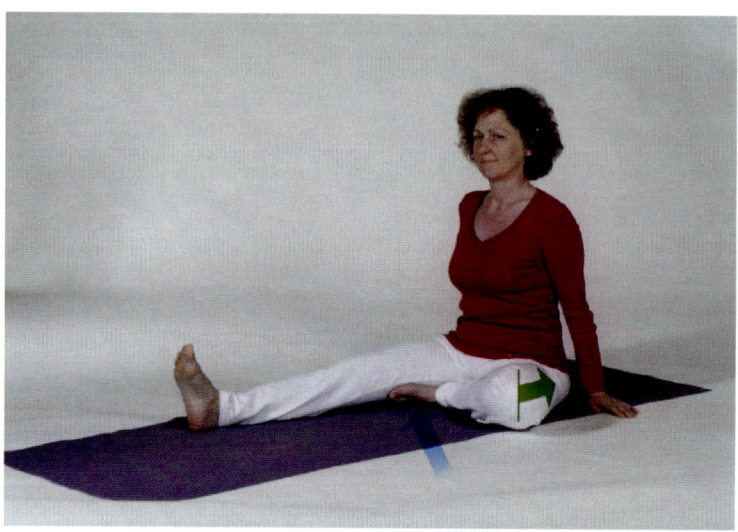

4.Phase

- Jetzt der Kernpunkt der Stellung: Sie bringen den linken Arm nach vorne und die Linie Bauchnabel – Brustbeinmitte – Kinn über das rechte Bein.

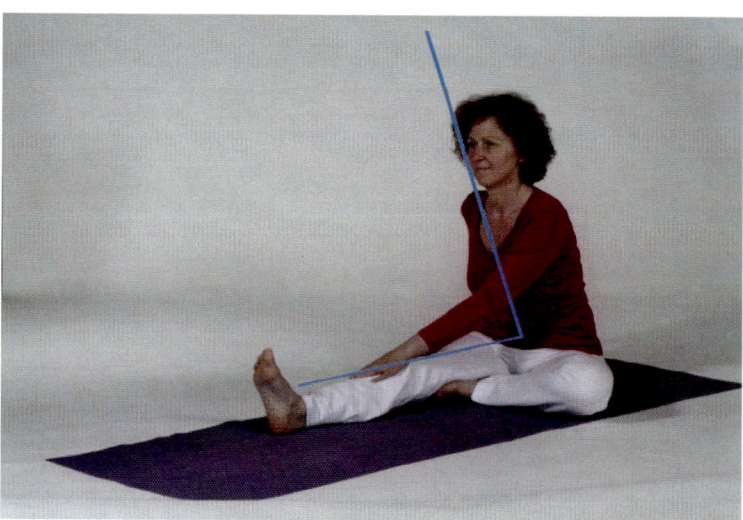

- Aber beachten: Der linke Sitzbeinhöcker bleibt am Boden.

156

- Ein kleiner Eingriff ist möglich: Die linke Hand drückt den linken Oberschenkel nach unten. Drücken Sie dicht an der Hüfte, auf keinen Fall am Knie.
- Manch einer ist jetzt erst einmal für die nächsten Wochen beschäftigt. Aber das ist vollkommen in Ordnung. Diese Richtungen müssen erst einmal klar sein.
- Wenn Sie bereit sind, gehen Sie zur nächsten Stufe.

5.Phase

- Die linke Hand greift mehr nach vorne, die rechte Hand bleibt an der Seite.

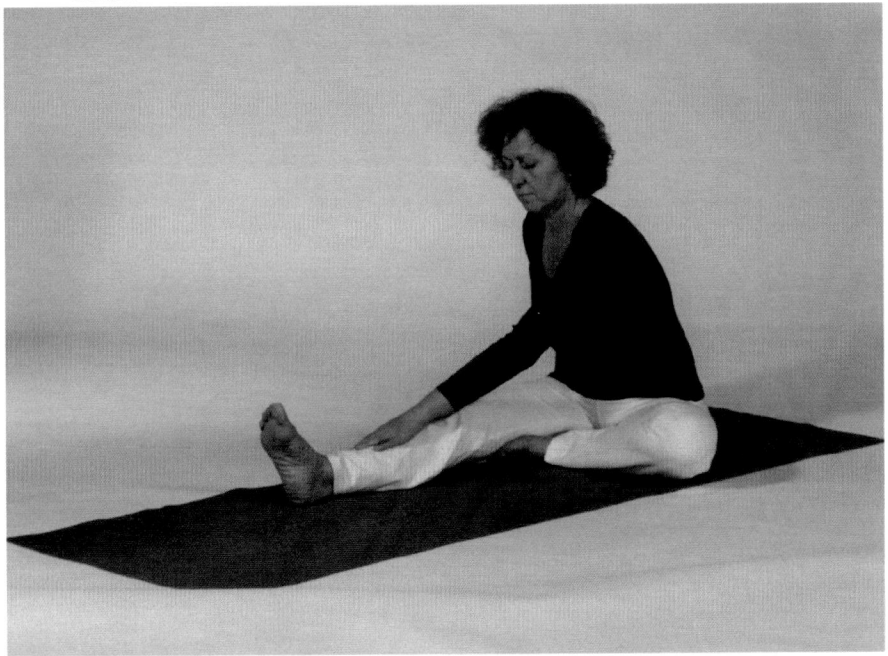

Und wieder: Die Sitzbeinhöcker bleiben beide am Boden.

- Halten Sie den Impuls der Schambeinhebung. Genießen Sie die Dehnung in der Hüfte und im Becken und wandern Sie durch den Körper. Schaffen Sie Räume auch mit dem Atem.

Für Fortgeschrittene:

- Eventuell beide Hände nach vorne bringen. Die linke Körperseite soll die Streckung behalten.
- Weitere Steigerung: Das linke Knie mehr nach hinten schieben.

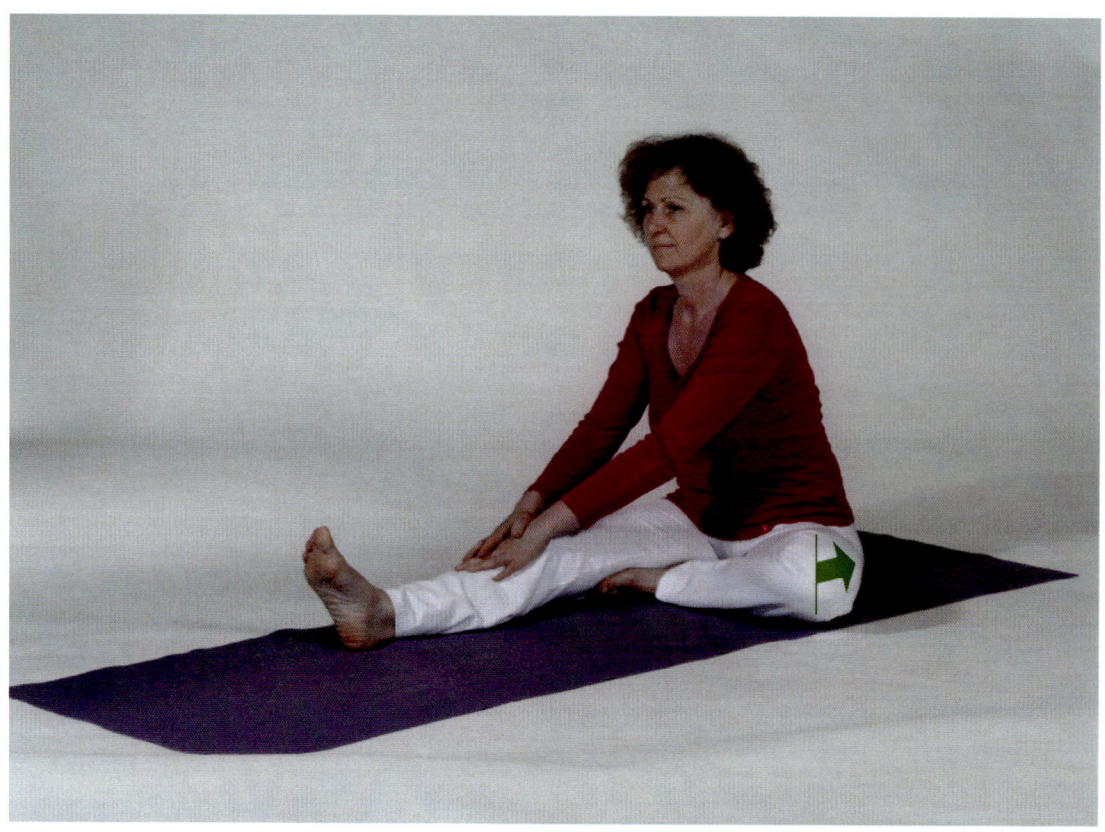

Ausführung (Fortsetzung):

- Lösen Sie die Stellung auf und wechseln Sie die Beine.
- Sitzen Sie einen Moment und machen Sie sich noch einmal klar, was passieren soll. Jetzt auf dieser Seite (linkes Bein ist gestreckt, das rechte gebeugt) wird es meistens eine größere Herausforderung. Bei den meisten Menschen hat die rechte Körperseite mehr Spannung oder sogar eine Verdrehung nach rechts. Am besten Sie planen gleich eine längere Übungszeit für diese Seite ein.
- Die Linie Bauchnabel – Brustbeinmitte – Kinn bringen Sie über das rechte Bein. Halten Sie dabei den Impuls zur Schambeinhebung .
- Die linke Hand zunächst nach hinten, die rechte strebt nach vorne usw.
- Lösen Sie die Stellung auf und spüren Sie einen Moment nach.

Hilfe bei Problemen:

→ Sitzbeinhöcker können nicht am Boden bleiben seitlich stehende Knie mehr unterlegen

- nach hinten gestützt bleiben und die Schambeinhebung üben, eventuell schon eine leichte Drehung einbringen

→ Das seitlich gelegte Knie schmerzt

-   meistens liegt der Fuß nicht dicht genug am Schambein (Knie dann mehr „verriegeln"). Die Oberschenkel mehr nach außen rotieren lassen. Noch einmal mit den Händen fassen und drehen. Wenn dies nicht hilft, dann die Übung nicht mehr ausführen. Erst einmal die „einfache" Vorwärtsbeuge üben.

→ Bei Schambeinhebung keine oder fast keine Vorbeugung möglich

-   reine Übungssache oder Körperbau bedingt. Konzentration auf die Vorderseite unbedingt beibehalten, damit schützen Sie den Rücken

→ Zu viel Spannung in der Stellung

-   mit Leine halten, aber nicht ziehen. Beachten: wenn das linke Knie gebeugt ist, muss die linke Hand vorne stehen. Wenn das rechtes Knie gebeugt, muss die rechte Hand vorne stehen.

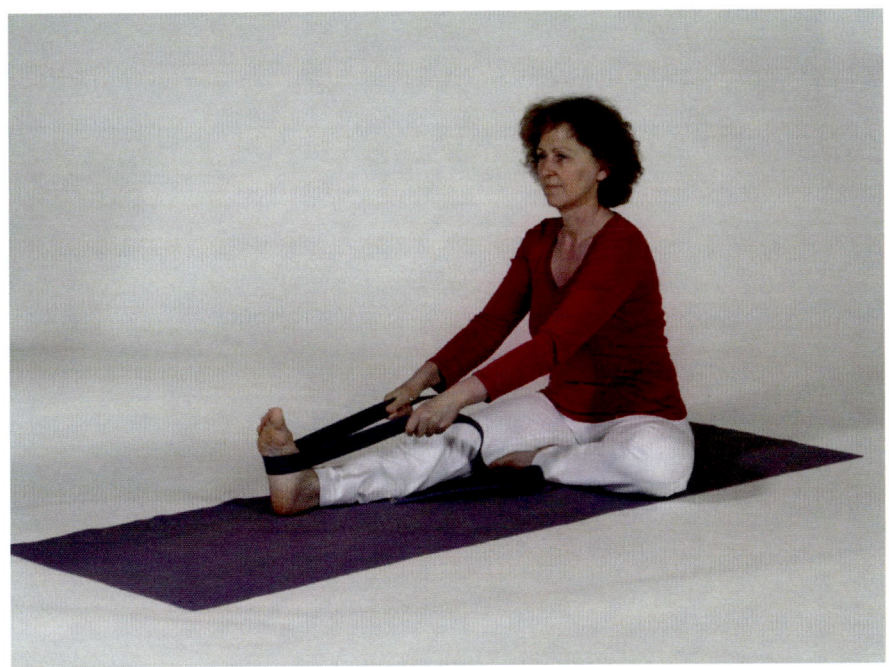

→ starke Differenzen in den Seiten

-   schwache Seite länger üben (wirklich auf die Uhr sehen)
-   oder die schwache Seite zuerst, dann erst die Schokoladenseite und dann noch einmal die schwache Seite.

→ die Ferse des gestreckten Beines hebt ab (Ursache: Flattergelenksneigung im Knie oder dicke „Wanderwaden")

-   Schienbeinknochen in die Wadenmuskulatur drücken
-   Kniekehle mit Gurt unterlegen

5.10 Die Rückbeuge

5.10.1 Die Kobra *Bhujangasana*

Yogatherapeutischer Ausgangspunkt:

Im klassischen Yoga ist die Kobra eine Haltung zur Entwicklung von Demut und Erhabenheit. Die Kobra aktiviert den Energiefluss und schafft Räume im ganzen Körper.

Zwei Punkte sind ganz wichtig zum Verstehen der Übung: Das Steißbein bleibt eingerollt und strebt in Richtung Boden. Eine Rückbeugefähigkeit im Brustwirbelbereich ist schwierig, weil die natürliche Form die Auswärtskrümmung ist, aber wichtig.

Lösen Sie sich von dem Gedanken, durch das Zurückziehen der Schulterblätter den oberen Rücken positiv beeinflussen zu können. Raum schaffen in Länge und Breite ist der Schlüssel der Wirksamkeit. Hilfreich und die Kunst dabei ist, in die geschaffenen Räume und mit diesen Räumen eine Rückbeuge auszuführen.

Eine typische Fehlerkette wäre die Verknickung im Übergang Lendenwirbel /Kreuzbein, Brustwirbel /Lendenwirbelabschnitt und Halswirbelbereich. Die Aufrechterhaltung der Streckung und die Dosierung müssen so gewählt sein, dass diese Fehler nicht auftreten.

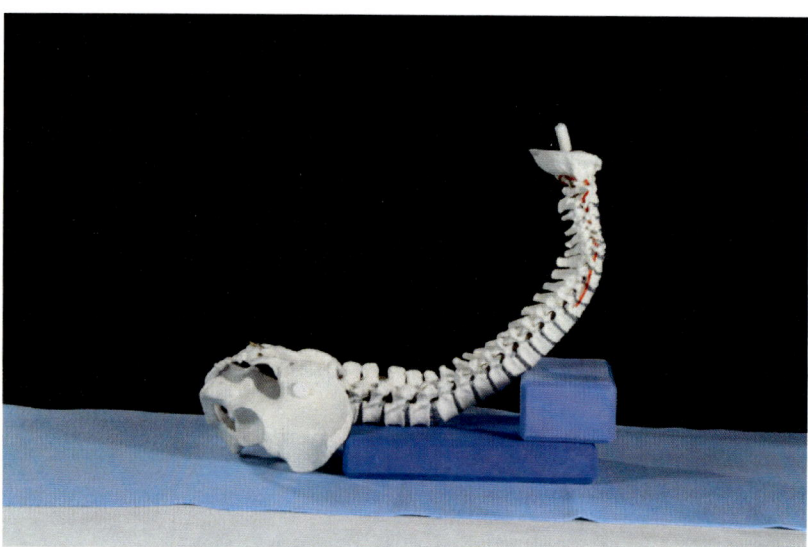

Ausführung:

    1.Phase

       -   Die Ausgangslage ist die Bauchlage. Bringen Sie die Hände unter die Schultern. Fällen Sie ein Lot von der Schulter in Richtung Boden und dorthin setzen Sie die Fingerspitzen.

- Heben Sie leicht den Oberkörper und strecken Sie gut dosiert die Beine. Die Kniescheiben schweben über dem Boden und die Füße bleiben möglichst zusammen.
- Die Fußstellung müssen Sie ausprobieren. Hilfreich sind das Wegstrecken von Mittelfuß und Zehen. Aber wenn so eine Krampfneigung entsteht, halten Sie eher eine leichte Aufstellung.
- Das Schambein bleibt nahezu und der untere Rippenbogen ganz am Boden. Zwischen beiden schaffen Sie Länge. Ein leichter Zug mit den Armen (als wollten Sie sich die Matte unter den Bauch ziehen) kann jetzt helfen.

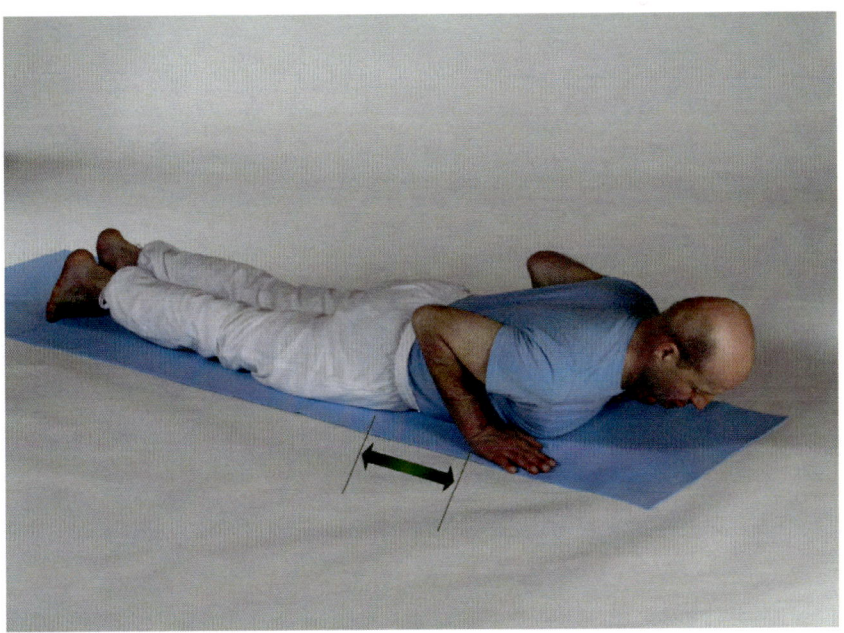

2.Phase

- Wenn Sie so Länge hineingebracht haben, halten Sie diese gut dosiert und widmen sich dem Oberkörper.
- Überprüfen Sie die Halslage. Die Kopfstellung soll die Streckung der Wirbelsäule unterstützen.
- Vergrößern Sie den Abstand zwischen Schultern und Ohren durch den leichten Armzug und natürlich durch das Loslassen der Schultern.
- Lassen Sie die Schulterblätter auseinander streben. Schaffen Sie Raum in der Schulter. Schulter und Unterarme rotieren nach innen, die Oberarme nach außen. Die Oberarmköpfe (Humerus) liegen fest in den Schultergelenkspfannen. Dazu probieren Sie unterschiedliche Ellbogenhaltungen.

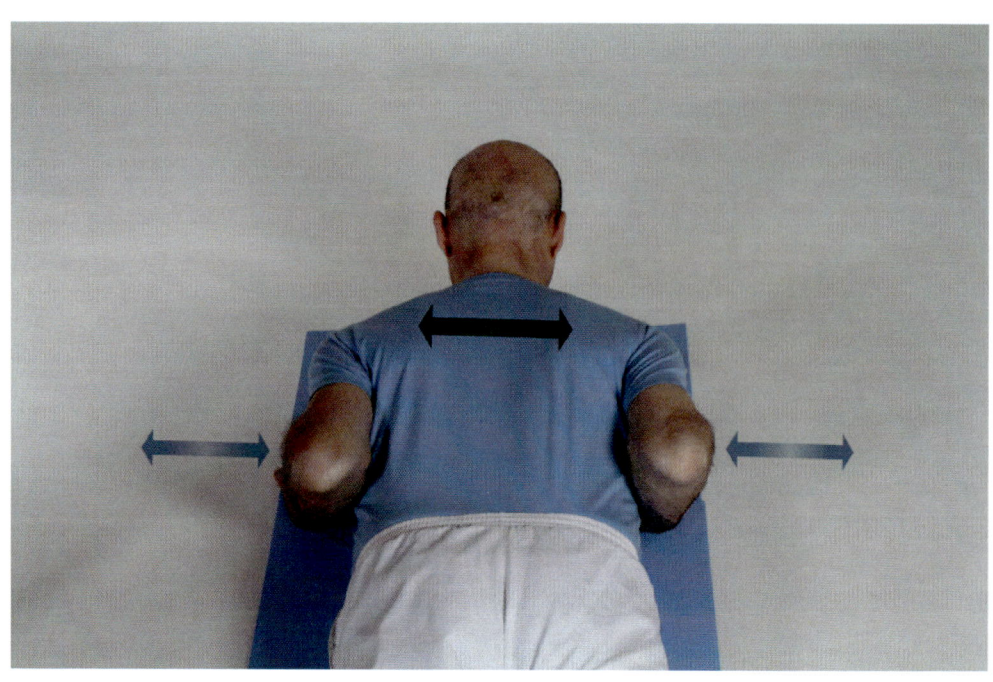

3.Phase

- Wenn Sie bereit sind, bringen Sie die spiraligen Bewegungsmuster auch in die Beine. Die Fußinnenkanten lassen Sie zusammen (oder fast zusammen). Die Beine sind gestreckt, die Unterschenkel rotieren nach innen. Aber nicht so stark. Sie sollen noch fühlen, wie die Oberschenkel in Außen-rotation sind (oder zumindest neutral bleiben). Wenn Sie dann merken, wie der untere Rücken weicher wird, ist es eine gute Dosierung.

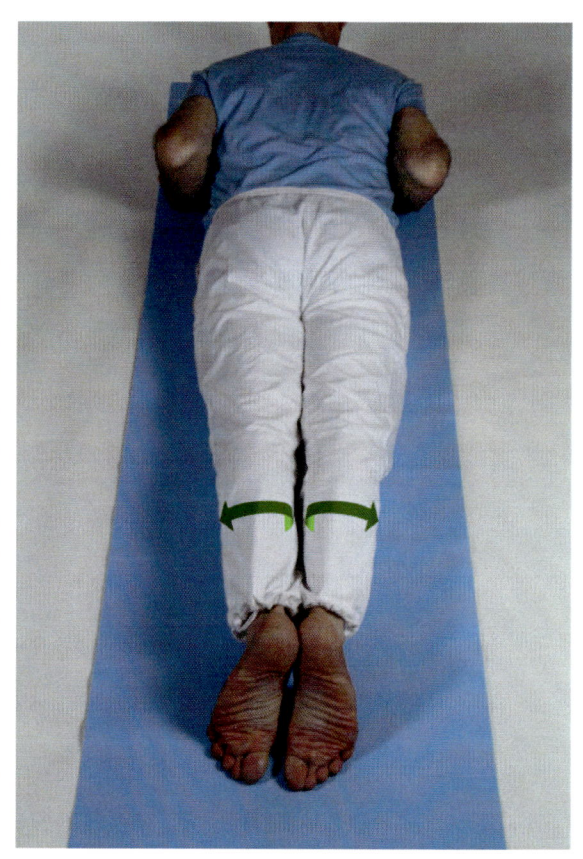

- Mit diesem guten Gefühl im unteren Rücken könnten Sie eventuell den Oberkörper mehr heben, aber die unteren Rippenbögen bleiben am Boden.
- Wandern Sie durch den Körper und überprüfen Sie alle Positionen.
- „Spielen" Sie mit unterschiedlichen Dosierungen und Winkeln. Die Kraft zur Hebung des Oberkörpers kommt nicht auf die Arme und Schultern, sondern aus den Beinen und dem unteren Rücken. Wandern Sie mit der Konzentration zwischen Länge und Breite schaffen.

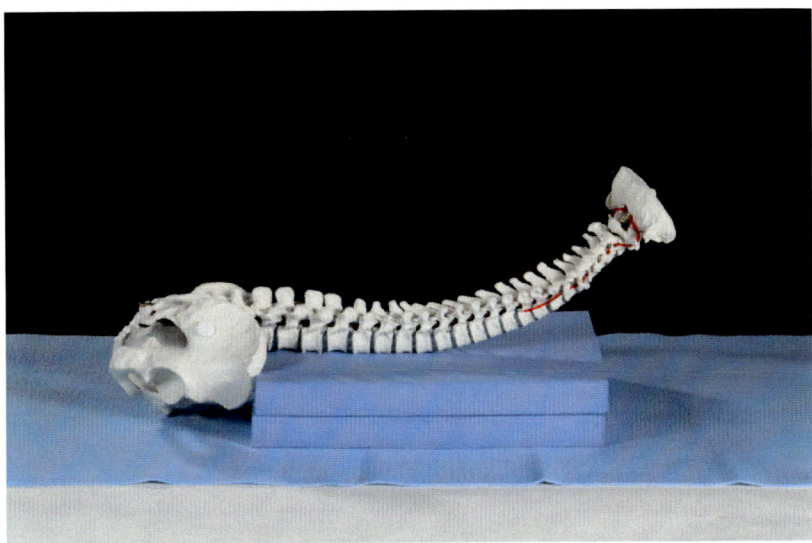

- In die so erweiterten Räume bringen Sie Ihren Atem und ergründen die Zusammenhänge. Lösen Sie die Stellung auf und lassen Sie nachwirken.

Mögliche Feinarbeit:

- Den Hals beachten. Oft wird der Kopf zu weit nach hinten gelegt. Die Streckungsunterstützung für die Wirbelsäule soll erhalten bleiben.
- Je mehr das Steißbein einwärts sinken kann, desto größer ist der Aufrichtungsimpuls.
- Mehr Handarbeit:
  Die Kleinfingerseite ist die stabile Achse. Bauen Sie die Gewölbestruktur der Hand auf und ziehen mit dem Daumen in Richtung Mitte.
- Zeitweilig ist die Umkehr der Rotationsrichtungen möglich: Schulterblätter leicht nach hinten, aber Oberarme in Innenrotation.

Hilfe bei Problemen:

→Bei Aufrechterhaltung des „Steißbeineinwärtsrollens" ist die Oberkörperhebung nur beschränkt möglich.

- Das ist zunächst vollkommen in Ordnung. Lieber weniger gehoben, dafür aber die Wirbelsäule gestreckt.

→ Schmerzen im oberen Rücken

- Höhe reduzieren, mehr Raum in die Schulter bringen. Die Schulter „darf" mehr nach vorne rollen (Innenrotation).
- Eventuell hilft: Hände mehr zu Seite.
- Möglich ist auch: meistens den rechten Arm nach vorne legen, die Hand am Boden (besonders bei Skolioseneigung).
- Oft hilft mehr dynamisches Arbeiten durch Wechseln der Rotationsrichtungen.

→ Schmerzen im unteren Rücken

- Höhe reduzieren, mit unterschiedlichen Steckungsgraden experimentieren
- Eventuell hilft: Gefaltete Matte unter den Unterbauch
- Mehr spiralige Beinarbeit

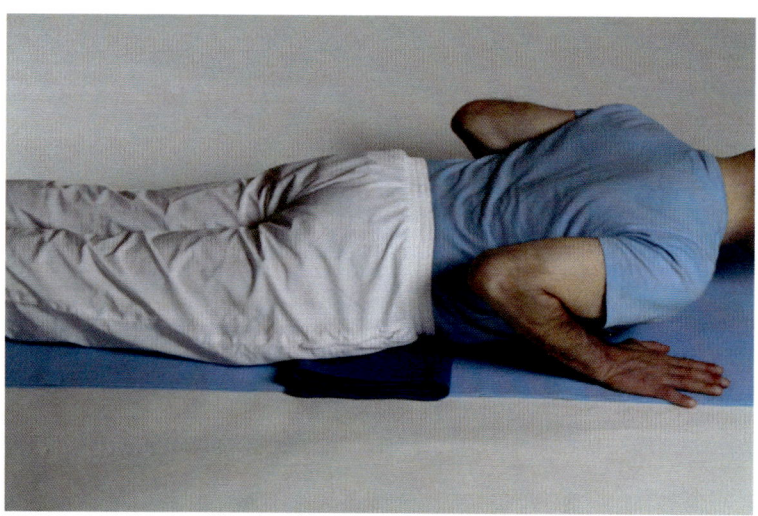

→ Bei längerem Halten verschiebt sich der Oberkörper nach rechts

- Bewusst in Mattenmitte halten
- Mehr das linke Bein aktivieren (strecken, und spiralige Bewegungsmuster hinein)
- Bei Skolioseneigung (meistens rechts): rechten Arm lang oder gebeugt nach vorne legen

→ Krampfneigung im Bein

- Nicht so stark die Füße wegstrecken, „Krampfgrenze" langsam verschieben

5.10.2 Die Heuschrecke

Yogatherapeutischer Ausgangspunkt:

Im klassischen Yoga eine Übung zur Energieerweckung und Ausprägung von Willenskraft. Therapeutisch besonders interessant ist die Wirkung auf die Tiefenmuskulatur des unteren Rückens. Es ist eine Vielzahl von Abwandlungen und persönlichen Anpassungen möglich. Nicht die Höhe der Beinhebung ist entscheidend, sondern die Art und Weise, wie diese Hebung erreicht wird. Füße auseinander und dann Beine heben, trainiert die Muskeln des oberen Rückens. Für die meisten Schüler ist es wichtiger, die tiefen Schichten des unteren Rückens zu trainieren. Deshalb halten Sie die Füße möglichst ganz zusammen. Die Übung nicht ausführen bei Diabetes.

Ausführung:

- Ausgangsstellung ist die Bauchlage. Legen Sie die Hände unter die Oberschenkel und streben Sie mit den Händen in Richtung Füße. Die Schultern sollen sich von den Ohren entfernen. Aber auch nicht zu kraftvoll ausführen. Der Schultergürtel soll nicht die Atmung behindern.
- Die Handhaltung müssen sie austesten. Vielleicht die Handflächen auf dem Boden oder die Handrücken. Manch einer nimmt auch gerne die Fäuste. Hände mehr zur Mitte oder auch neben dem Körper. Alles ist möglich.
- Für den Kopf finden Sie eine neutrale Lage. Wie in jeder Übung darf auch hier keine Halsstreckung entstehen. Ein langer Nacken ist etwas anderes. Anatomisch bedingt sind mehrere Varianten möglich: 1. Kinn auf dem Boden, 2. Kinn und Nase auf dem Boden (Hauptvariante) und 3. Stirn auf dem Boden
- Strecken Sie die Beine oder genauer gesagt „füllen" Sie leicht die Kniekehlen. Die Kniekehlen streben nach oben.
- Heben Sie die Beine 10-20 cm vom Boden ab, aber halten Sie die Streckung. Damit sind Sie in den tiefen Muskelschichten des unteren Rückens.

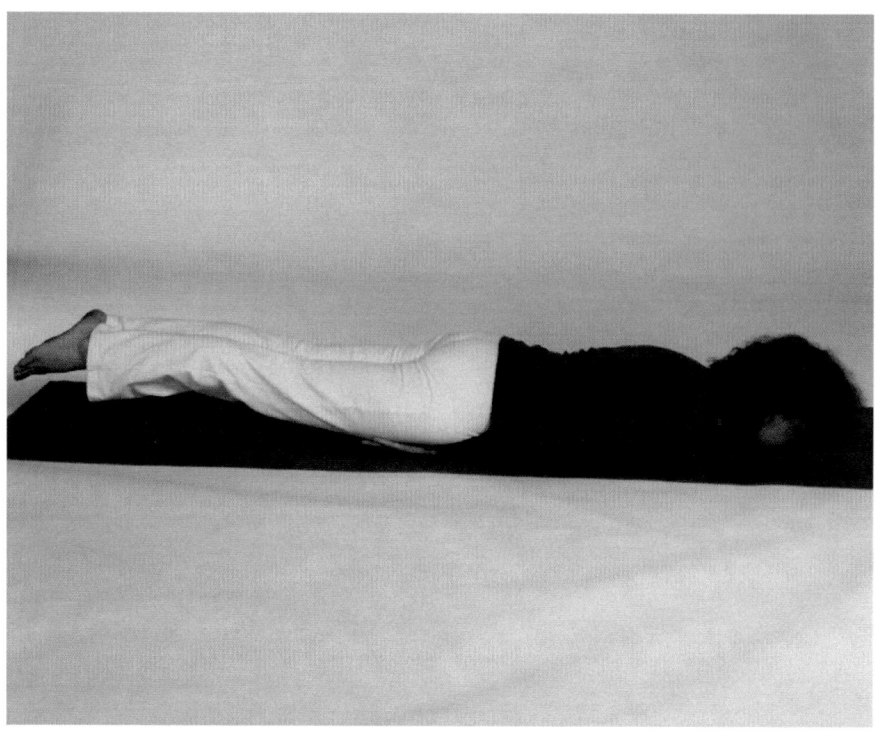

- Die Fußhaltung können Sie wieder individuell gestalten: von Mittelfuß heranziehen, über neutral bis Zehen nach hinten strecken.
- Auf jeden Fall sollten Sie jetzt spüren, wie das Steißbein einwärts strebt.
- Halten Sie die Fußinnenkanten zusammen und bringen Sie die Unterschenkel in eine Innenrotation. Aber nicht so hart. Die Oberschenkel nicht mit einwärts drehen. Wenn Sie jetzt das Gefühl haben, das Kreuzbein sinkt mehr einwärts, ist es genau richtig. Eventuell müssen Sie dazu in einer leichten Kniebeugung bleiben.

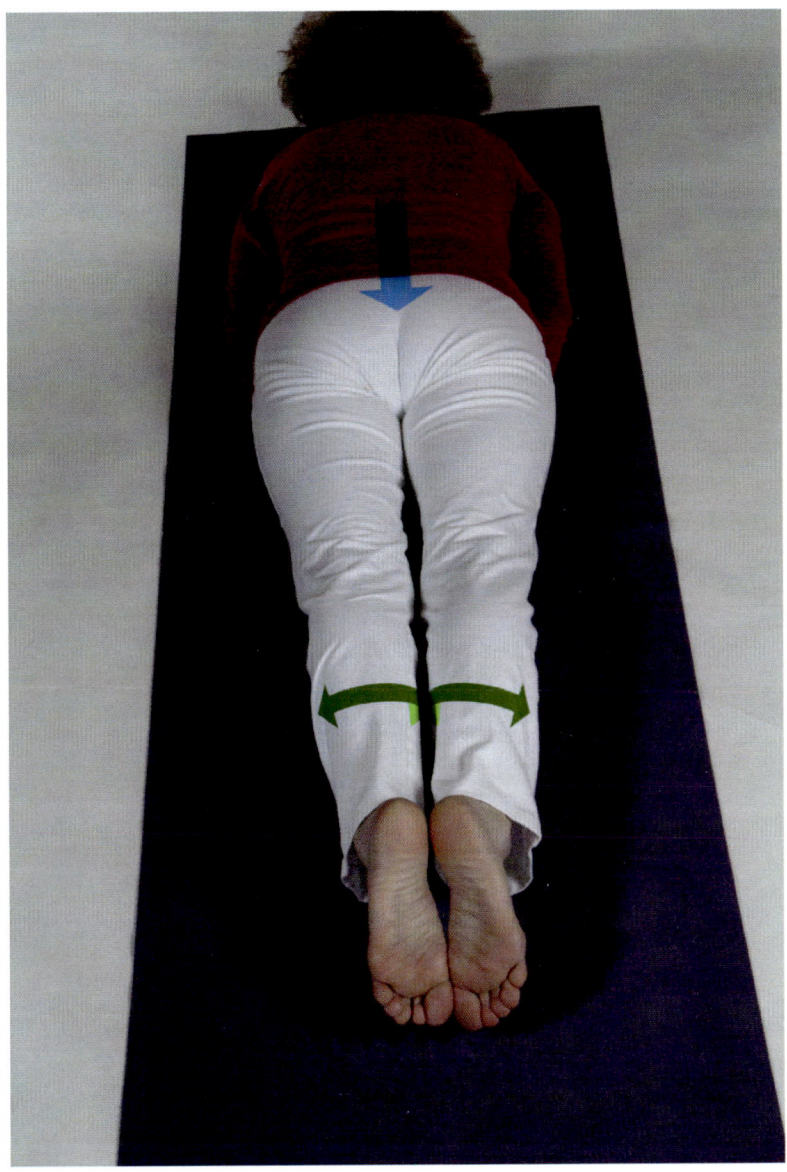

- Pausieren Sie ruhig 1-3 Mal, aber gehen Sie immer wieder in die Streckung
- Bleiben Sie im Fluss mit Ihrem Atem.

Mögliche Feinarbeit:

- Mehr bewusste Schulterarbeit: Schulter darf nach vorne rollen. Die Oberarme rotieren nach außen und die Unterarme wieder nach innen. Trick: Hände drücken in den Boden. Damit schaffen Sie Raum und Stabilität in der Schulter.
- Zehstreckung, Zehspreizung

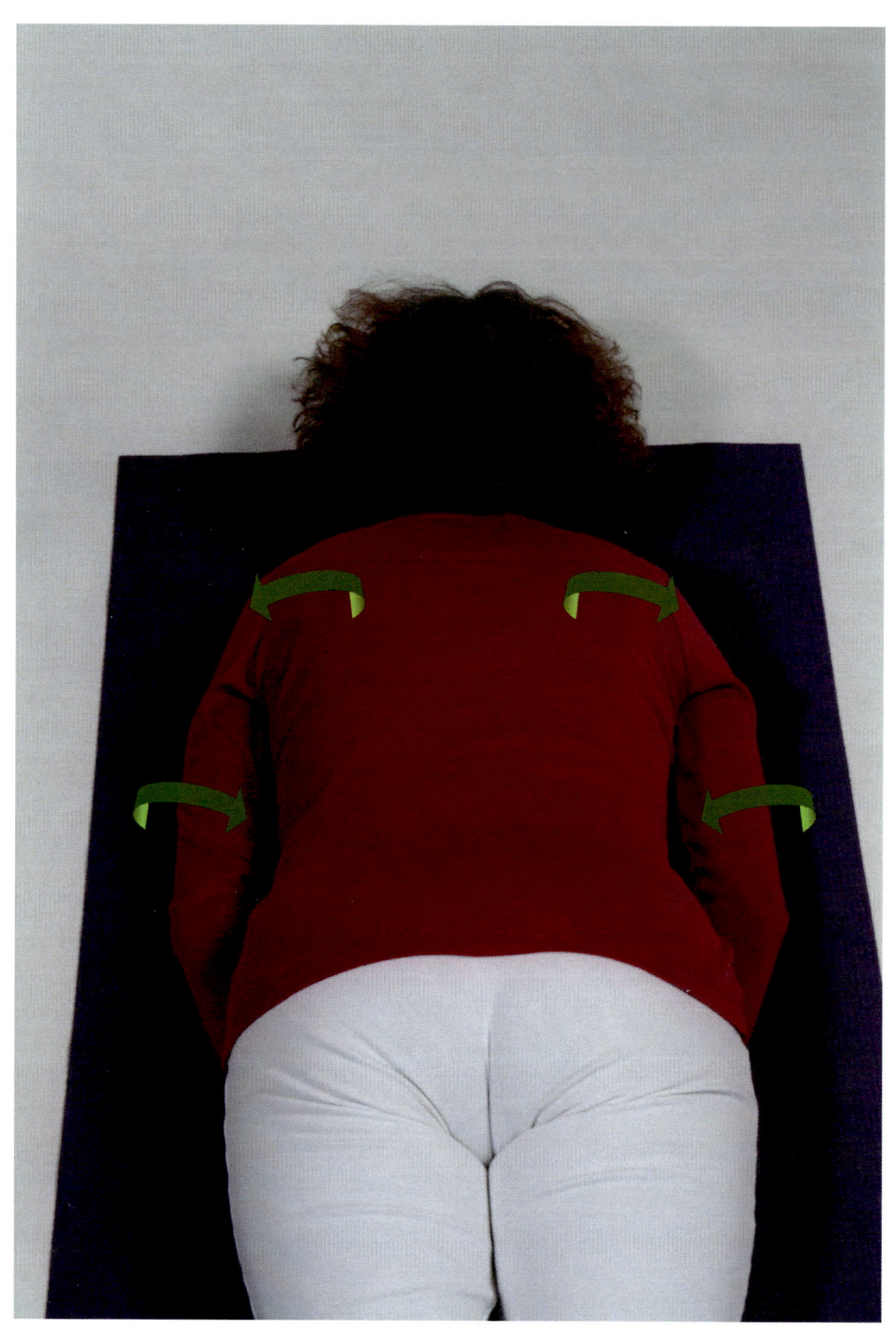

Hilfe bei Problemen:

→ Kraft nicht ausreichend für längere beidbeinige Hebung

- Testen Sie, ob Sie leistungsfähiger sind, wenn Sie zuvor mit der halben Heuschrecke eine Vorspannung aufgebaut haben. Oder, wenn Sie die Kraft verlässt, gehen Sie über zur halben Heuschrecke. Oder gleich in der halben Heuschrecke beginnen und dabei bleiben.

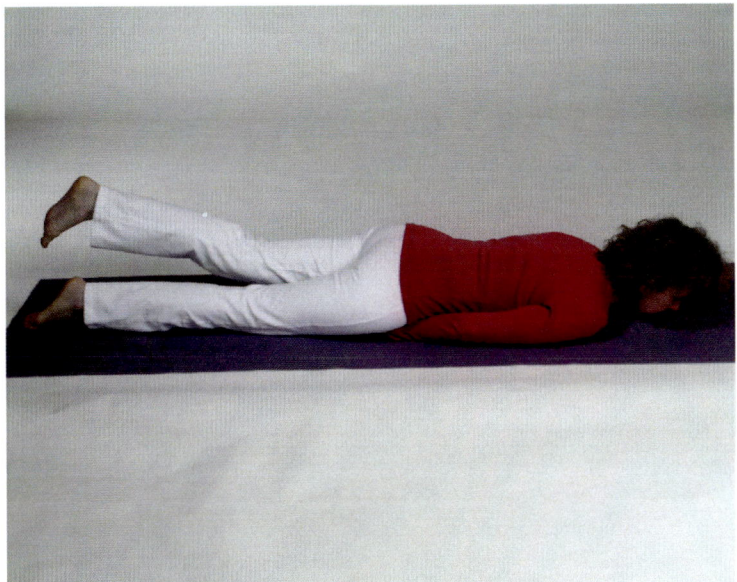

- Sie dürfen ein bisschen „schummeln". Die Handrücken sind dabei auf dem Boden und mit den Fingern unterstützen Sie die Beinhebung.

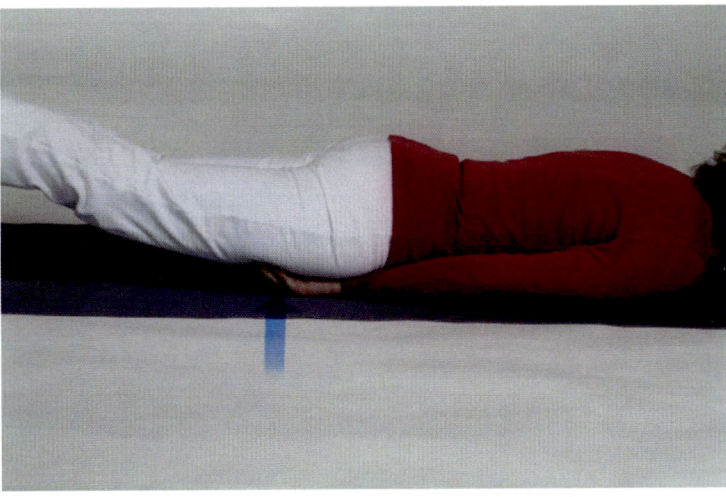

→ Typischer Fehler: Beim längeren Halten verschieben sich beide Beine nach rechts (Ursache dafür ist die Hüftverschiebung)

- Öfter mal Kontrollblick und Korrekturschubs machen lassen
- Das linke Bein bewusst mehr nach hinten stoßen. Damit ziehen Sie die Hüfte gerade. Aber natürlich rechts stabil bleiben.
- Mehr die linke halbe Heuschrecke üben.

→ Die Wirbelsäule verschiebt sich nach rechts (Skolioseneigung)

- den rechten Arm nach vorne legen (gestreckt oder gebeugt)

→ Stellung wird im unteren Rücken als unangenehm oder schmerzhaft empfunden

- Höhe reduzieren
- Mehr auf das Einrollen des Steißbein achten
- Halbe Heuschrecke üben
- Gefaltete Matte unter die Beckenkämme legen (oft erstaunlich öffnende Wirkung im unteren Rücken)
- Handhaltung ändern (experimentieren)
- Eventuell Übergang zur „Katze". Aufpassen: Die rechte Hüfte neigt meistens zum Hochdrehen.

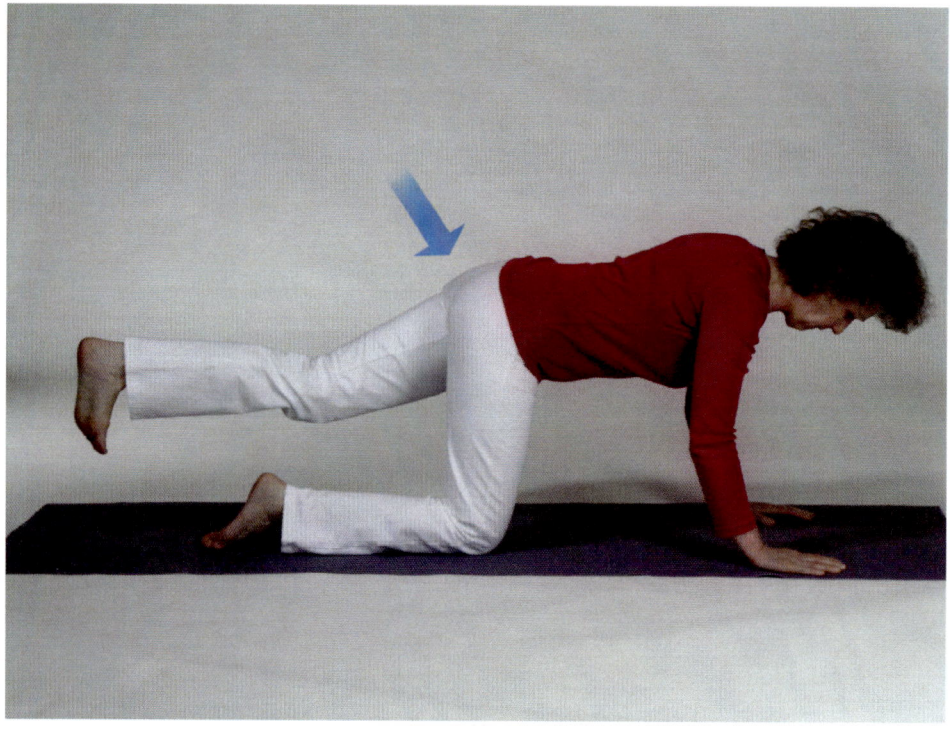

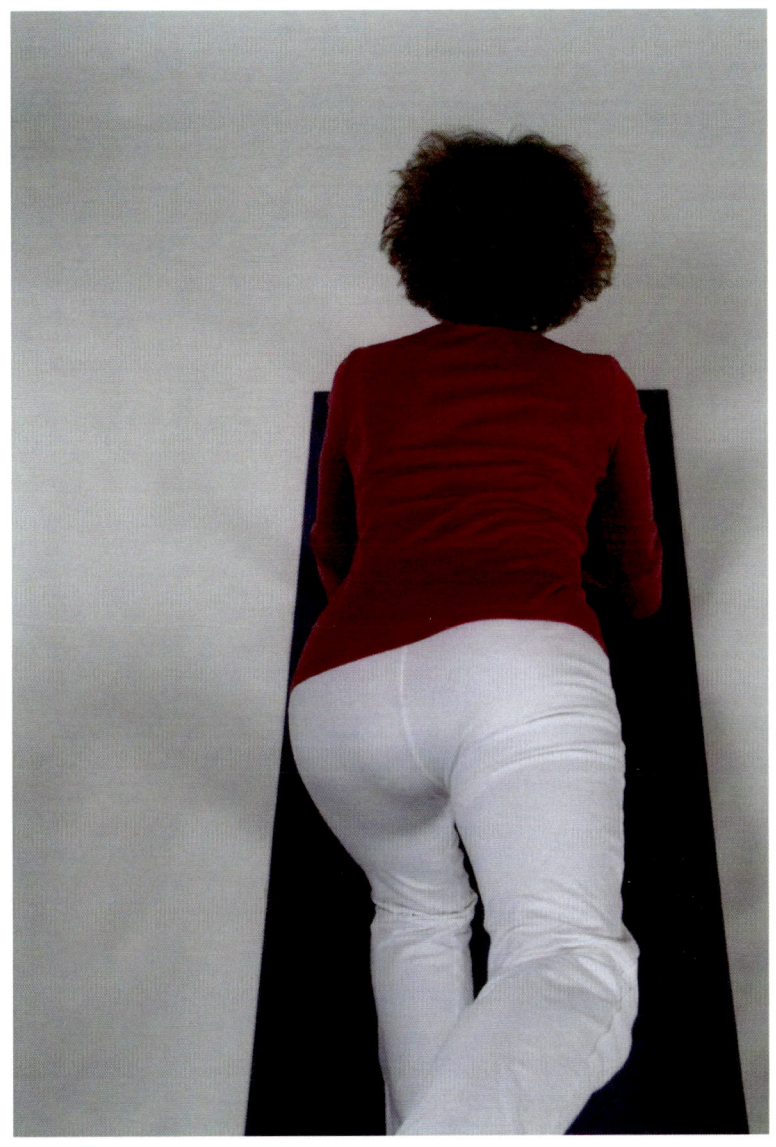

Fehlerdemonstration: rechte Hüfte neigt zum Hochdrehen

5.10.3 Die Brücke *SethuBandhasana*

Im klassischen Yoga eine Stellung die „die Welten miteinander verbindet". Leicht zu verstehen: Die Beine und die Schultern werden gekräftigt und dazwischen die Wirbelsäule gestreckt und gebeugt. Eine schöne Kombinationsübung . Es liegt nicht so viel Gewicht auf der Schulter und wir können sie gut formen. Die Beine sind gebeugt, und das erleichtert das Üben der spiraligen Bewegungsmuster. Wichtigste Lernaufgabe: Verankerung der

171

Brückenenden ist die Basis der Stabilität, um dann dazwischen einen gestreckten, eleganten Brückenbogen zu spannen. Hauptfehler: Es werden zu früh die Arme zum Stützen benutzt. Dabei knickt die Wirbelsäule und der Energiefluss ist unterbrochen.

Ausführung:

1.Phase

-   Sie liegen auf dem Rücken. Setzen Sie die Fußsohlen auf den Boden. Die Füße sind hüftbreit auseinander. Heben Sie das Gesäß. Die Fußaußenkanten sind parallel zueinander.
-   Heben Sie etwas den Brustkorb. Stecken Sie die Finger ineinander und räkeln Sie die Hände in Richtung Füße. Dadurch bringen Sie die Schultern weg von den Ohren. Aber lassen Sie Raum zwischen den Schulterblättern.
-   Jetzt nehmen Sie die Hände wieder auseinander und lassen Sie etwa hüftbreit auseinander am Boden liegen. Die Handflächen zeigen nach unten.

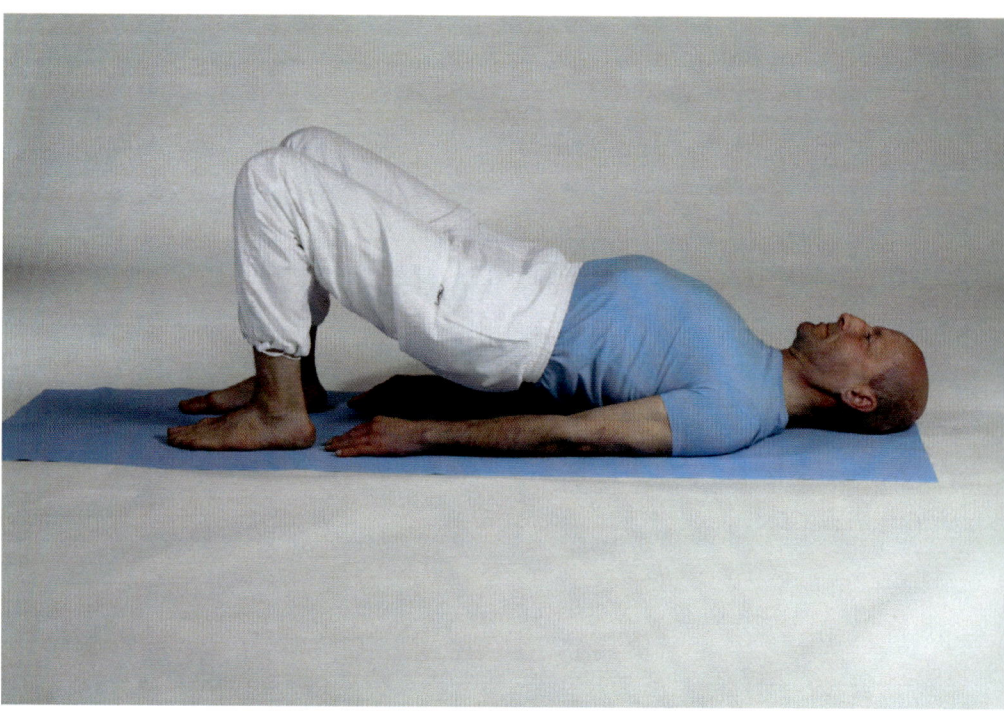

2.Phase

- Nun beginnt das Wichtigste. Heben Sie zwischen den Schulterblättern die Wirbelsäule nach oben und gleichzeitig lassen Sie die Schultern auseinander streben. Scheint unmöglich? Es ist Millimeterarbeit, aber entscheidend für die Öffnung und den Energiefluss. Voraussetzung zum Gelingen ist die Innenrotation der Schulter und die Außenrotation der Oberarme

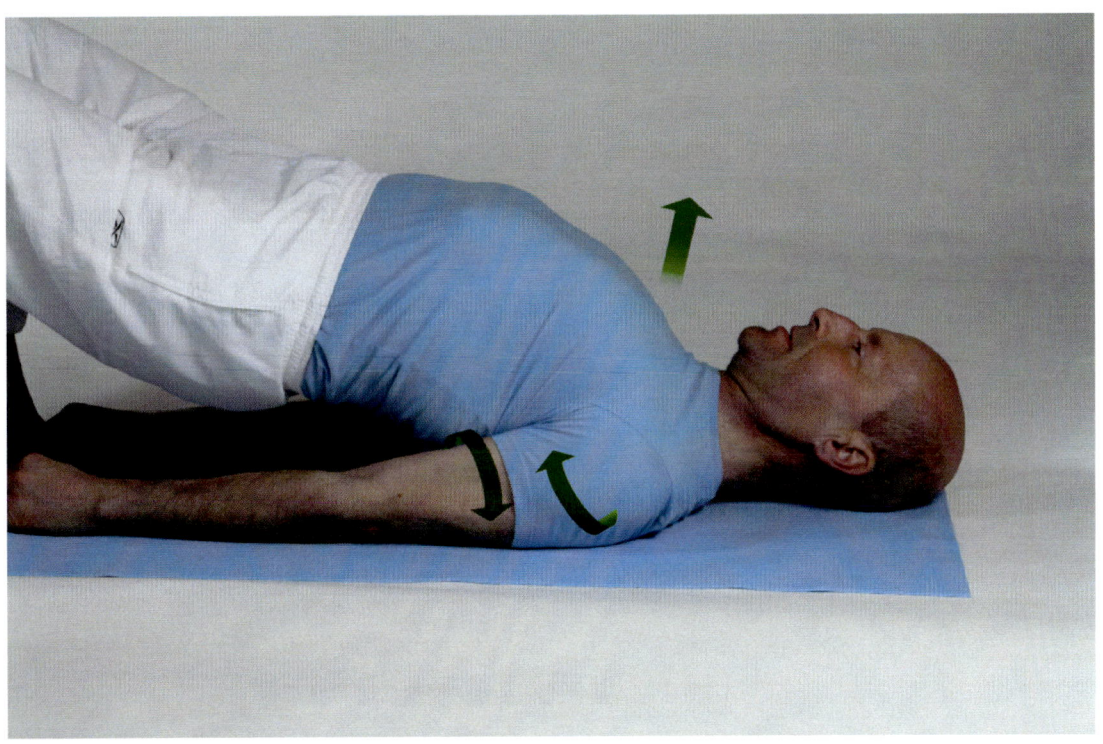

3.Phase

- Lassen Sie den Hals frei schwebend. Zwischen Boden und Hals sollten zwei Finger passen. Das Kinn sinkt, der Unterkiefer bleibt locker.
Trick: Lächeln!
- Ein leichter Druck mit den Beinen hält die Schultern weg von den Ohren.
- Die Füße spannen. Die Unterschenkel rotieren nach innen, die Knie bleiben auf Hüftbreite. Die Oberschenkel rotieren nach außen.

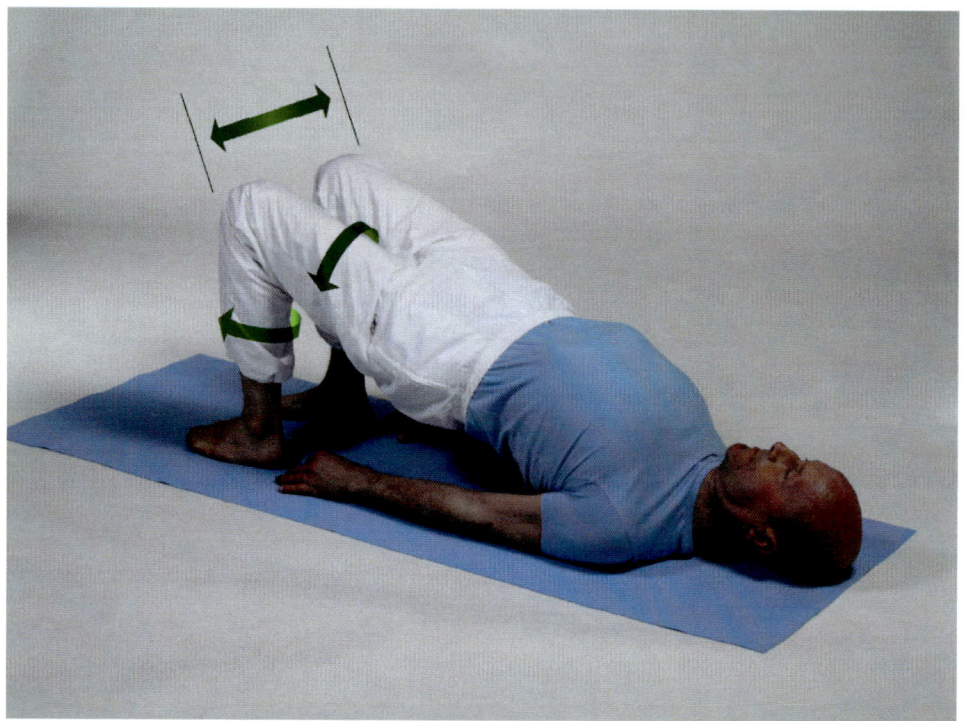

- Schaffen Sie Länge in der Wirbelsäule. Wenn der Bauch stark nach oben hervorkommt, ist meistens die Wirbelsäule im Übergang von der Brustwirbel- zur Lendenwirbelsäule geknickt. Oder anders ausgedrückt: Zeigt der Bauchnabel in Richtung Knie, ist das ungünstig. Günstig ist es, wenn der Bauchnabel in Richtung unterer Rippenbogen zeigt.
- Wandern Sie durch den Körper. Überprüfen Sie alle Positionen. Dahinein bringen Sie Ihren Atem und ergründen den Zusammenhang zwischen den entstehenden Räumen und dem Atem.

Mögliche Feinarbeit:

- Das Steißbein mehr in Richtung Bauchnabel. Dadurch strecken Sie mehr im unteren Rücken.

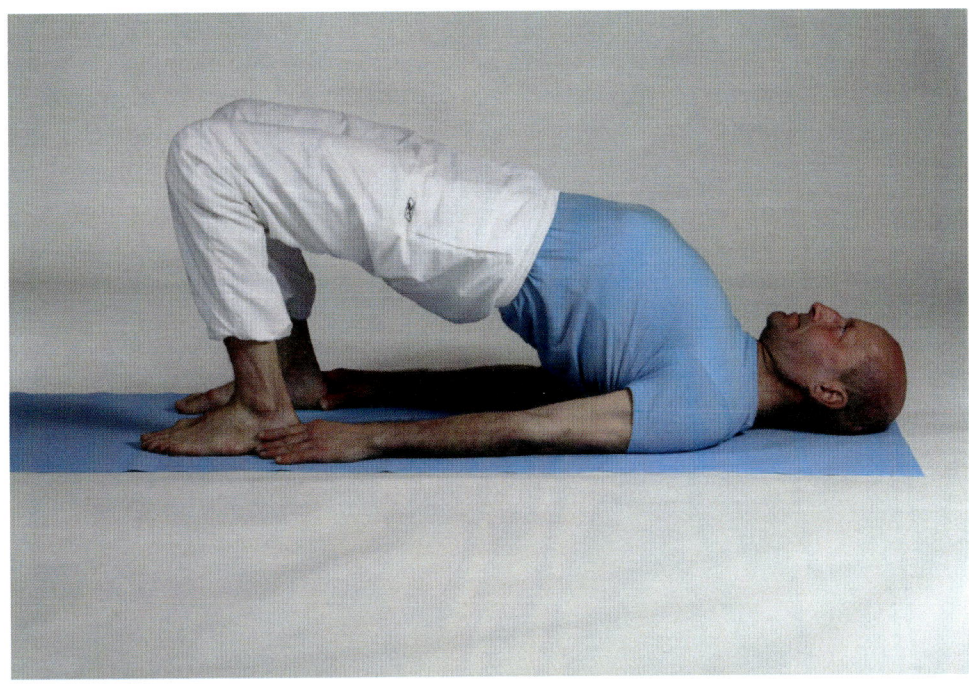

- Ergründen Sie folgenden Zusammenhang: Je mehr Sie die spiraligen Bewegungsmuster in die Beinarbeit einbringen können, desto besser wird sich der untere Rücken anfühlen.
- Mehr Armarbeit:
  Die Oberarme rotieren nach außen, die Unterarme nach innen. Der Daumen zieht in Richtung Mitte. Zeitweilige Umkehr der Richtungen ist möglich: Die Schulter rotiert dann nach außen und die Oberarme nach innen.

- Wenn die Unterarme locker unter den Rücken passen, können Sie die Hände nutzen. Aber nicht zum Stützen (eventuell viel später). Es ist einfach ein schöner Energiekreislauf. Zum Beispiel: Die Hände in der Nierengegend liegend ist eine gute Reinigungswirkung.
- Halten Sie die Streckung der Wirbelsäule aufrecht.

Hilfe bei Problemen:

→ Kraft zum Heben aus der Schulter reicht nicht aus oder es kommt zu einer größeren Schulterspannung

- Unterschiedliche Schultereinstellungen probieren, eventuell Schulterblätter etwas mehr zusammen, aber die Innenrotation bewahren
- Höhe reduzieren
- Schulter auf Berg lagern (wie beim Schulterstand)

→ das Kinn strebt stark nach oben

- unbedingt verhindern. Hals muss neutral bleiben

→ die Schulter kann nicht auseinander streben, ohne dass die Arme ebenfalls auseinander streben

- eine Leine fassen oder die Oberarme mit der Leine parallel halten

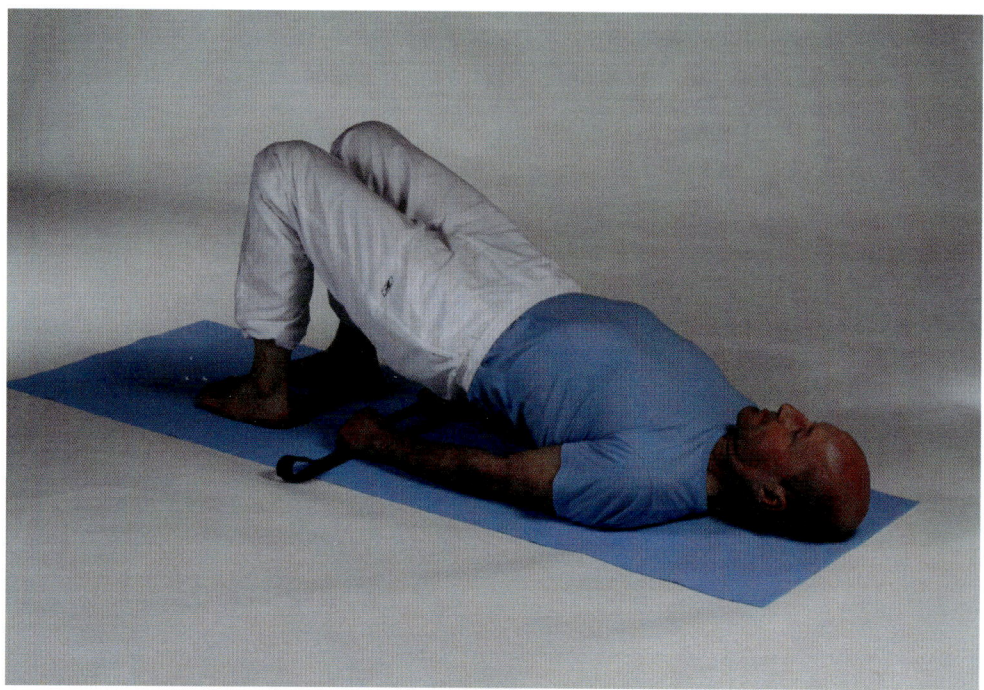

- Höhe reduzieren
- Schulter auf einem Berg lagern (wie beim Schulterstand)

→ Knie rutschen über die Hüftbreite auseinander

- Immer wieder korrigieren. Damit verhindern Sie die Umkehr der Beinrotationsrichtungen.

→ Wirbelsäule verknickt oder schmerzt. Bauchnabel zeigt in Richtung Knie oder/ und unterer Rippenbogen ist vorgezogen

- Höhe reduzieren. Das Steißbein in Richtung Bauchnabel. Bauchnabel in Richtung Rippenbogen zeigen lassen.
- Übung nicht ausführen. Erst mehr den „Fisch" üben.

→ Auch nach jahrelangem Üben können die Hände nicht untergesetzt werden, ohne dass der Rücken „knickt"

- Dann üben Sie eben ohne „Brückenpfeiler". Das hat oft nichts mit „Können" zu tun, viel mehr mit Proportionen. Zum Beispiel lange Unterarme und kurzer Rücken (in Indien übrigens ein Weisheitszeichen)

176

5.10.4 Der Bogen mit Vorübung Flieger *Dhanurasana*

Yogatherapeutischer Ausgangspunkt:

Im klassischen Yoga ist diese Asana u.a. eine Übung für die Erhabenheit des Geistes.

Der Bogen wirkt durch den geschaffenen Energiekreislauf besonders stark, auch auf die inneren Organe. Yogatherapeutisch ist er sehr differenziert einzusetzen. Voraussetzung für den Schutz des unteren Rückens ist eine bestimmte Aufrichtungsfähigkeit im Becken. Ein gut entwickeltes Körpergefühl muss schon erreicht worden sein.

Die Ausführung des Bogens ist nicht umsonst einer der schärfsten Kritikpunkte vieler Mediziner. Die vollständige Ausführung erfordert eventuell eine jahrelange geduldige Vorbereitung, zum Beispiel mit dem Flieger. Machen Sie sich immer wieder klar, dass die Streckung der Wirbelsäule der Schlüssel des Erfolges ist. Die Stauchung der Wirbelsäule ist zu verhindern.

Der Flieger

Ausführung:

1.Phase

- Die Ausgangslage ist die Bauchlage. Heben Sie den Oberkörper und die Arme. Die Handflächen zeigen zueinander. Beugen Sie die Knie etwa 90° und lassen Sie diese etwa hüftbreit auseinander.
- Jetzt schaffen Sie Länge in der Wirbelsäule. Das Schambein bleibt weitestgehend am Boden (ist abhängig von der Bauchdicke und den Oberschenkelmuskeln). Der untere Rippenbogen bleibt ebenfalls am Boden. Dazwischen vergrößert sich der Abstand.

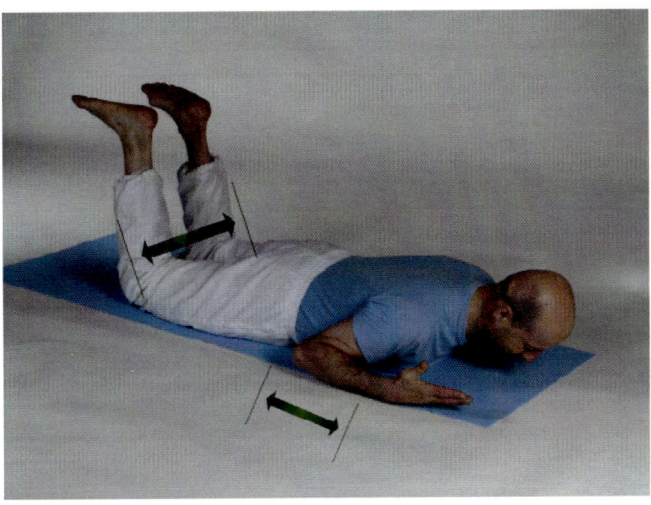

2.Phase

- Nun wird es entscheidend: Sie heben die Knie in dem Maße, wie auch
  das Steißbein einwärts sinken kann (wie Beckenaufrichtung in den
  anderen Übungen)

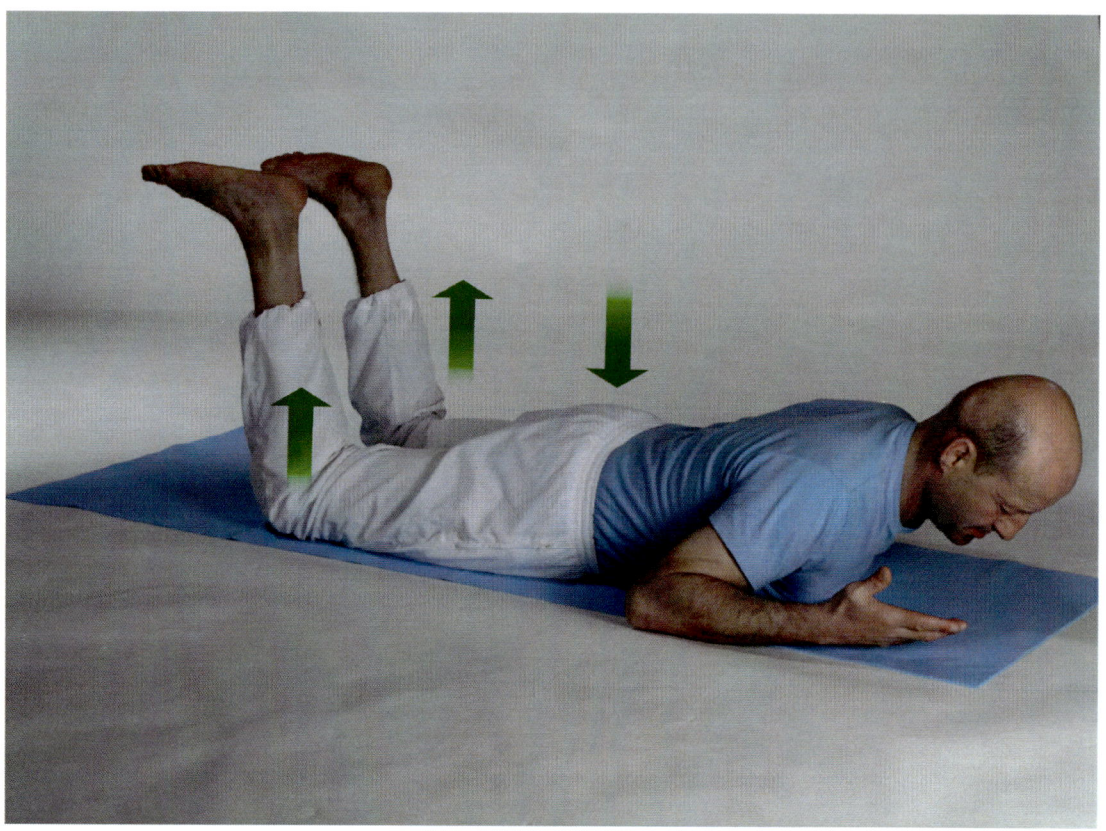

- Die Knie hoch und das Steißbein hoch würde das Lumbosakralgelenk
  überlasten.
- Dazu müssen Sie austesten: Meistens sinkt das Steißbein einwärts bei
  leichter Kniehebung (eventuell auch nur Millimeter). Oder die
  Oberschenkel müssen am Boden bleiben, um die Streckung der
  Wirbelsäule und das „Steißbeineinsinken" aufrecht zu erhalten.

3.Phase

- Bringen Sie die spiraligen Bewegungsmuster in die Schulter und die Arme
  ein. Die Schultern und Unterarme rotieren nach innen, die Oberarme
  nach außen. Probieren Sie unterschiedliche Handstellungen, auch
  unterschiedliche Ellenbogenentfernungen vom Körper. Auf jeden Fall soll
  die Schulter jetzt Raum bekommen.

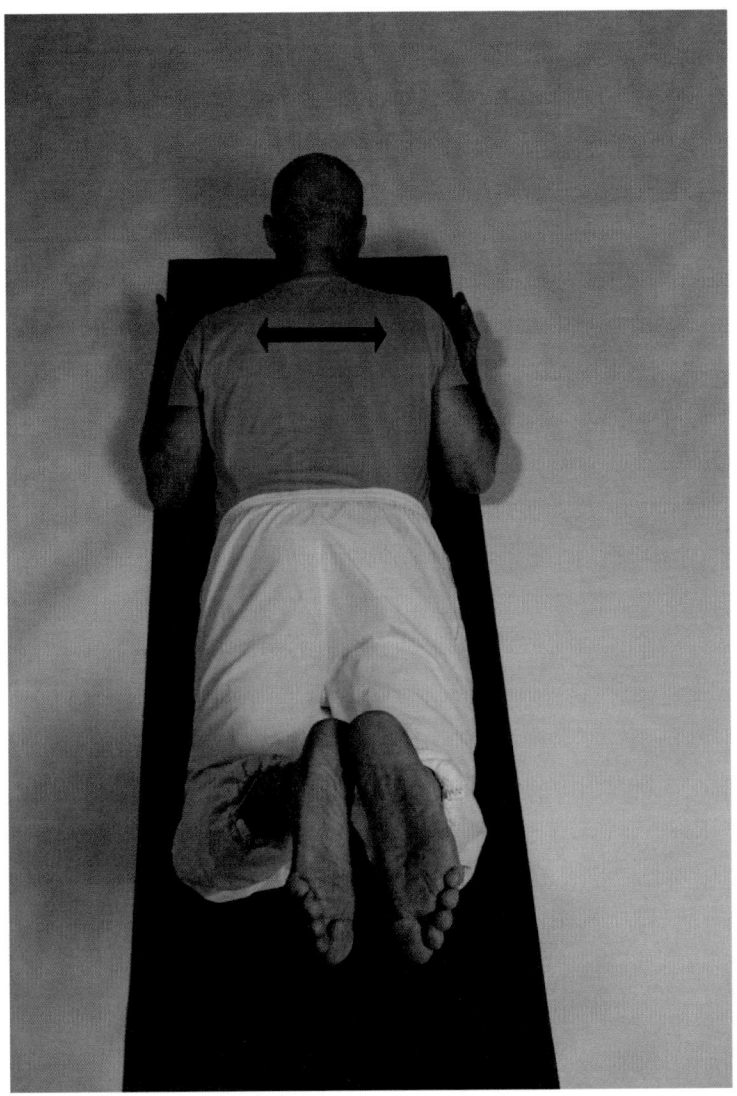

- Halten Sie die Knie etwa auf Hüftbreite.
- An dieser Stelle können Sie ein Experiment einbauen: Gehen Sie einmal in den Flieger mit ganz zusammen gelassenen Knien und fühlen Sie hinein. Was Sie jetzt merken, sind die Muskeln des spinalen Systems, unsere tiefsten Rückenmuskeln. Jetzt lassen Sie die Knie über die Hüftbreite hinaus, auseinander streben. Was merken Sie jetzt? Die Übung wird leichter und wirkt mehr in den Flanken. Letztendlich soll sie aber die tiefsten Schichten erreichen. Meistens ist es ungünstig, die Knie ganz zusammen zu lassen. Dazu müssten Sie die perfekte Wirbelsäulenausrichtung beherrschen. Auf jeden Fall sorgen Sie dafür, dass die Knie auf Hüftbreite zusammen bleiben. Das Auseinanderrutschen ist ein beliebter Erleichterungstrick. Spätestens im Bogen wäre es auch eine ungünstige Kniebelastung.

- Wandern Sie durch den Körper. Probieren Sie unterschiedliche Dosierungen, Winkel und Kombinationen aus. Denken Sie auch an die neutrale Halslage.
- Unterstützen Sie das Erreichen von Länge und Weite auch mit Ihrem Atem.
- Lösen Sie die Stellung auf und lassen Sie einen Moment nachwirken. Oder eines Tages (oder Jahres) gehen Sie über in den Bogen.

Mögliche Feinarbeit:

- Den Mittelfuß heranziehen (2. Zeh in Richtung Knie) ergibt oftmals eine erstaunliche öffnende Wirkung im unteren Rücken.

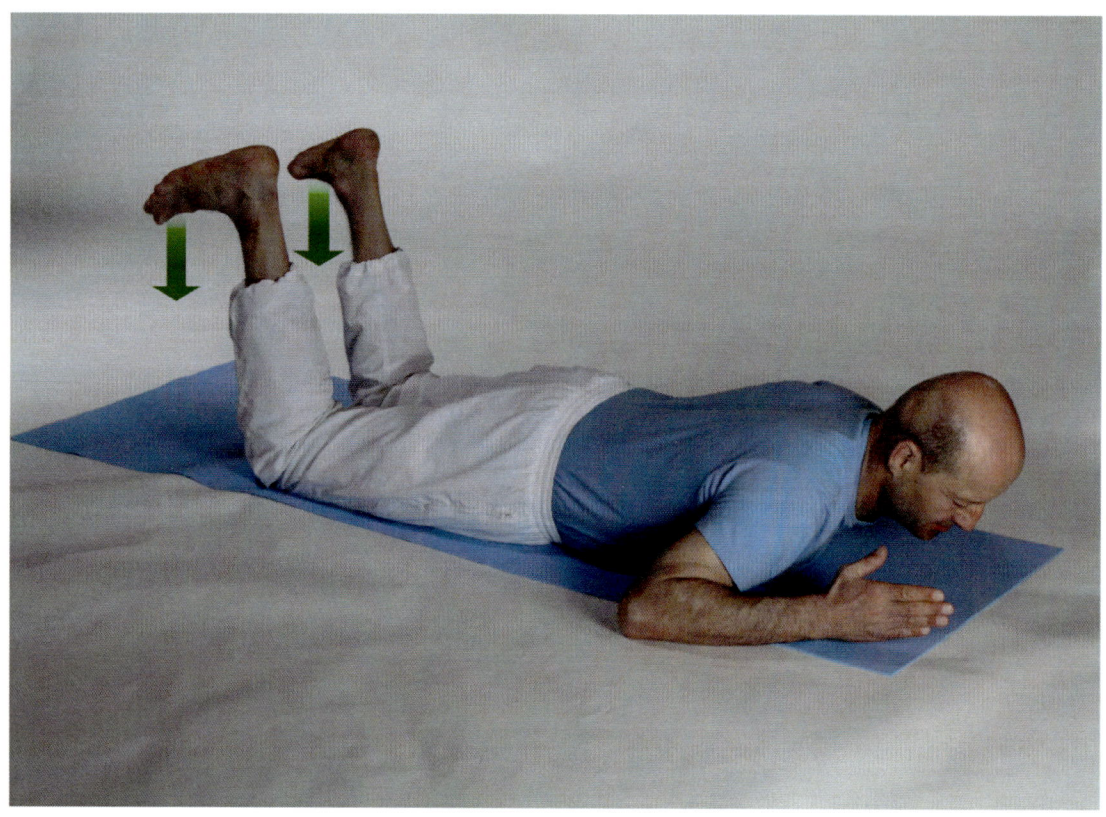

Der Bogen

Ausführung:

- Die Ausgangslage ist die Bauchlage. Mit der Einatmung beugen Sie die Knie und heben den Oberkörper. Die Hände fassen zeitgleich an die Unterschenkel (Sprunggelenke dabei frei lassen). Der Daumen fasst entgegen der Richtung der Finger.
- Jetzt wieder die wichtigste Aufgabe: Schaffen Sie Länge zwischen dem Schambein und dem Rippenbogen. Dabei bleibt der untere Rippenbogen am Boden.
- Heben Sie die Knie in dem Maße, wie Sie merken, Sie behalten diese Länge. Das Steißbein bleibt einwärts sinkend.
- Halten Sie die Knie auf Hüftbreite oder fast auf Hüftbreite zusammen.

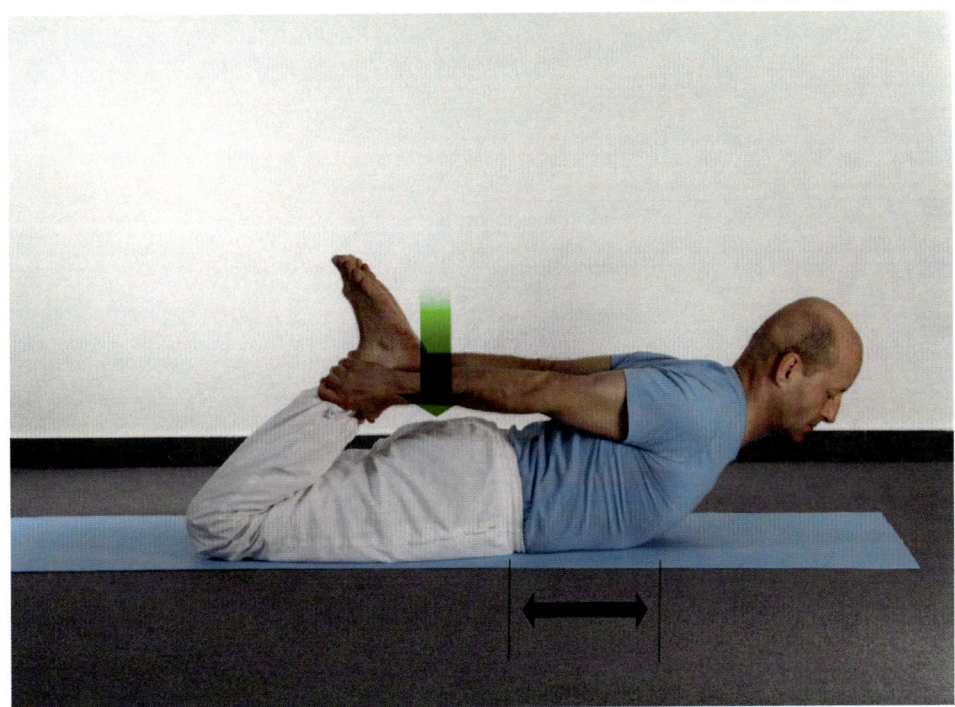

- An dieser Stelle gibt es wieder eine wichtige Differenzierung zu beachten: Verhindern Sie den Zug über die Knie, wenn der Beugewinkel weniger als 80° beträgt. Kein Sportler würde aus so einem Winkel ein Gewicht heben oder einen Sprung starten. Dafür ist das Knie einfach nicht gebaut (Ferse zum Gesäß ist natürlich eine schöne Dehnung, aber eben ohne Zug). Die Kraft zum Heben des Oberkörpers soll aus dem unteren Rücken kommen. Das Fassen mit den Händen dient zum Schließen des Energiekreislaufs.

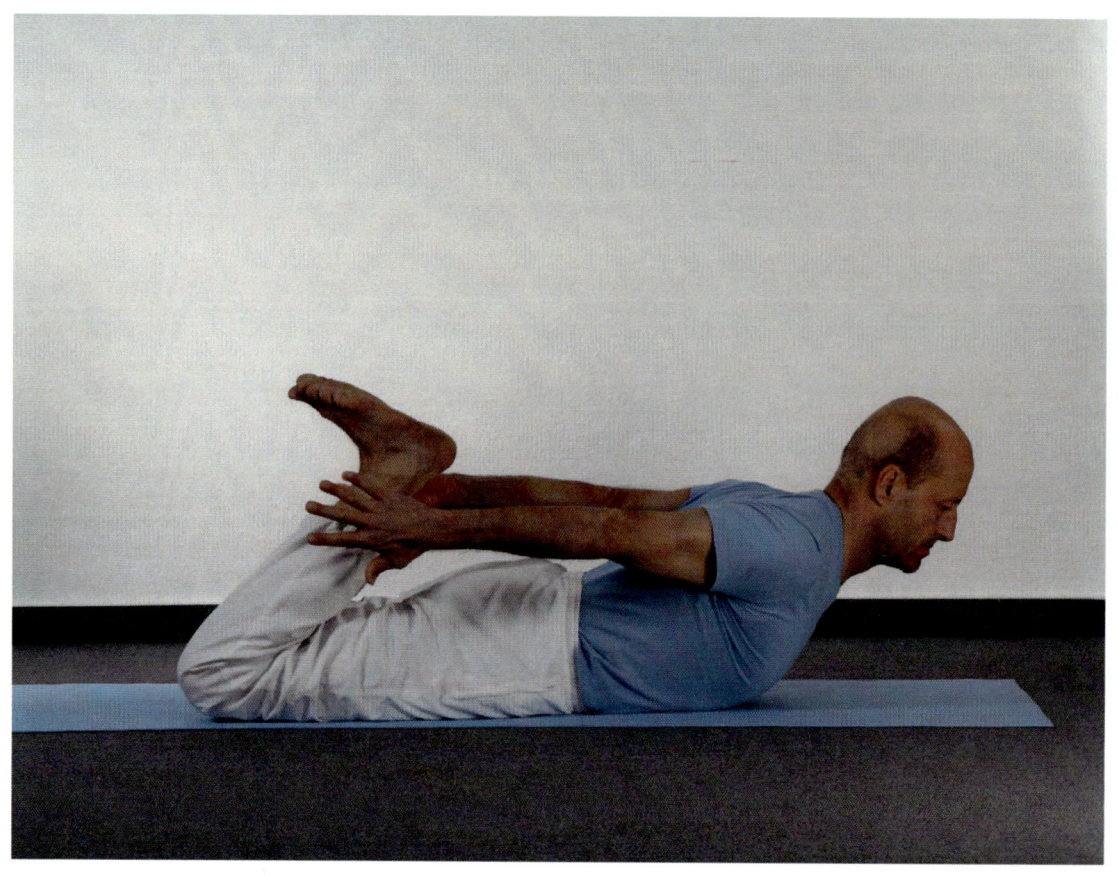

- Lassen Sie einmal probeweise die Beine los. Wenn die Unterschenkel jetzt wegschnippen, war der Zug über die Knie zu groß. Wenn Ihre Körperproportionen und der Übungsstand das spannungsfreie Halten nicht zulassen, dann bleiben Sie lieber im Flieger. Seien Sie ehrlich zu sich. Auch nicht „schummeln" mit Auseinanderbewegen der Knie.
- Schaffen Sie Raum in der Schulter. Dazu lassen Sie die Schulter in Innenrotation und die Oberarme in Außenrotation gehen. Die Schulterblätter bleiben nahezu an den Rippen.
- Probieren Sie unterschiedliche Ellenbogenwinkel und halten Sie die Schultern weg von den Ohren.
- Die Kopflage bleibt neutral (nicht nach hinten kanten und auch nicht nach vorne stürzen).

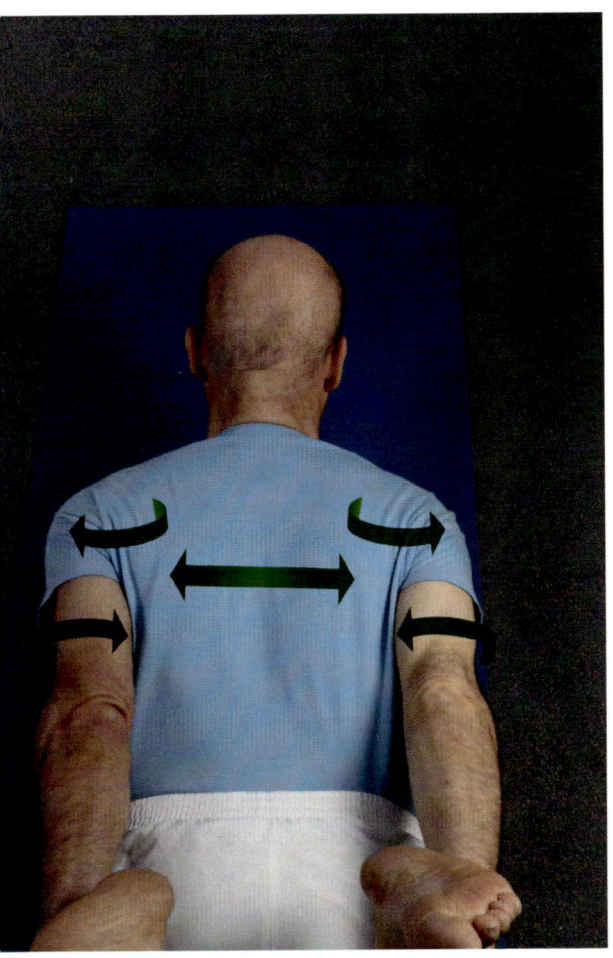 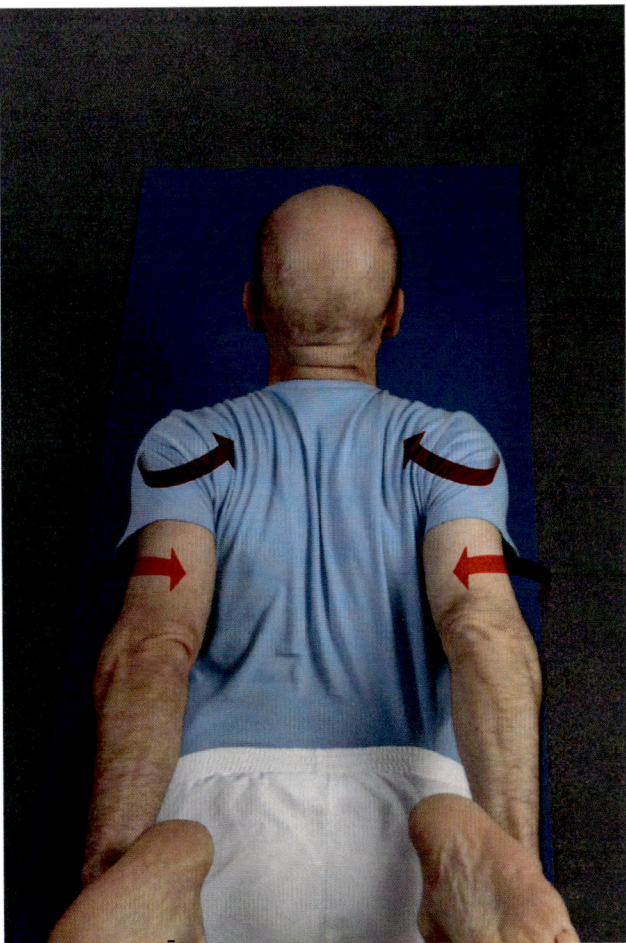

- Wandern Sie durch den Körper und überprüfen Sie alle Positionen. In die so geschaffenen Räume, in der Länge und in der Breite, bringen Sie Ihren Atem.
- Lösen Sie die Stellung auf und lassen Sie einen Moment nachwirken.

Mögliche Feinarbeit:

- Den Mittelfuß heranziehen (2.Zeh in Richtung Knie), bringt oft eine erstaunliche Öffnung im unteren Rücken. Voraussetzung ist, dass Sie mehr in Richtung Knie gefasst haben (Sprunggelenke frei lassen).
- Zeitweilig können sie wieder die Umkehr der Rotationsrichtungen einbauen: Schulterblätter nach außen und Oberarme in Innenrotation.
- Spiralige Bewegungsmuster in den Beinen: In den Oberschenkeln sicher schwierig. Aber die Unterschenkel in Innenrotation, mit einem Heranziehen des 2.Zehs, öffnen wieder wunderbar im unteren Rücken.

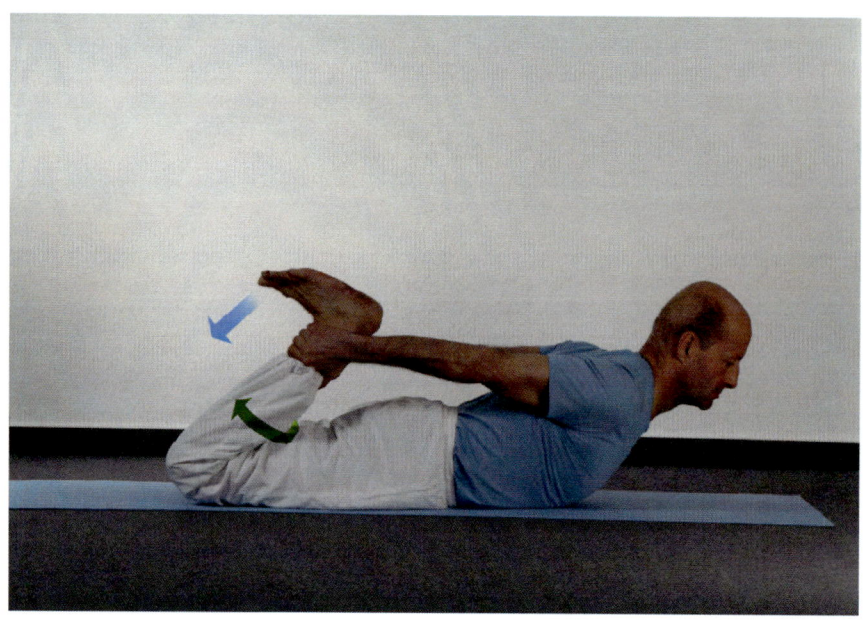

Hilfe bei Problemen:

→ Bei längerem Halten verschiebt sich der Oberkörper nach rechts (Körpergefühl verschoben)

- Zug über die Knie reduzieren oder mehr den Flieger üben. Immer wieder Mitte zeigen lassen.

→Das Gefühl für die gleichmäßige und günstige Richtung der Knie ist noch nicht ausgeprägt

- Mit der Leine erst einmal zusammen halten. Bei manchen Rückenproblemen erstaunlich hilfreich.
- Auf den Knie beginnen und diese Position halten

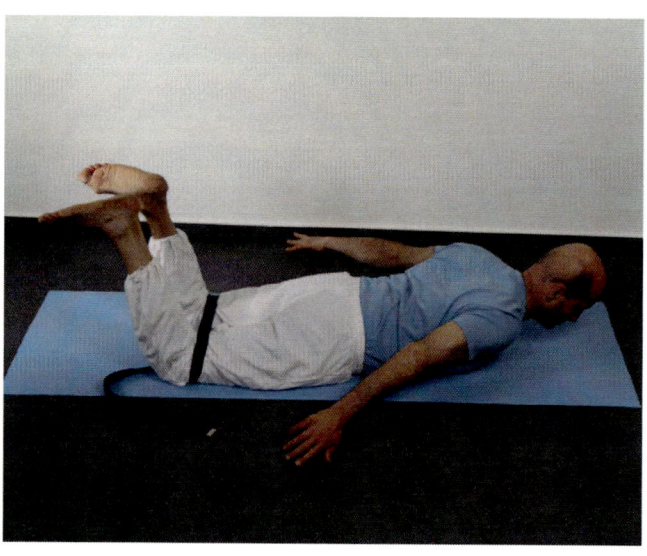

184

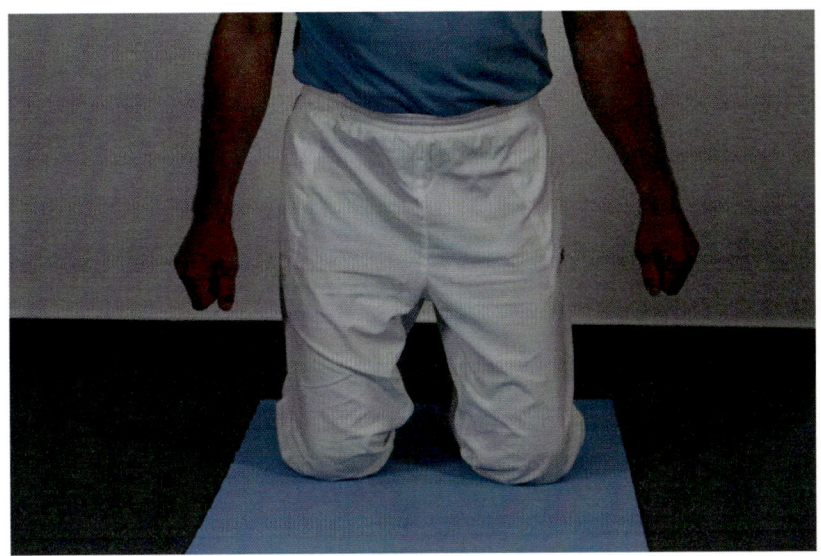

→ Besonders schlanke Frauen empfinden den Druck auf den Bauch oder den Beckenkämmen als unangenehm

- leichtes Polster unterlegen (zum Beispiel vierfach gefaltete Yogamatte).

5.11 Die Drehübung

5.11.1 Der Drehsitz*ArdhaMatsyendrasana*

Yogatherapeutischer Ausgangspunkt:

Im klassischen Yoga ist der Drehsitz die Stellung, die das Karma verbrennt („auswringt"). Darin steckt eine tiefe Logik. Alle Verspannungen des Körpers und des Geistes spiegeln sich auch in der Wirbelsäule wieder. Wenn die Wirbelsäule beweglich ist und wirklich frei für den Energiefluss, wird alles andere auch harmonisch.

Für viele westliche Menschen ist der Drehsitz ein echtes Problem, aber gerade deshalb eine ganz wichtige Übung. Die Brustwirbelsäule gleichmäßig zu drehen, ist nur möglich, wenn die Zwischenrippenmuskulatur dehnbar ist. Dies ist durch die „Brust-raus-Bauchrein" - Haltung schwierig. Es entsteht die Tendenz, in kleineren Abschnitten viel zu drehen und andere zu vernachlässigen. Das „Überdrehen" in kleinen Abschnitten gefährdet die kleinen Wirbelgelenke (Facettengelenke) und blockiert natürlich den Energiefluss. Seien Sie bereit, eventuell alle bisherigen Vorstellungen vom Drehsitz zu vergessen. Als **Anhaltspunkt** für die Drehung kann gelten:

- Halswirbelsäule: 45- 50°
- Brustwirbelsäule: 45° (aber gleichmäßig verteilt)
- Lendenwirbelsäule: 5° (mehr ist nicht möglich. Hier ist mehr Stabilisierung nötig)

Hinweis zur Brustwirbelsäule:

Die durchschnittliche Drehfähigkeit liegt bei 20°. Auch nur 5° sind keine Seltenheit. Lehrer und Schüler werden oft getäuscht über den realen Zustand, weil die Brustwirbel schräg geführt sind. Bei starker Drehung gleiten sie aneinander vorbei (Ites). Aber genau dies gilt es zu verhindern.

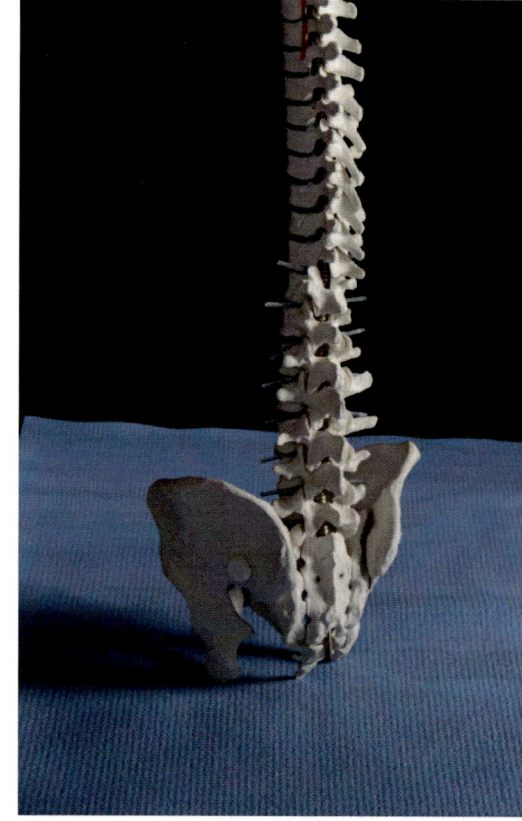

186

Ausführung:

1.Phase

- Sitzen Sie einen Moment aufrecht. Bringen Sie den rechten Fuß über den linken Oberschenkel und umfassen Sie mit beiden Händen das rechte Knie. Eventuell müssen Sie den rechten Fuß mehr nach vorne setzen, damit die Aufrichtung leichter fällt. Fühlen Sie in die Mitte hinein und überprüfen Sie die Lage der Brustseiten (diese parallel lassen).

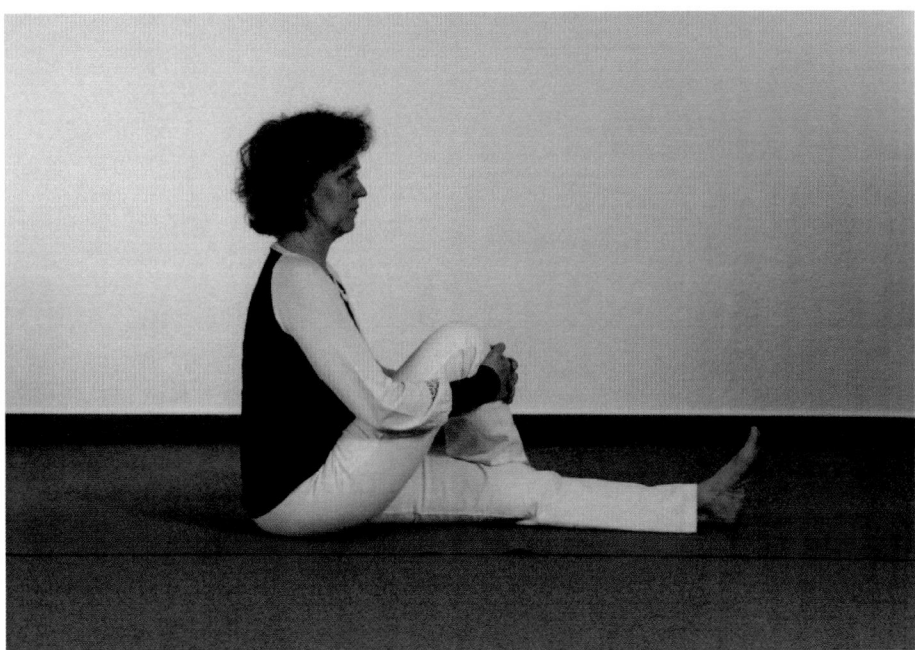

2.Phase

- Heben Sie den rechten Arm und drehen Sie sich Raum schaffend, aber sanft nach rechts.
- „Drehen" Sie gleichzeitig den Bauchnabel nach links. Der Bauchnabel ist nur der Anzeiger. Eigentlich ist der Drehpunkt der 9. Brustwirbel. Alles oberhalb dreht nach rechts, alles unterhalb nach links. In der klassischen Haltung im fortgeschrittenen Stadium erfolgt dies von alleine. Aber für westliche „Sitzmenschen" ist es eine gute Hilfe.

187

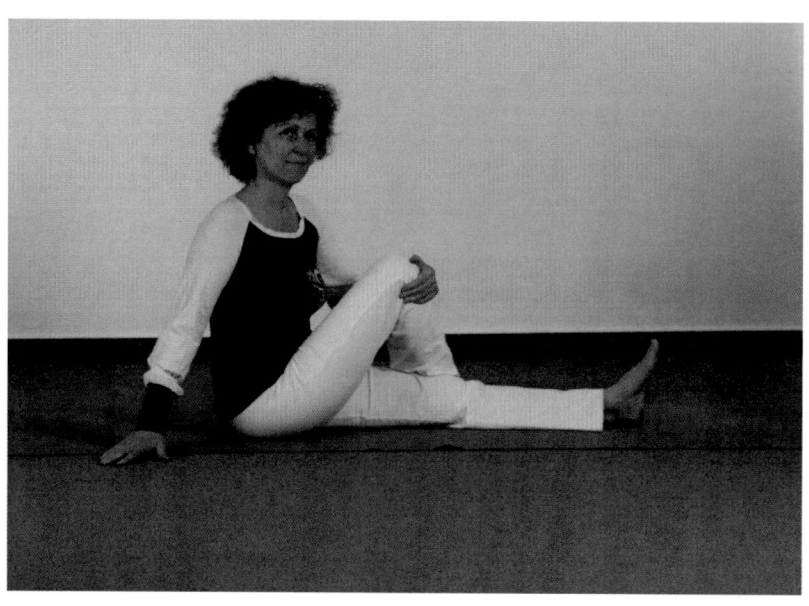

3.Phase

- Die hohe Kunst und Schlüssel der Wirksamkeit ist die Verbindung von Drehung und Streckung.
- Halten Sie einen leichten Zug am rechten Knie aufrecht: wichtig für die Lendenwirbelsäule. Eventuell können Sie auch mit den Ellenbogen das Knie umfassen. Natürlich nur in dem Maße, wie die Wirbelsäule nicht „überdreht".
- Ein wirkungsvoller Öffnungs- und Stabilitätstrick ist die Beinarbeit. Halten Sie die Fußgewölbespannung im rechten Fuß und das linke Bein gestreckt, den Mittelfuß herangezogen.

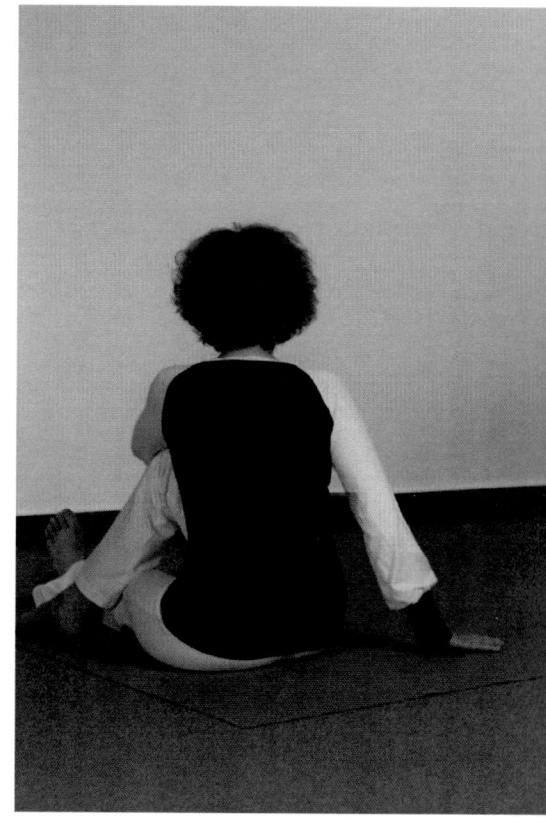

188

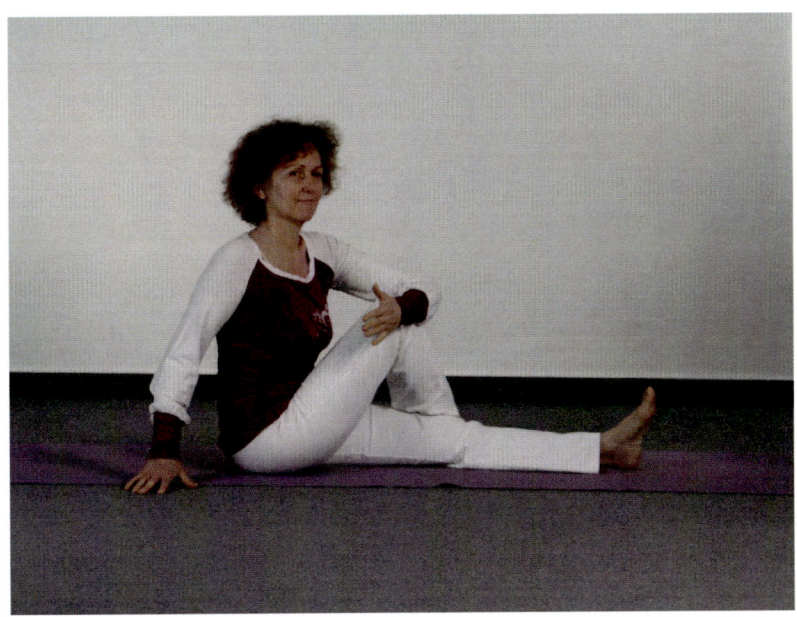

- Beide Sitzbeinhöcker bleiben am Boden.
- Die rechte Hand trägt fast nichts, weil die Wirbelsäule nahezu in sich selber steht.
- Halten Sie die Aufrichtung. Das Gewicht nicht nach hinten verlagern. Eventuell hilft Ihnen die Einrichtung „fast auf die Nase fallend".
- Das Kinn ist eher etwas angezogen und nicht angehoben. Der Hals „verlängert" die Drehung der Wirbelsäule (zum Beispiel nicht Wirbelsäule 20° und Hals 45°). Die Schultern sinken und rotieren nach innen, die Oberarme rotieren nach außen und unterstützen auch hier die Schulteröffnung.
- Dahinein bringen Sie den Atem und wandern Sie durch den Körper.

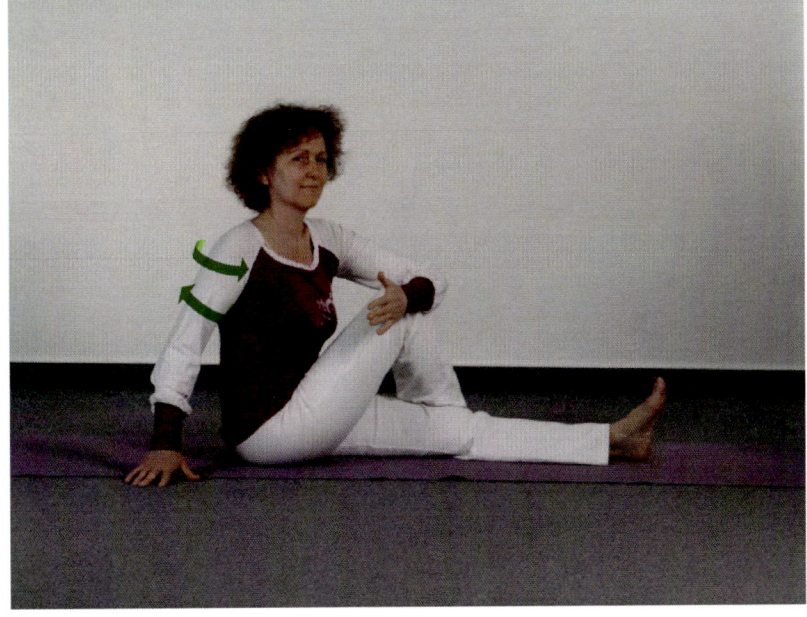

- Lösen Sie die Stellung auf und spüren Sie einen Moment nach.
- Nachdem Sie wieder Kontakt zur Mitte aufgenommen haben, wechseln Sie die Seite.
- Auf dieser Seite (linkes Knie festgehalten) verhindern Sie die typische Tendenz des Vorstürzens der rechten Schulter.
- Nach dem Auflösen der Stellung spüren Sie einen Moment nach.

Mögliche Feinarbeit:

- Beide Beine sind angewinkelt. Manchmal ist dies anatomisch ungünstig, weil dann sofort die Wirbelsäule verknickt.

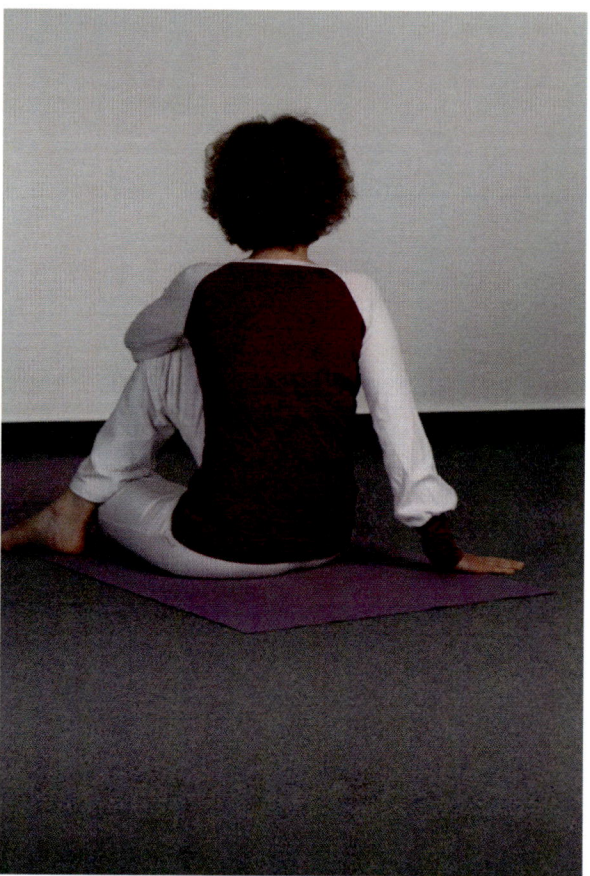

- Wenn Sie das Knie in die Ellenbeuge gelegt haben, halten Sie die Hand geöffnet oder vielleicht kennen Sie ein Mudra (außer dem Mudra des Kampfes = Faust).

- Wenn die Aufrichtung erhalten bleibt, darf ein Sitzbeinhöcker abheben (Ausnahme).

Hilfe bei Problemen:

→ Aufrichtung fällt schwer:

- Gestreckter Drehsitz (Punkt 5.11.2.) ausführen

→ Wirbelsäule dreht nur in einem kleinen Abschnitt

- „Bauchnabelgegendrehung" verstärken, Gesamtdrehung reduzieren

→ Hüftöffnung schwierig

- mehr Beinarbeit im langem Bein (Strecken, Mittelfuß heran)

→ zu viel Schulterspannung

- Arm nicht so weit nach hinten setzen. Schulterblätter an die Rippen bringen
- Oft hilft: hintere Hand erhöht absetzen

Hinweis für Fortgeschrittene:

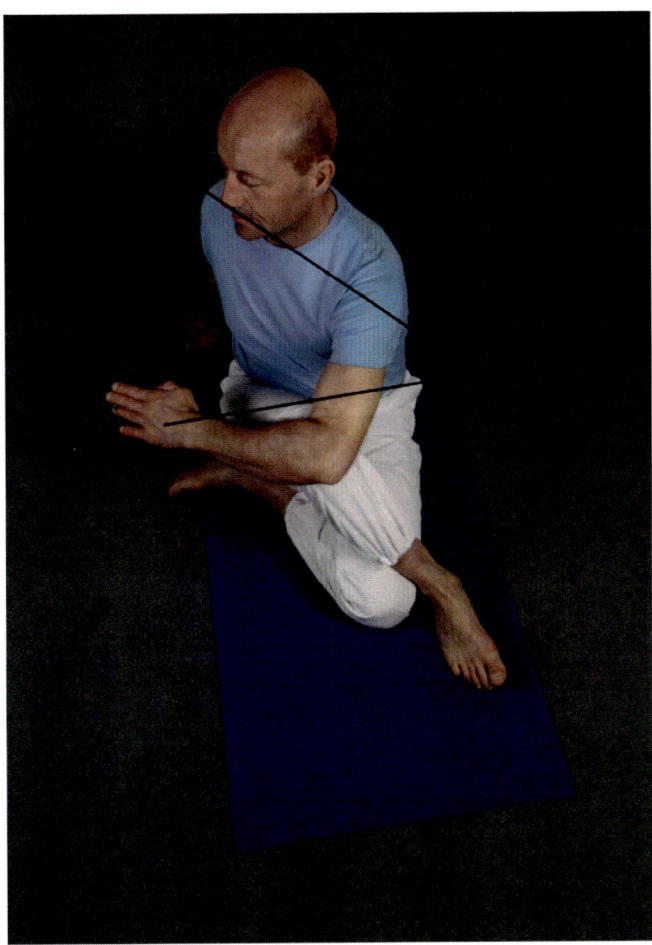

Selbst wenn Sie die perfekte gleichmäßige Drehung der Brustwirbelsäule beherrschen, bei 70° Drehung muss Ende sein.

Hier im Bild ist die Höchstgrenze bei ungefähr 40° erreicht.

Bei weiterer Drehung würde der rechte untere Rippenbogen nicht mehr gegendrehen können.

Mehr zu drehen wäre hochgradig gefährlich. Im Brustwirbelbereich ist jeder Wirbel über vier Stellen mit seinem Nachfolger verbunden (Bandscheibe, Dornfortsatz und zwei Querfortsätze). Und das muss auch so bleiben. In der klassischen Ausführung regelt sich dies von allein.

Zum Beispiel im rechts-gedrehten Drehsitz:

Die rechten unteren Rippen werden durch das Heranziehen des rechten Oberschenkels am Vorstürzen gehindert oder sogar nach links gedreht. Während sich die oberen Rippen nach hinten bewegen (also rechtsdrehen).

Dieses Prinzip kann zunächst nur auf wenige Europäer übertragen werden und sollte durch die bewusste "Bremsung" ergänzt werden.

5.11.2 Der gestreckte Drehsitz*Marichyasana III*

Materialbedarf: 3-4 Klötze

Yogatherapeutischer Ausgangspunkt:

Die Stellung ist benannt nach einem Weisen. Marichy war der Anführer der Götter der Winde und heißt wörtlich übersetzt „Lichtstrahl". Die deutet schon die Wirkungen an. Der Energiefluss wird angeregt über die Wirbelsäule bis zum Kopf. Die Stellung gehört auch zu den die Verdauung fördernden Asanas. Vom therapeutischen Standpunkt besonders interessant ist die Möglichkeit, durch den Hilfsmitteleinsatz die Aufrichtung mit der Drehung gut verbinden zu können. Bei meinen Wochenseminaren bevorzugten spätestens ab dem 4. Tag die meisten Teilnehmer diese Drehsitzvariante.

Ausführung:

1. Phase

- Sie sitzen auf 2 Klötzen, linkes Bein gestreckt und die Kniekehle mit einem dritten Klotz unterlegt. Die rechte Fußsohle bleibt am Boden.
- Umarmen Sie das rechte Knie und richten Sie sich, tief von unten kommend, auf.
- In dem Maße, wie dies möglich ist, setzen Sie die rechte Ferse so dicht wie möglich in Richtung Klotz.
- Spannen Sie das rechte Bein und den rechten Fuß.

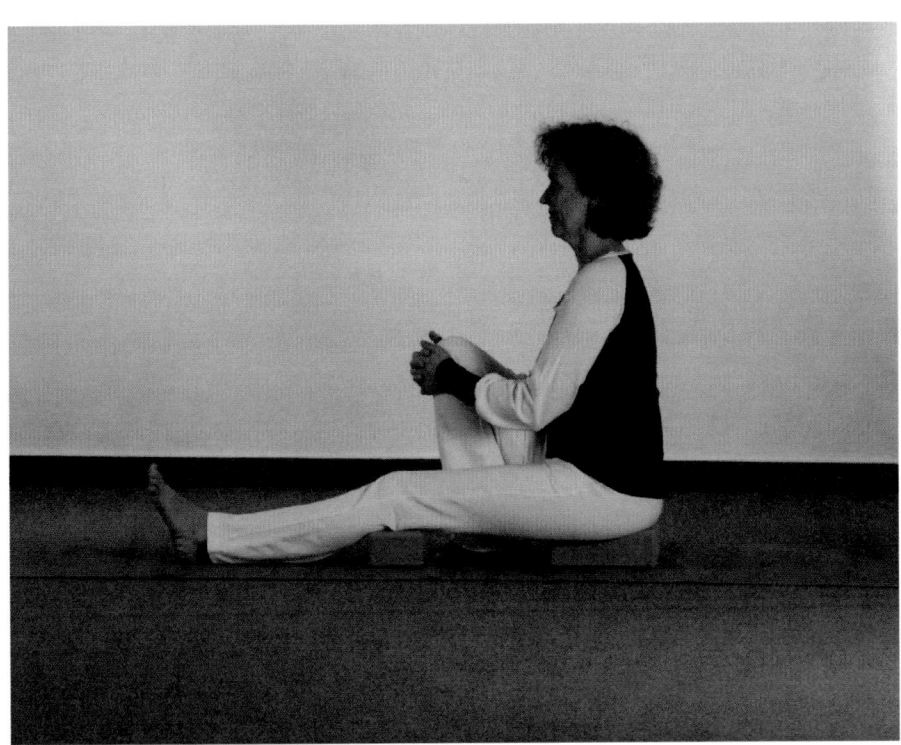

2. Phase

- Lassen Sie die linke Hand am rechten Knie und drehen Sie sich mit dem Oberkörper nach rechts.
- Mitunter ist es hilfreich, sich mit der rechten Hand auf einen Klotz zu stützen.

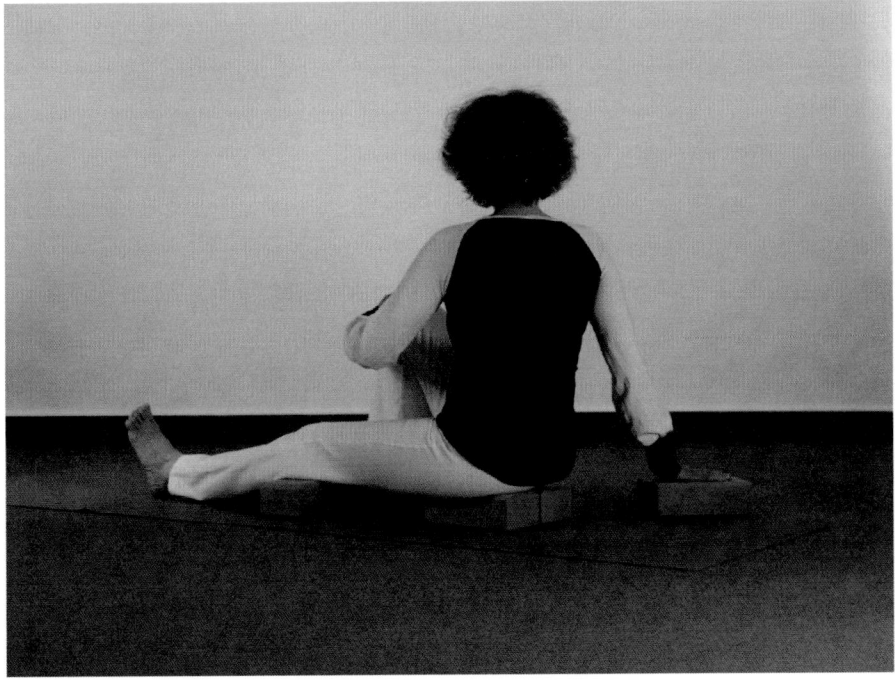

- Kernpunkt der Stellung ist wieder die Erreichung einer gleichmäßigen Wirbelsäulendrehung.
- Dazu muss die Zwischenrippenmuskulatur gedehnt werden. Oder anders ausgedrückt: Die unteren Rippen drehen nach links und die oberen nach rechts.
- Trick ist die „Bauchnabelgegendrehung", also Bauchnabel wird nach links verschoben.

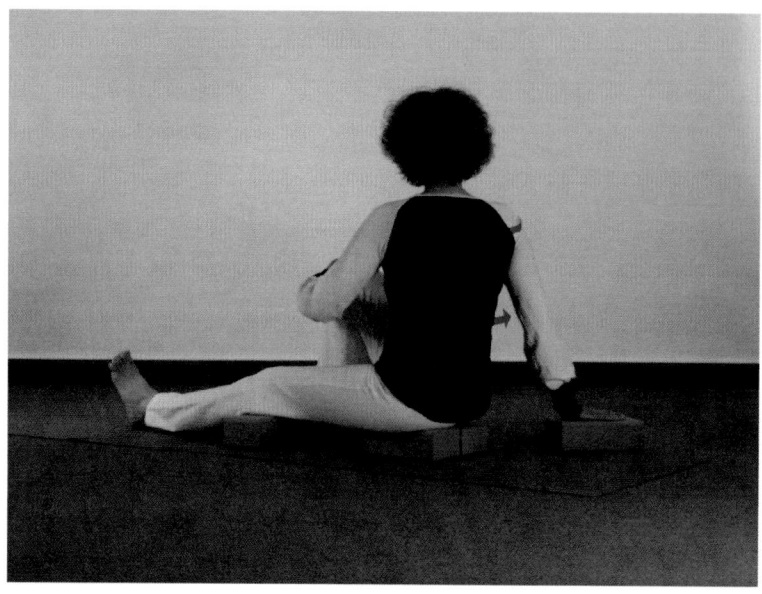

3. Phase

- Wenn Sie die gleichmäßige Drehung der WS halten können, legen Sie den linken Ellenbogen um das rechte Knie.

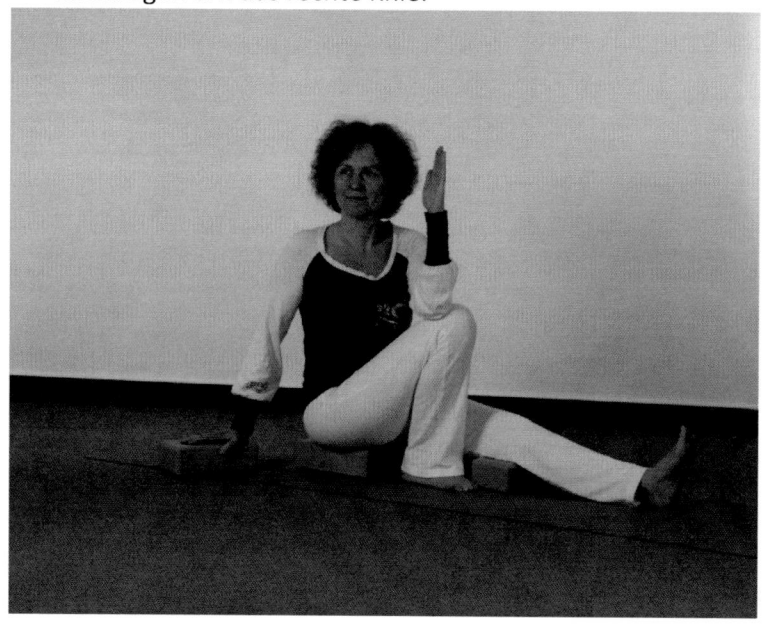

- Lassen Sie die Schultern sinken.
- Wandern Sie durch den Körper und überprüfen Sie alle Positionen von den Zehen bis zur Kopflage.
  Dahinein bringen Sie Ihren Atem und schaffen Sie Raum auch mit dem Atem.

- Lösen Sie die Stellung auf, spüren Sie einen Moment nach und wechseln Sie die Beine.
- Auf dieser Seite (linkes Knie umarmt) achten Sie wieder darauf, dass die rechte Schulter nicht vorstürzt.

Mögliche Feinarbeit:

- Mehr Beinarbeit
  Legen Sie die spiraligen Bewegungsmuster im langen Bein an.
  Arbeiten Sie auch mit den Fußwölbungen und Zehstreckung/ Spreizung.

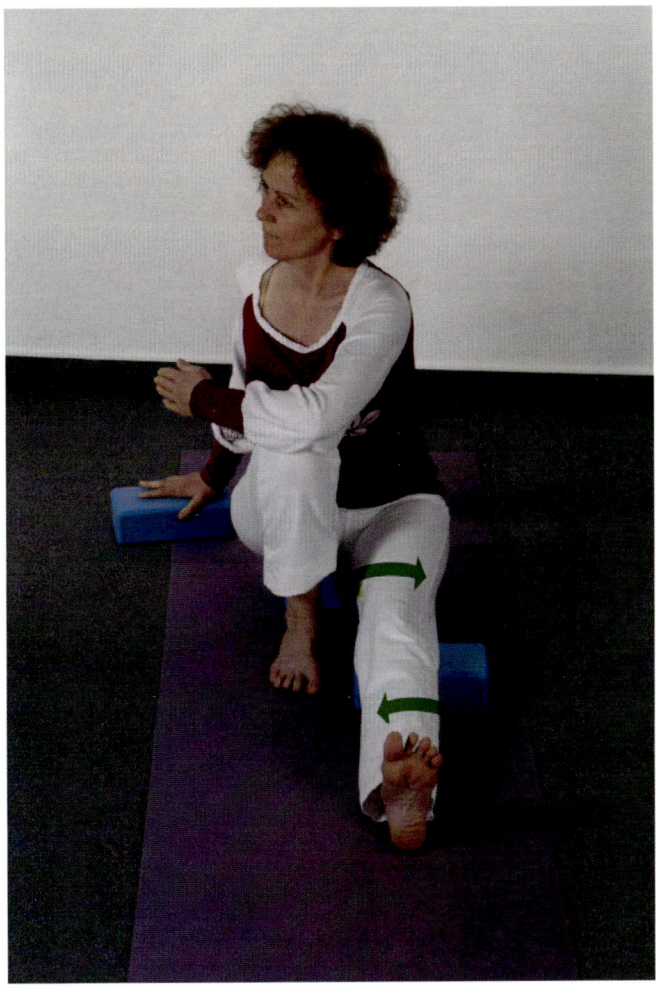

-    Lassen Sie die Schulterblätter auseinanderstreben und sich an die Rippen schmiegen.

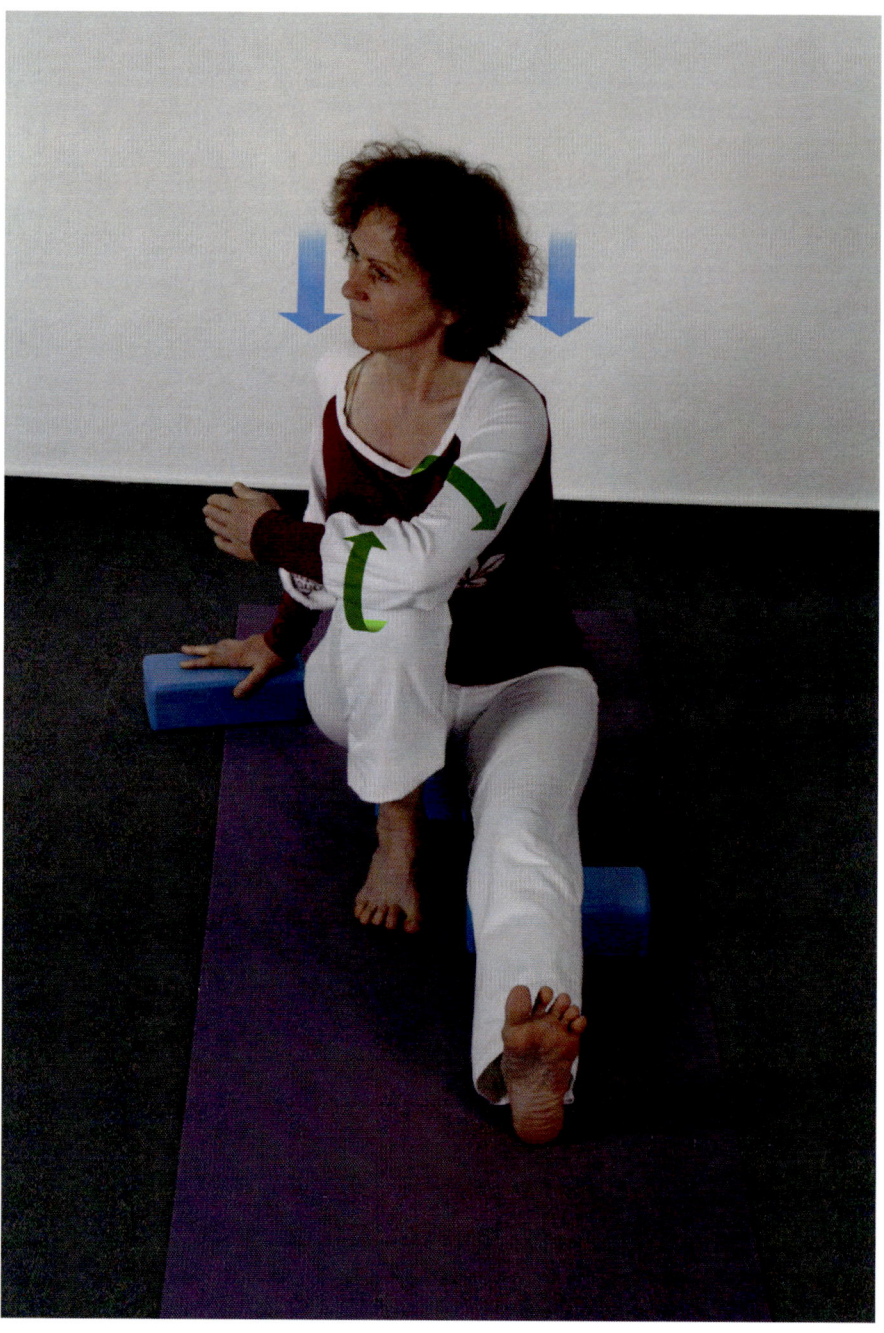

- Bringen Sie die spiraligen Bewegungsmuster auch in die Armarbeit ein.

Hilfe bei Problemen:

→ Aufrichtung fällt schwer

- Sitzberg erhöhen und natürlich auch die Knieunterlegung, damit das Knie nicht „durchhängt".

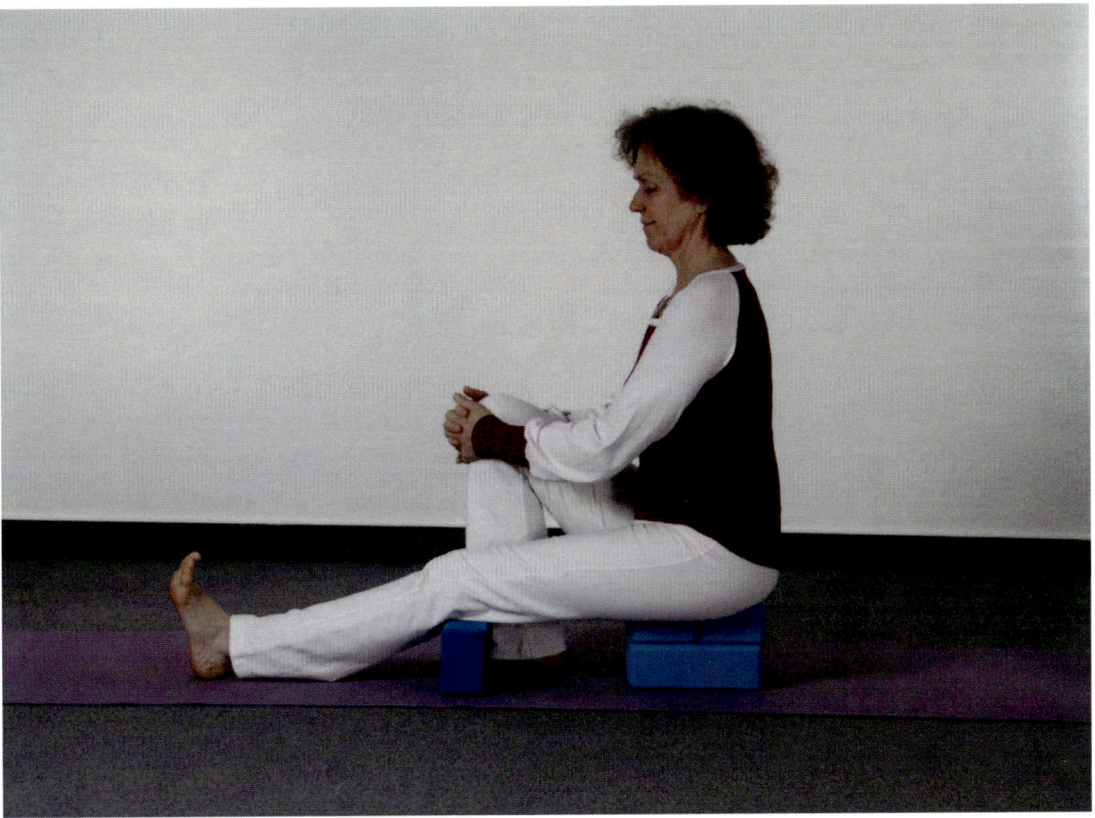

→ Wirbelsäule dreht nur in einem kleinen Abschnitt.

- Gesamtdrehung reduzieren und mehr „Bauchnabelgegendrehung"

→ Zuviel Schulterspannung

- Arm nicht so weit nach hinten setzen. Schulterblätter an die Rippen bringen.
- mehr Innenrotation der Schulter

197

5.12 Balanceübung

5.12.1 Die Krähe/ Der Kranich *Kakasana/ Bakasana*

Yogatherapeutischer Ausgangspunkt:

Im klassischen Yoga dient diese Stellung zur Entwicklung von Beharrungsvermögen und Nervenstärke. „Der Kranich läuft im knietiefen Wasser und sucht geduldig seine Nahrung".

Die Krähe ist eine schöne Vorübung dazu. Therapeutisch besonders interessant ist die Möglichkeit, die Hand-, Arm und Schulterstrukturierung zu erarbeiten und zu kräftigen. Eine geduldige leichte Belastung ohne Abheben bringt zunächst mehr als ein kurzes Flattern. Lassen Sie die Unterlage nicht zu weich sein.

Ausführung:

1.Phase

- Die Ausgangsstellung ist die stehende Vorwärtsbeuge mit gebeugten Knien. Setzen Sie die Hände auf den Boden, hüftbreit bis mattenbreit auseinander. Die Mittelfinger zeigen genau nach vorne, die Finger sind leicht gespreizt. Lassen Sie die Ellenbogen nicht zur Seite kippen.
- Bauen Sie die Handspannung auf. Die Kleinfingerseite ist die stabile Achse. Der Daumenballen zieht in Richtung Mitte der Matte. Die Handwölbung kommt hoch.
- Wenn Sie die Spannung in der Hand aufgebaut haben, widmen Sie sich dem Unterarm und der Schulter. Die Schulter rotiert nach innen. Legen Sie eine leichte Außenrotation in den Oberarmen an.

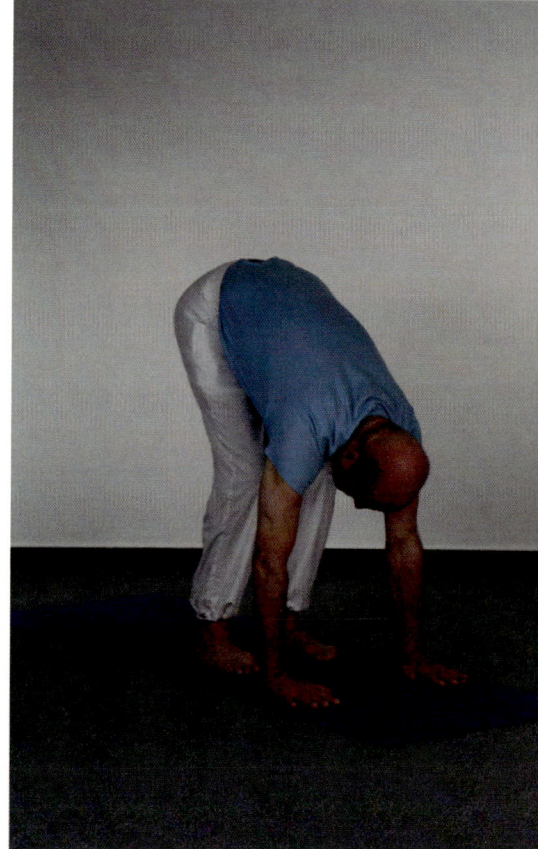

2.Phase

- Nachdem Sie auch diese Vorspannungen aufgebaut haben, legen Sie die Oberschenkelinnenseite auf die Ellenbogen.
- Lassen Sie die Unterarme gerade stehen, damit die Handgelenke gleichmäßig belastet werden.

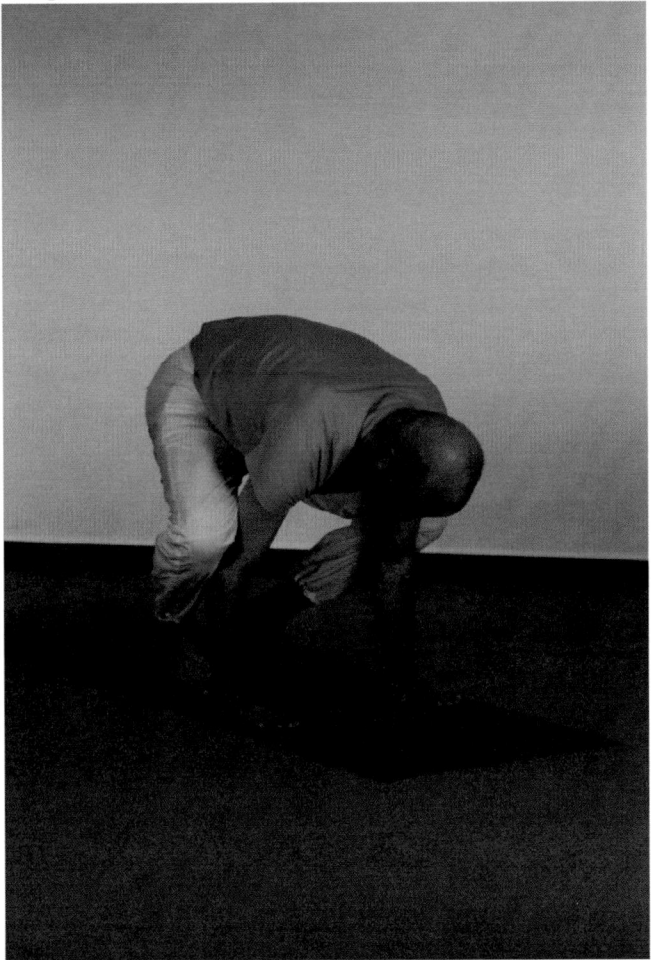

3.Phase

- Sie müssen wieder Ihre ganz persönliche Haltung finden. Vielleicht die Knie mehr über die Ellenbogen hinweg oder fast am Ellenbogen. Natürlich auch abhängig von der Schulterkraft. Sie können auch mit einem Druck der Knie zueinander das Geradebleiben der Unterarme unterstützen.
- Jetzt beugen Sie sich mehr oder weniger nach vorne. Belasten Sie geduldig die so aufgebauten Strukturen.
- Eines Tages vielleicht werden Sie nur auf den Händen stehen. Streben Sie es nicht zu früh an. Hände und Handgelenke brauchen meistens eine längere Vorbereitungszeit.

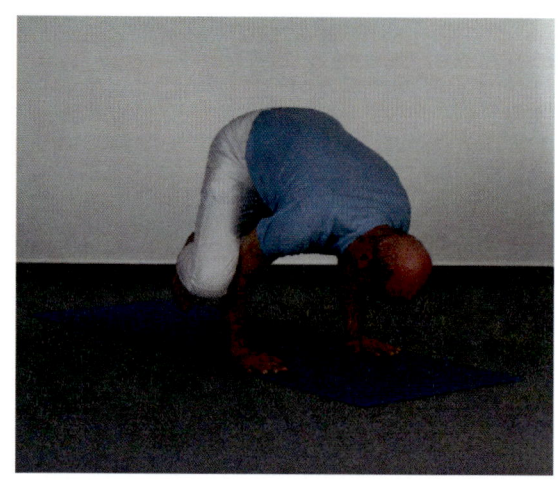

4.Phase

- Die nächste Stufe ist das Üben des Kranichs. Von der Kraft sicher leichter auszuführen, von der Anforderung an den Gleichgewichtssinn viel schwieriger.
- Dazu lassen Sie die Knie nicht an den Ellenbogen vorbeirutschen und halten die Fußinnenkanten zusammen.
- In dieser Haltung können Sie gut die Füße beobachten. Wenn es Ihnen gelingt, die Füße in der Mitte der Matte zu halten, ist meistens das Becken gerade.

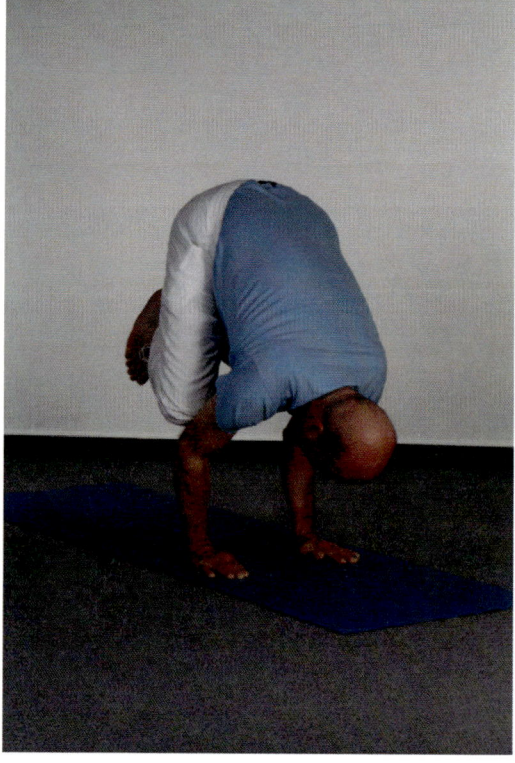

- Wandern Sie durch den Körper und überprüfen Sie alle Positionen. Lassen Sie den Atem fließen.
- Trick dabei: Die Unterarme rotieren nach innen. Die Oberarmaußenrotation zieht die Schulterblätter an die Rippen, denn dort liegt die meiste Kraft.
- Lösen Sie die Stellung auf und spüren sie einen Moment nach.

Hilfe bei Problemen:

→ Handgelenke schmerzen

- Weniger Belastung, mehr Strukturarbeit. Eventuell erst einmal an der Wand üben („Wandverschiebung").
- Oft hilft auch, Finger mehr zusammensetzen.

→ Ellenbogen rutschen zur Seite

- mit dem Knie mehr zusammenhalten
- Weniger Belastung, eben noch nicht flattern
- Hände mehr auseinander setzen (in der Krähe)

→ Angst vor dem Fliegen

- macht nichts. Geduldig weiter üben. Eines Tages werden Sie von alleine abheben.
- Wahrscheinlichen „Landeplatz" des Kopfes polstern

→ Beim Übergang zum Kranich zittern Arme und Schultern

- Ursache noch unklar, aber wahrscheinlich nicht schädlich. Vielleicht ein gutes Zeichen für die stärkere Nervenwirkung. Geduldig weiter üben. (Wenn nicht mit Schmerzen verbunden)

5.12.2 Schiefe Ebene/ Der Tisch   *Purvotthasana/ Tchatushpadasana*

„Schiefe Ebene" und „Tisch" sind klassische Schulterkräftigungsübungen. Muskulär und energetisch wäre auch ihre Einfügung zwischen der Vorwärtsbeuge und der Kobra passend. Vom therapeutischen Standpunkt aus studieren und verinnerlichen Sie dabei ganz wichtige Strukturprinzipien:

- Das feste Einziehen des Oberarmkopfes (Humeruskopf) in die Schultergelenkspfanne, als Grundlage effektiver und gesunder Schulternutzung.

- Die Fähigkeit, die Schulterblätter an den Rippenbögen zu halten und daraus die Kraft zu entfalten. Damit wird die für westliche Menschen typische Überspannung in den Schulterblattfixatoren abgebaut.

Schlüssel, um das zu erreichen, sind die spiraligen Bewegungsmuster. Die Höhe der Hebung ist zunächst zweitrangig. Nach der Erfahrung des Autors hat es nichts mit Können zu tun, ob Sie die schiefe Ebene oder den Tisch bevorzugen. Für manche Schüler ist der Tisch aus anatomischen Gründen günstiger (z.B. ‚um den unterer Rücken besser zu steuern) Sie können die Stellungen auch wechseln.

Ausführung:

     1.Phase

- Die Ausgangslage ist die Sitzhaltung
- Das Gesäß ist etwa 50 cm von der Hinterkante der Matte entfernt, die Beine lang nach vorne ausgestreckt.
- Fassen Sie mit den Händen nach hinten. Die Daumen zeigen nach außen. Am besten gleich die Fingerspitzen an der Mattenkante platzieren, dann können Sie sicher sein, dass die Hände auf gleicher Höhe stehen. Auf jeden Fall soweit nach hinten, dass der Unterarm/ Handwinkel beim Heben nicht kleiner als 90° ist. Der Arm ist in natürlicher Streckung.
- Spannen Sie die Handwölbungen. Die Kleinfingerseiten sind die festen Achsen. Die Daumenballen ziehen nach außen.
- Jetzt lassen Sie die Unterarme und Schultern nach innen rotieren.

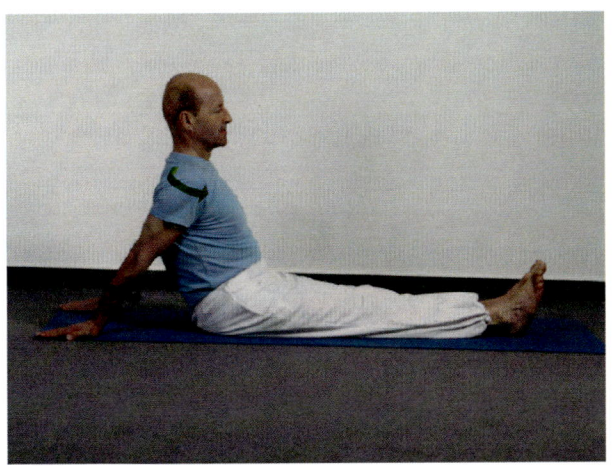

2.Phase

- Wenn auch diese Spannungen aufgebaut sind, bringen Sie die Oberarme in Außenrotation. Dabei wird der Gelenkflächenkontakt im Schultergelenk vergrößert.Jetzt heben Sie das Gesäß. Das Brustbein strebt nach oben in dem Maße, wie Sie die Rotationsrichtungen in Armen und Schultern halten können.
- Ziehen Sie den Mittelfuß zu sich heran und halten Sie einen leichten Knieknick. So gelingt es, die Streckung des unteren Rückens aufrecht zu erhalten. Gegenexperiment: Wenn Sie die Füße weg strecken, stürzen die meisten Schüler erst einmal wieder ins Hohlkreuz.

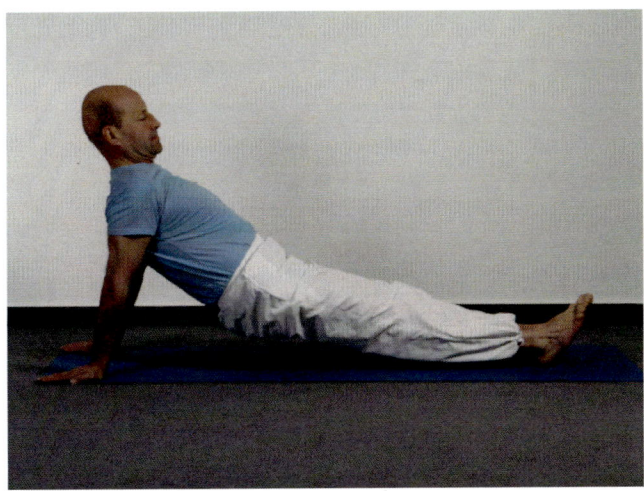

3.Phase

203

- Finden Sie eine neutrale Kopflage.
- Wandern Sie durch den Körper, von den Fingerspitzen bis zu den Zehen und überprüfen Sie alle Positionen. Lassen Sie den großflächigen Gelenkkontakt in den Schultern und das Festhalten der Schulterblätter an den Rippenbögen das Hauptziel Ihrer Bemühungen sein.
- Dahinein bringen Sie Ihren Atem und ergründen Sie, was jetzt mit Ihrem Atem passiert.
- Lösen Sie die Stellung auf und spüren Sie einen Moment nach.

Mögliche Feinarbeit:

- Zehstreckung, Zehspreizung. Spreizen Sie die Zehen in dem Maße, wie Sie die Zehen auch noch gestreckt halten können. Die Großzehballen dürfen zur Hilfe etwas gegeneinander drücken.
- Zeitweilige Umkehr aller Positionen in Schulter und Armen.
- Nur die Schulter nach hinten zu ziehen, wäre ungünstig. Der Oberarm muss dabei in Innenrotation sein.
- Spiralige Bewegungsmuster auch in den Füßen und Beinen. Ergründen Sie die Auswirkungen im unteren Rücken.

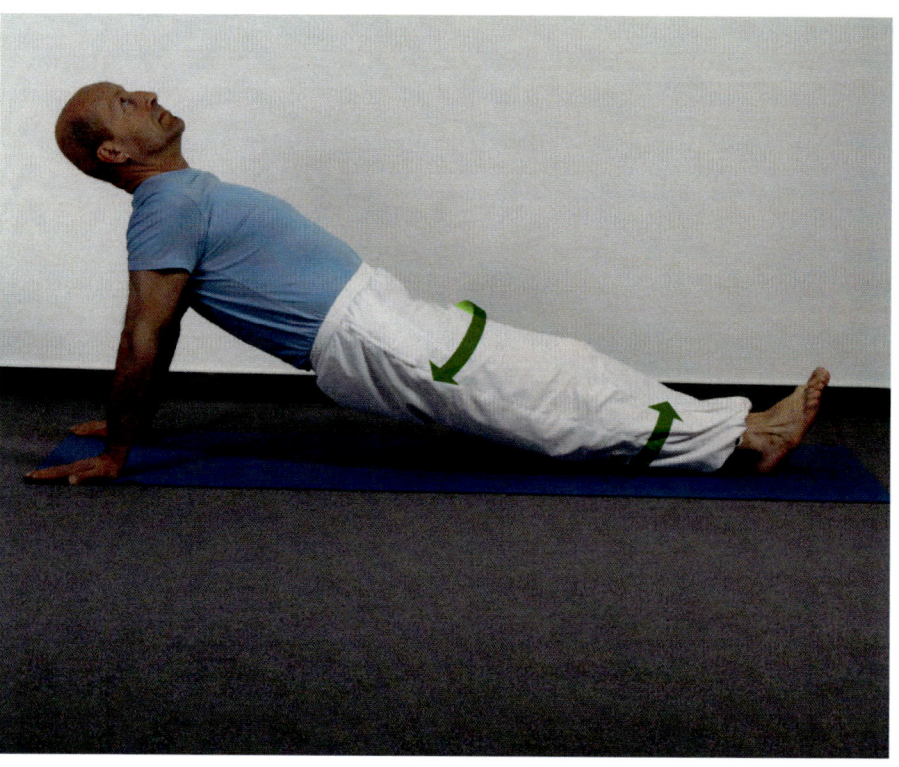

Hilfe bei Problemen:

→ Handgelenke schmerzen

- weniger Belastung, Gesäß tiefer
- Handgelenkswinkel überprüfen, eventuell zu spitz, mehr nach hinten fassen
- Testen: unterschiedliche Grade der Fingerspreizung. Eventuell Finger zusammen lassen.
- Spiralige Strukturen überprüfen. Besonders hilfreich ist meistens die stärkere Innenrotation der Unterarme und der Schulter.
- Übung nicht ausführen. Den Tisch probieren.

→ Bei stärkerer Gesäßhebung verreißt es die Strukturierung der Arme/ Schultern

- weniger Hebung, Strukturierung hat Vorrang
- eventuell öfter Absetzpausen

→ Flattergelenksneigung in Ellenbogen

- bewusst etwas Beugung halten

Ausführung Tisch:

- Die Ausgangsstellung ist die Sitzhaltung. Die Beine sind lang nach vorne gestreckt.
- Setzen Sie die Hände neben das Gesäß. Die Fingerspitzen zeigen nach vorne. Bauen Sie die Hände auf: Handwölbungen und Kleinfingerseiten sind die stabilen Achsen. Die Daumballen ziehen nach innen.
- Strecken Sie die Wirbelsäule und bringen Sie die spiraligen Bewegungsmuster in die Unterarme und Schulter ein. Wenn es nicht funktioniert, hatten Sie vielleicht die falsche Vorstellung von der Wirbelsäulenstreckung. (Rippenbogen nicht vorstürzen)
- Mit der Außenrotation der Oberarme ziehen Sie die Oberarmköpfe (Humeruskopf) an die Schultergelenkspfannen.

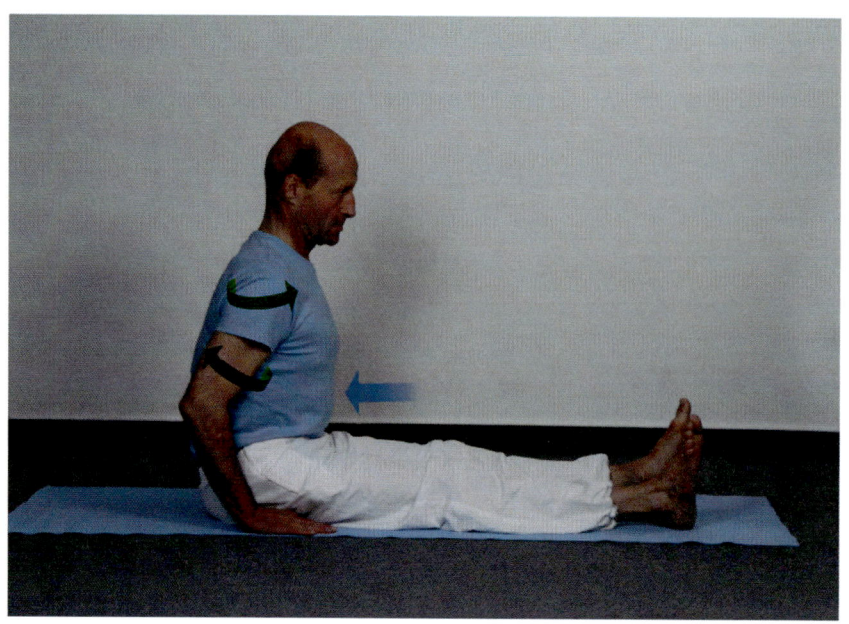

- Setzen Sie die Fußsohlen auf den Boden, etwa hüftbreit auseinander und heben Sie das Becken. Der Kniewinkel beträgt etwa 90°.
- Mit der Zeit werden Sie Ihren günstigsten Winkel finden. Auf jeden Fall lassen Sie den Unterarm- Handwinkel nicht kleiner als 90° sein
- Heben Sie das Gesäß und das Brustbein in dem Maße, wie Sie die spiralige Bewegungsmuster von den Händen bis zu Schulter halten können.

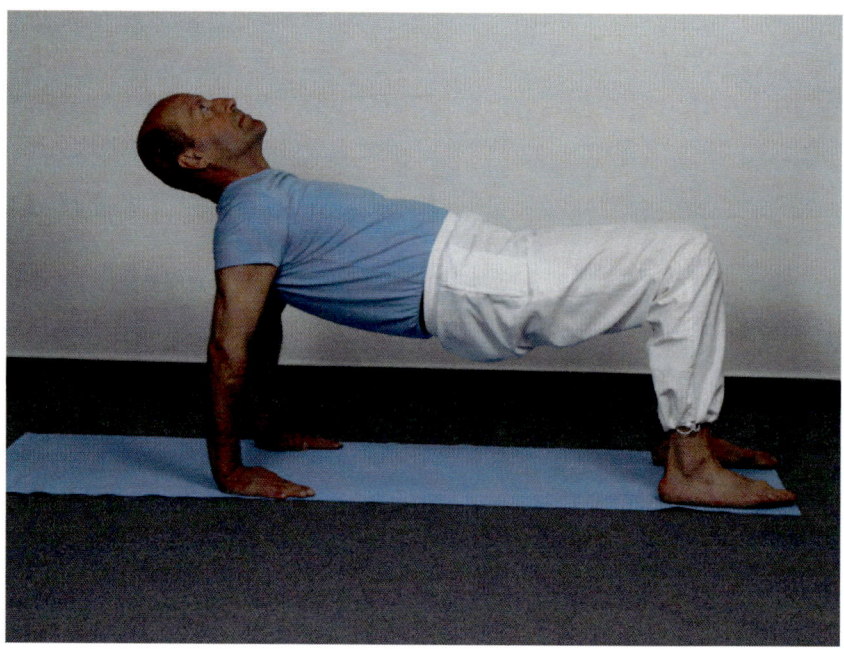

- Als Orientierung können die Schulterblätter dienen:
  Bei richtiger Ausführung liegen sie eng an den Rippen.(rechtes Bild)
- Finden Sie eine neutrale Halslage.

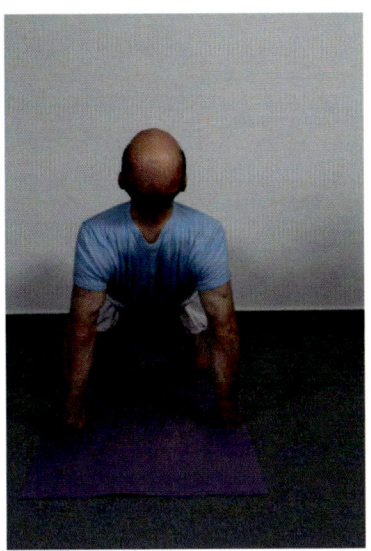 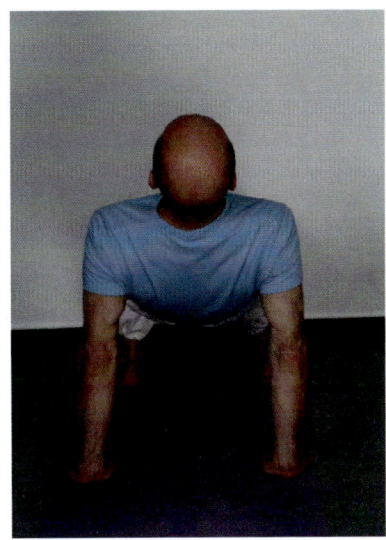

- Wandern Sie durch den Körper und überprüfen Sie alle Positionen. Dahinein bringen Sie Ihren Atem.

Mögliche Feinarbeit:

- Mehr Beinarbeit: Fußwölbungen spannen, Großzehballen zieht nach vorne innen, die äußere Ferse nach hinten außen. Die Unterschenkel rotieren nach innen.
- Die Außenrotation der Oberschenkel ist jetzt schwer zu spüren, aber schon der Spannungseinsatz wirkt sich positiv auch im unteren Rücken aus.
- Mehr Beckenaufrichtung (Wenn der Bauch rauskommt, stimmt die Lage des unteren Rückens nicht).
- Zeitweilige Umkehr der Rotationsrichtungen in Schultern und Armen

Hilfe bei Problemen:

→ Bei Beckenhebung kann die Arm-Schulterstruktur nicht gehalten werden

- Meistens liegt es daran, dass die Schulter nicht genug nach innen rotiert ist.
- Weniger Hebung, Schulterwirkung hat Vorrang

207

→ Handbeschwerden

- Den Winkel zum Unterarm und die Innenrotation der Unterarme überprüfen
- Unterschiedliche Fingerspreizungswinkel testen. Eventuell Finger ganz
  zusammen lassen
- Notfalls erst einmal ohne Hebung Hand- und Unterarm-Kompositionen
  üben und kräftigen

→ Sie erkennen die strukturellen und kraftmäßigen Schwächen Ihrer Schultern
- öfter absetzen, aber geduldig weiter üben

5.12.3 Seitheben *Vashistaasana*

Yogatherapeutischer Ausgangspunkt:

Die Stellung ist nach einem Weisen benannt. Vashista heißt wörtlich „Der Glückliche". In absoluter Kurzfassung kann man sagen, dass er glücklich war, weil er aus der Kraft des Herzens lebte. Und das ist die Lernaufgabe dieser Stellung. Die Ausführung ist nicht vorrangig eine Frage der Armkraft. Die Kraft kommt aus der Mitte. Oder, im Sinne dieses Buches beschrieben, aus der Vergrößerung der Entfernung zwischen Schulterblättern und Wirbelsäule, was wunderbar das Herz öffnet. Die Stellung ist auch eine schöne Ganzkörperübung. Wir können Sie als Anzeiger nehmen: Wenn alle Teile des Körpers ausbalanciert sind, reduziert sich die notwendige Kraft zum Halten.
Voraussetzung zur Übungsdurchführung ist schon eine gewisse Handstabilität. Es darf in den Handgelenken spannen, aber nicht schmerzen.

Ausführung:

1.Phase

- Sie sitzen, wie zur Vorwärtsbeugenvorbereitung auch und sammeln sich
  einen Moment.
- Fassen Sie mit der rechten Hand nach hinten. Finger zeigen
  entgegengesetzt der Beinrichtung und sind so weit gespreizt, wie sich
  auch die Mittelhandknochen spreizen lassen.
- Lassen Sie die Füße etwas auseinander rutschen.

2.Phase

- Jetzt heben Sie das Gesäß und drehen sich auf die rechte Seite. Der linke
  Arm bleibt zunächst am linken Oberschenkel.
- Wichtiger Punkt: Überprüfen Sie den Winkel von Oberkörper und
  rechtem Arm. Er sollte jetzt etwa 90° betragen (nicht der Winkel
  zwischen Arm und Boden, sondern der zwischen Arm und Oberkörper).

Diese Winkeleinstellung ist so wichtig, damit sich der Oberarmkopf (Humerus) fest in der Gelenkpfanne des Schultergelenks befindet.

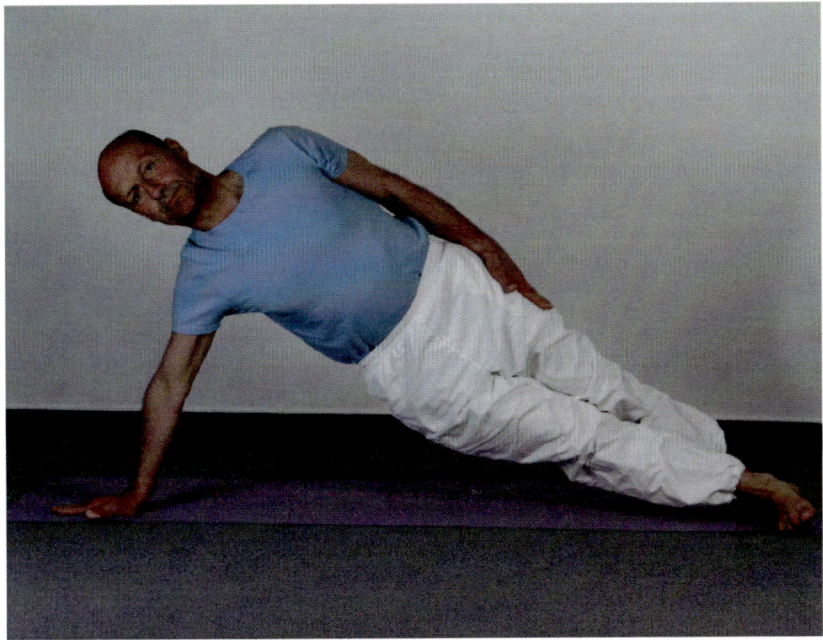

- Mit der Zeit werden Sie genau herausfinden, wie weit Sie die Hand von sich weg setzen müssen, um den richtigen Winkel zu haben.

3.Phase

- Richten Sie das Becken sowohl in der Höhe als auch in der Seite aus.
- Heben Sie den linken Arm in Verlängerung des rechten und streben Sie auseinander in den Schulterblättern.

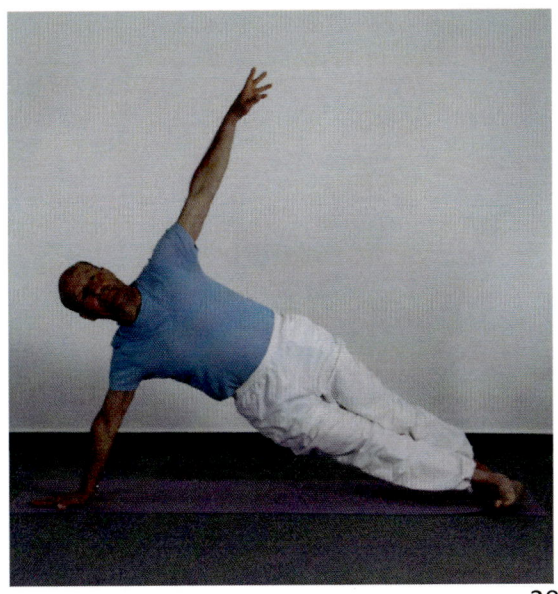 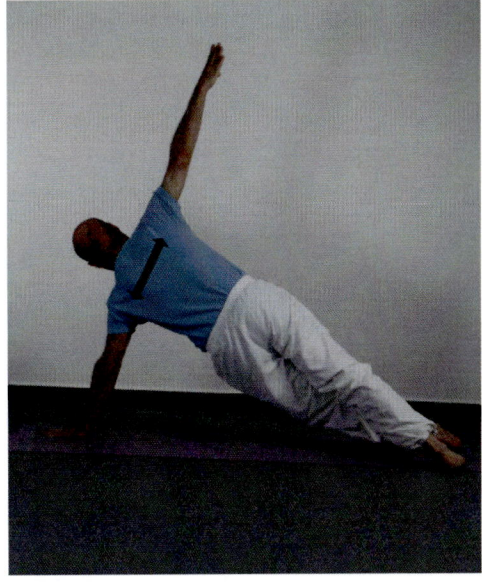

- Schaffen Sie Raum durch diese Streckung und auch mit dem Atem.
- Senken Sie das Gesäß, lassen Sie einen Moment nachwirken und wechseln Sie die Seite.

Mögliche Feinarbeit:

- Wenn Sie die Ausrichtung des Beckens und die Stabilisierung der Schulter beherrschen, können Sie einen Fuß auf den anderen setzen.

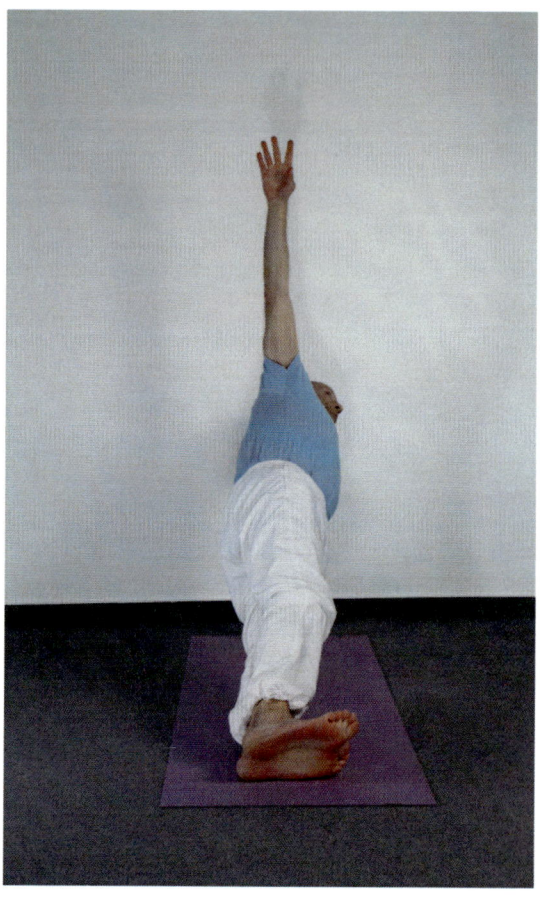

- Mehr Arbeit mit dem Arm und der Hand:
  Der Unterarm rotiert nach innen, der Oberarm rotiert nach außen. Eigentlich passiert es schon von alleine, wenn Sie wirklich in der Schulter auseinanderstreben. Machen Sie es nur noch bewusster.
- Später eventuell heben Sie das oben liegende Bein, aber nur in dem Maße, wie Sie die Lage des Beckens kontrollieren können. Die Balance macht es, nicht vorrangig die Kraft.

Hilfe bei Problemen:

→ Die Handkraft reicht nicht aus, um das Gewicht zu tragen

- Variante: gestützt auf Stuhl

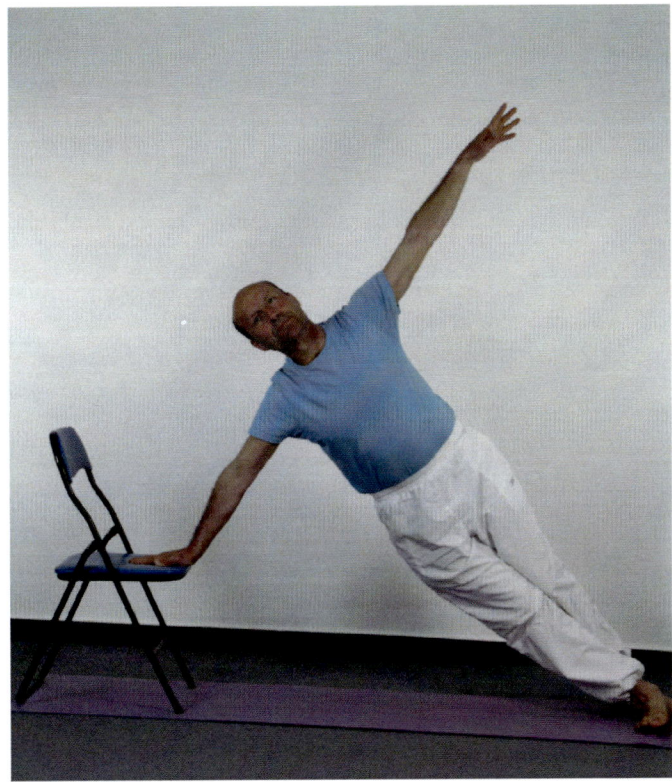

- Zeitweilig auch Ellenbogenvariante möglich
- Zunächst Übung nicht ausführen. Mehr schiefe Eben oder/ und Hund üben

→ Auseinanderstreben in der Schulter nicht möglich

- Armwinkel überprüfen. Der Oberarmkopf muss wirklich eingezogen sein in die Schultergelenkspfanne.
- Schulterspannung zu stark. Mit leichten Übungen erst einmal Raum schaffen.

→ Schwierigkeiten, die Balance zu finden

- Erst einmal muss das schwerste Teil, das Becken, gerichtet sein. Zunächst daran arbeiten. Bei starkem Hohlrundrücken besonders schwierig. In diesem Fall Füße auseinander lassen.

5.13 Die Bein- und Fußübungen

5.13.1 Die Stehende Vorwärtsbeuge *PadaHastasana*

Yogatherapeutischer Ausgangspunkt:

Im klassischen Yoga eine Stellung zur Entwicklung von Demut und Hingabe. Sie steigert die geistige Leistungsfähigkeit. Diese Asana ist hervorragend geeignet zur Stabilisierung der Beinachsen und der Hüftgelenke, zur Pflege der inneren Organe und auch zur Lockerung der Schulter.

Ausführung:

- Die Ausgangslage ist die Stehhaltung. Die Füße sind etwa hüftbreit auseinander, die Fußaußenkanten parallel zueinander.
- Bauen Sie die Fußspannung auf. Die Fußwölbungen spannen, die Großzehballen streben nach vorne innen, die äußere Ferse nach hinten außen.
- Beugen Sie die Knie und legen Sie den Bauch bequem auf die Oberschenkel oder zumindest in die Richtung.
- Lassen Sie die Mitte der Knie genau nach vorne zeigen.
- Fühlen Sie in die Unterschenkel hinein. Durch den Zug mit den Großzehballen liegt wahrscheinlich die Innenrotation schon an. Wenn nicht, bringen Sie nun diese bewusst ein (aber die Knie dabei vorne lassen).

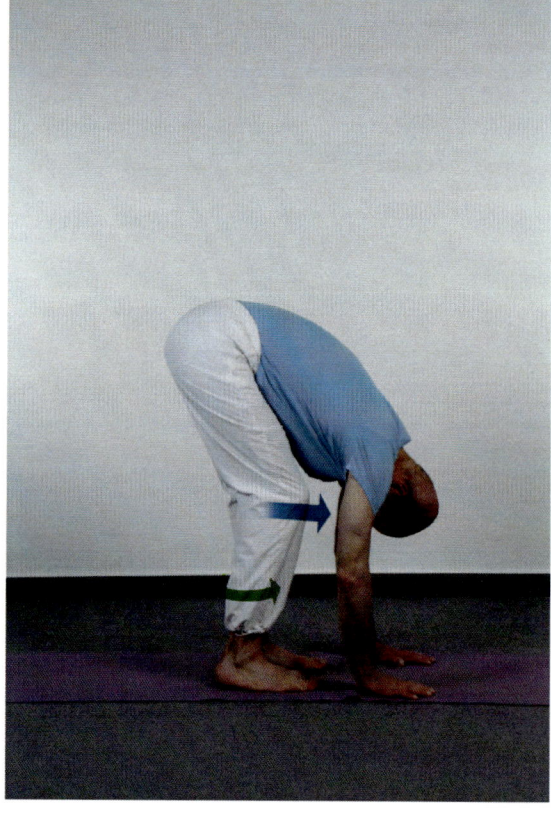

- Bringen Sie jetzt die Außenrotation der Oberschenkel ein. Es ist wieder Millimeterarbeit. Vielleicht bewegt sich auch gar nichts. Aber schon das spannungsmäßige Bemühen ist hilfreich.
- Wandern Sie durch den Körper und ergründen Sie das Zusammenwirken von den Füßen über die Hüfte bis zum unteren Rücken. Ergründen Sie auch die Wirkung unterschiedlicher Gewichtsverteilungen: Das Gesäß mehr nach vorne, Gesäß mehr zurück. Je stabiler die Beinachse, desto besser wird sich der untere Rücken anfühlen.

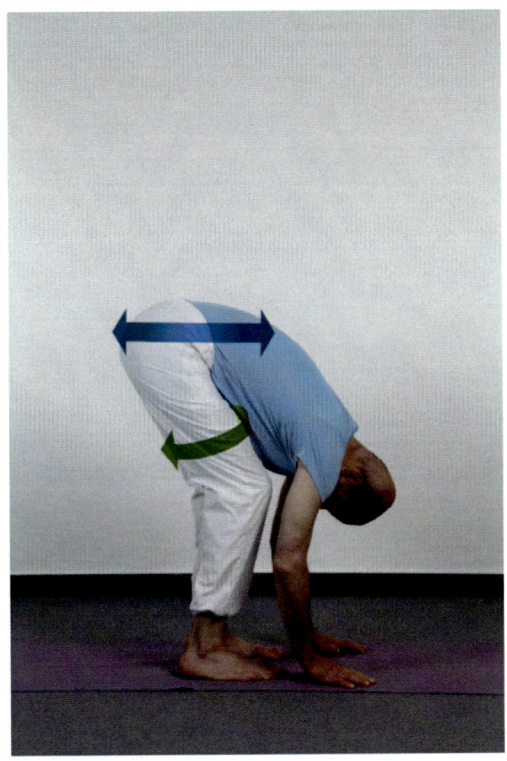

- Jetzt können Sie versuchen, die Beine zu strecken. Sobald Sie merken, dass sich die erarbeiteten Beinachsen verschieben, kommen Sie ein Stück heraus aus der Streckung.
- Lassen Sie zu, dass das Gewicht der Schulter diese in Innenrotation bringt.

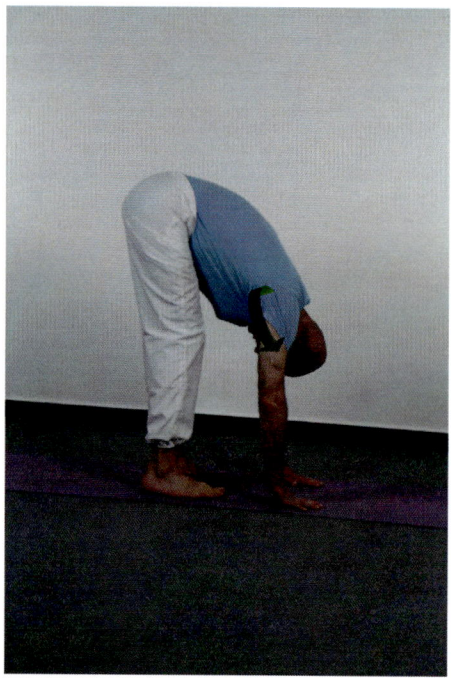

- Dahinein bringen Sie Ihren Atem und schaffen Räume auch mit dem Atem.
- Lösen Sie die Stellung auf. Lassen Sie einen Moment nachwirken.

Hilfe bei Problemen:

→ Der untere Rücken schmerzt beim Vorbeugen

- Mehr Schambeinhebung. Dazu eventuell mit den Händen auf einen Stuhl oder Klötzen abstützen (oder alltagstauglich auf den Oberschenkeln).

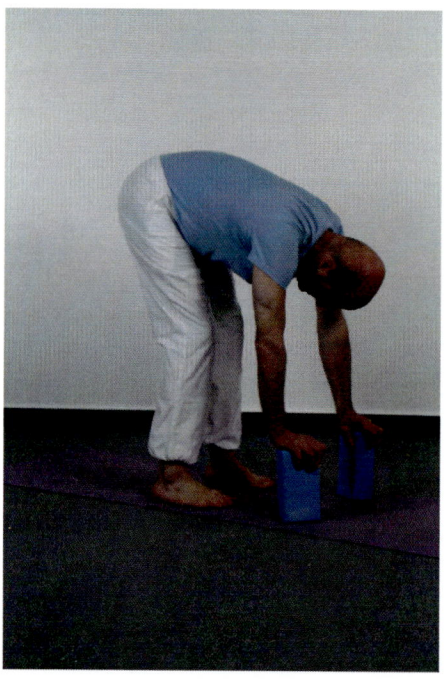

- Üben mit dem Gesäß an der Wand

→ Beim Vorbeugen verdreht die Brustwirbelsäule (meistens nach rechts, Skolioseneigung)

- rechten Arm hängen lassen, linke Hand in die Ellenbeugen des rechten Armes

→ Beinstreckung nicht möglich, ohne Beinachsen zu verschieben

- eben nicht strecken, geduldig weiter üben. Eventuell auch wieder die Arme auf einen Stuhl oder Klötze abstützen

5.13.2 Der gebundene Winkel *BaddaKonasana*

Materialbedarf: 4-8 Yogaklötze

Yogatherapeutischer Ausgangspunkt:

Viele Yogaschüler wollen besser meditieren können. Aber die mangelnde Hüftflexibilität verhindert die Einnahme der klassischen Meditationshaltungen. Daraufhin wird oft ganz wild begonnen, daran zu arbeiten. Vom yogatherapeutischen Standpunkt aus wird es jetzt gefährlich. Wir müssen nicht nur die Muskeln, die die Beine nach außen und innen bewegen, dehnen, sondern tief im Inneren auch noch die Hüftrotatoren (kleine Muskeln um die Hüftgelenke herum). Hierbei entsteht allzu oft eine Gefahr für die Knie. Die Knie sind in der Seite nur beschränkt beweglich. Deshalb sind einige Schutzmaßnahmen zu beachten. Die wichtigste ist die „Verriegelung" der Knie. Das bedeutet, der Winkel zwischen Oberschenkel und Unterschenkel muss so klein wie möglich gehalten werden (ist abhängig von der Oberschenkeldicke). Die Übung erfordert viel Geduld und Achtsamkeit. Es darf auf keinen Fall an den Knieseiten ziehen. Für das Üben des Lotussitzes zehn Jahre anzusetzen, ist vollkommen real. Wer versucht, es vorher zu erreichen, beendet meistens seine Bemühungen mit einem Knieschaden. Am besten ist es, Sie lösen sich von der Zielsetzung, irgendwo ankommen zu wollen. Sie wollen jetzt einfach etwas für Ihre tiefen Muskelschichten tun.

Ausführung:

1.Phase

- Sie sitzen auf einem Klotzberg und haben weitere Yogaklötze in Ihrer Reichweite. Ein harter Untergrund ist günstiger als ein Kissen. Dadurch kann das Becken nicht so leicht abkippen.
- Legen Sie die Fußsohlen zusammen und ziehen Sie die Fersen dicht an das Schambein. Wenn dies schwer möglich ist, erhöhen Sie den Sitzberg und zwar so hoch, bis die Aufrichtung bequem gewährleistet ist.

215

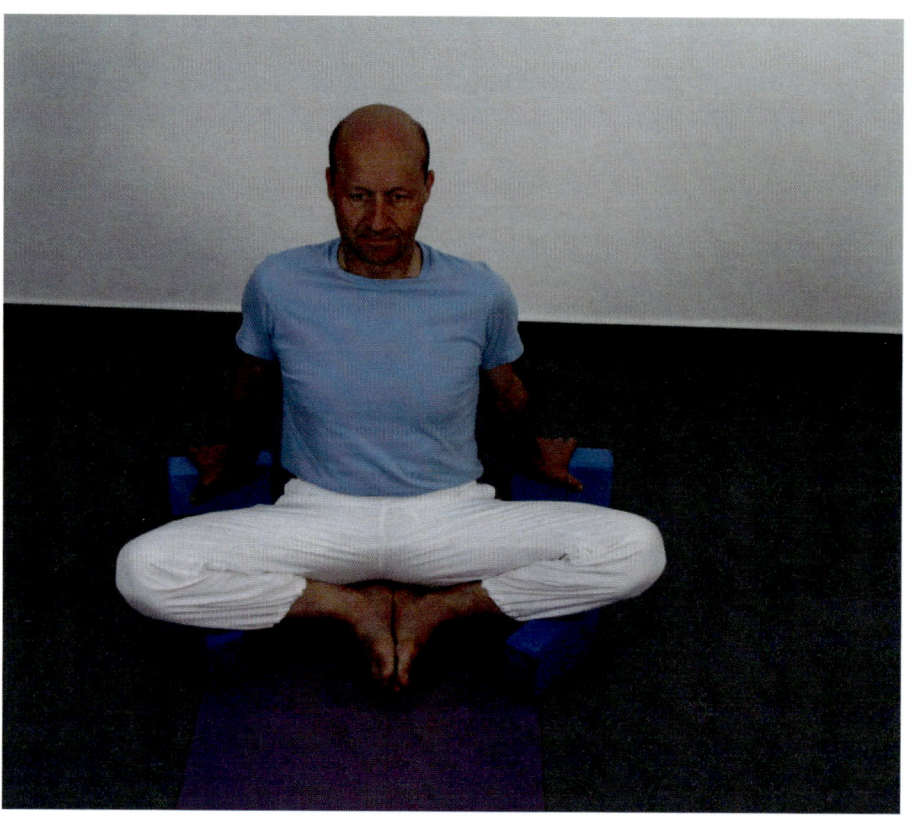

- Bei kräftigen Oberschenkeln ist dies meistens eher möglich, wenn Sie in die Oberschenkel fassen und diese nach außen drehen.

2.Phase

- Legen Sie die Yogaklötze unter die Knie und stützen Sie sich nach hinten, ebenfalls auf zwei Klötze (wenn Sie nicht so hoch sitzen, geht es vielleicht auch ohne Klötze hinten).
- Drücken Sie die Knie gegen die Klötze und spüren Sie hinein, was dabei passiert. Nach einer Weile soll sich der Beckenboden nach innen bewegen. Wenn sie merken, der Bauchnabel zeigt mehr nach unten, ist die Ausführung ungünstig.

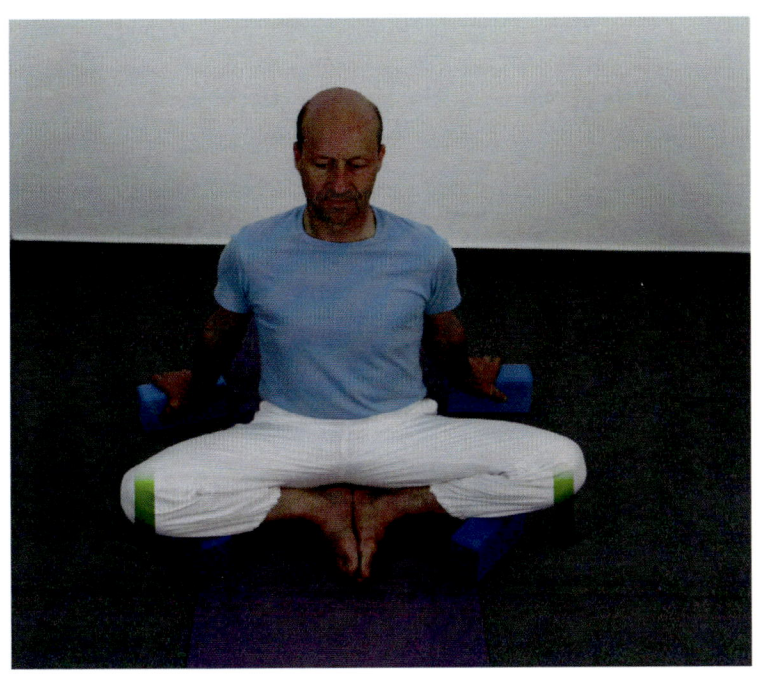

3.Phase

- Mit dieser Erfahrung können Sie sich vielleicht aufrecht setzen.

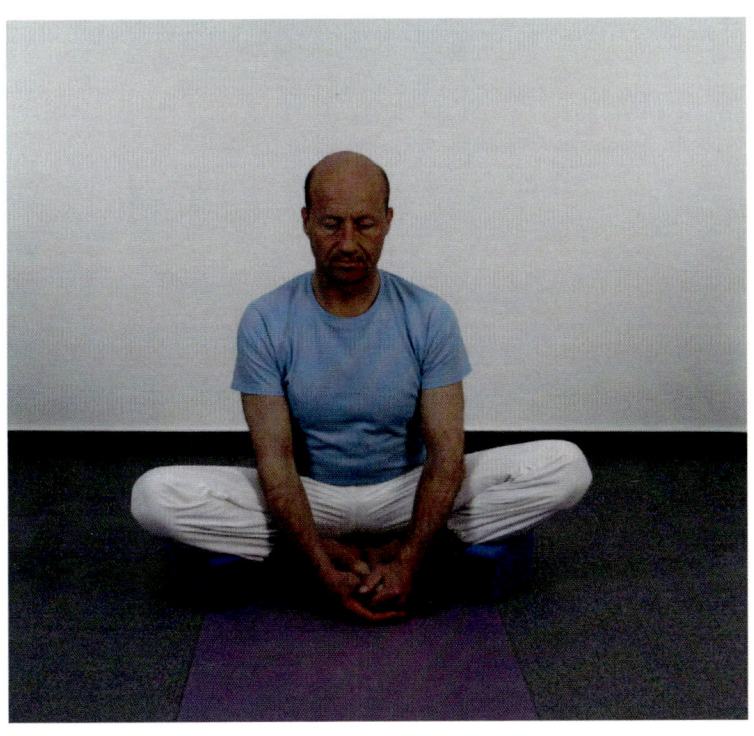

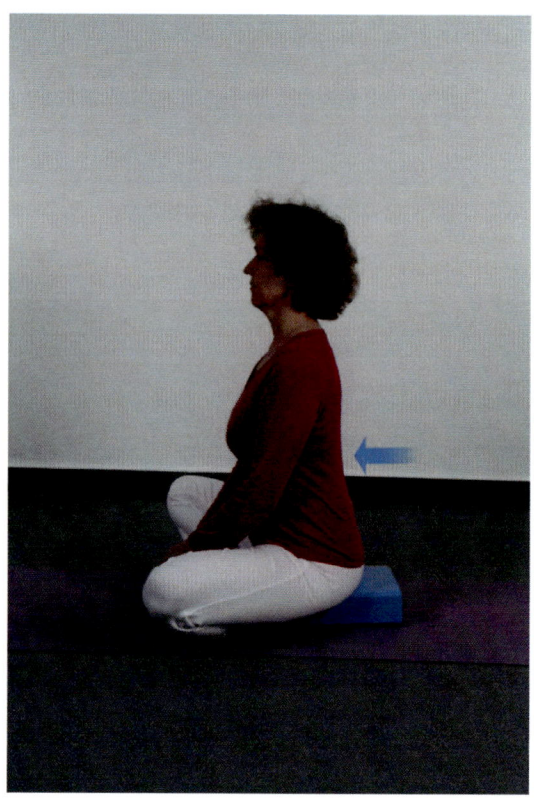

Verhindern sie das "Verknicken" der Wirbelsäule wieder durch Beachtung der Vorderseite.

- Unterstützen Sie die Hüftöffnung durch die spiraligen Bewegungsmuster. Hüften rotieren nach außen, das Steißbein zieht einwärts.
- Halten Sie den Druck der Knie gegen die Klötze aufrecht oder drücken Sie impulsartig.
- Wandern Sie durch den Körper und experimentieren Sie mit unterschiedlichen Dosierungen. In dieses Spiel der Kräfte bringen Sie Ihren Atem.
- Lösen Sie die Stellung auf, strecken die Beine und spüren Sie einen Moment nach.

Mögliche Feinarbeit:

- Zum Ergründen des Unterschieds können Sie einmal probieren was passiert, wenn Sie die Knie mit den Händen nach unten drücken ohne einen Widerstand (ohne Klötze). Auf jeden Fall ist die Wirkung im Inneren eine ganz andere.
- Eventuell können Sie den Sitzberg oder/und die Knie eines Tages tiefer legen.
- Möglich wäre auch: Hände drücken gegen die Knie und die Knie gegen die Hände (oftmals ein schöner Lockerungsimpuls).

- Zeitweilig können Sie sich mehr nach vorne beugen und eine Rückenstreckung mit einbauen. Das Schambein ist dabei leicht gehoben.
- Die Fußaußenkanten lassen Sie zusammen und mit den Händen klappen Sie die Füße auf wie ein Buch. Lesen Sie, was in dem Buch steht: „Passen Sie auf die Knie auf".
- Mehr Schulterarbeit: Die Schulter rotiert nach innen, die Oberarme rotieren nach außen.

Hilfe bei Problemen:

→ Die Fersen lassen sich trotz Sitzberg nicht dem Schambein annähern

- Berg noch höher

→ Aufrecht sitzen ohne Hohlrücken nicht lange möglich

- wieder nach hinten stützen
- höheren Sitzberg

→ Übung ist beschwerdefrei nicht möglich

- vorerst nicht ausführen. Wenn Sie die Vorwärtsbeuge, den Fisch und überhaupt die Beckenaufrichtung geübt haben, wird es eines Tages leichter werden.

Hinweis:

Mit den Knien zu flattern (Schmetterling) ist gut für junge Kampfsportler. Oder bilden wir einen Kompromiss. Ab 40 nicht mehr flattern, weil sich die Muskeln und Bänder im Alter verändern. Die Partnerübung „Partner steht auf den Knien" halte ich für gefährlich und Unsinn, weil dabei fast alle die Lordosierung des unteren Rückens verstärken.

5.14 Übungen im Stehen

5.14.1 Der Baum *Vrikshasana*

Yogatherapeutischer Ausgangspunkt:

Die Stehenden Gleichgewichtsstellungen sind gut zur Festigung der Basis und der Mitte. Der Baum erdet und zentriert. Das Üben der spiraligen Bewegungsmuster im Stand ist die Voraussetzung zum Einbringen in die Dynamik. Mit zunehmendem Alter steigt die

Bedeutung der Standstellungen. Nicht zu früh frei stehend üben, lieber erst einmal gründlich die Struktur erarbeiten und verinnerlichen. Der Hauptfehler in dieser Stellung ist die Verschiebung der rechten Hüfte nach rechts und hinten. Es wäre gut, wenn Sie die Übung vor einem großen Spiegel ausführen können.

Ausführung:

1.Phase

- Stellen Sie sich mit der linken Körperseite in Richtung Wand. Der linke Fuß etwa 30 cm von der Wand entfernt. Die linke Fußaußenkante möglichst parallel zur Wand.
- Stützen Sie sich mit der linken Hand an der Wand.
- Legen Sie die rechte Fußsohle an die linke Oberschenkelinnenseite. Wenn dies nicht möglich ist, dann den Fuß tiefer (aber nicht ans Knie).
- Bauen Sie zunächst die Basis auf: Der Großzehballen zieht nach vorne innen. Die äußere Ferse zieht nach hinten außen. Der Großzeh liegt leicht am Boden. Die anderen Zehen sind gestreckt, gespreizt und leicht gehoben. Dazu bauen Sie die Fußwölbung in dem Maße auf, wie diese Zeharbeit noch möglich ist (zu viel würde nur die Nerven verspannen und natürlich auch nicht optimal im Knie ankommen).

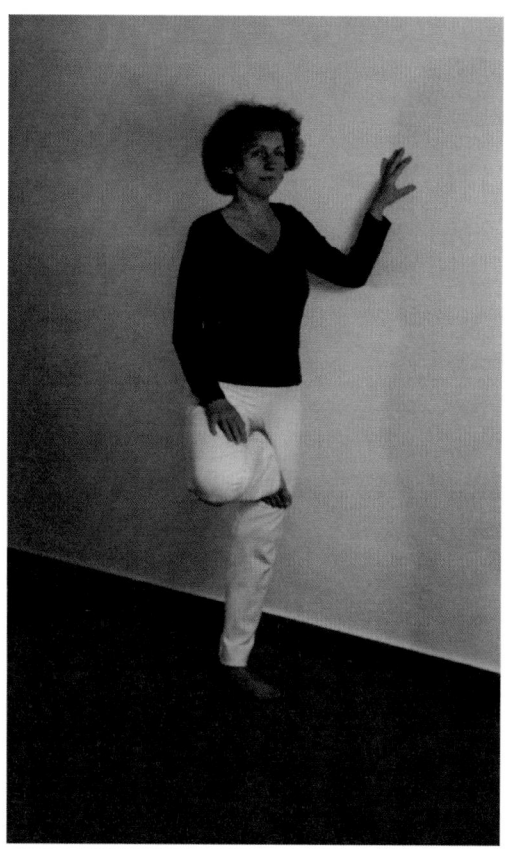

2.Phase

- Lassen Sie das linke Knie genau nach vorne zeigen. Halten Sie die natürliche Millimeterbeugung im Knie.
- Der Unterschenkel rotiert nach innen. Wahrscheinlich liegt die Innenrotation durch Ihre Fußarbeit schon an. Bringen Sie noch mehr Bewusstheit hinein.
- Der linke Oberschenkel rotiert nach außen. Wenn dies jetzt nicht möglich ist, haben Sie wahrscheinlich das rechte Knie zu weit nach außen geschoben.
- Richten Sie das Becken auf. Das Schambein ist gehoben, das Steißbein sinkt nach unten innen.
- Wenn jetzt der Bauchnabel leicht nach oben zeigt, stehen Sie gut.

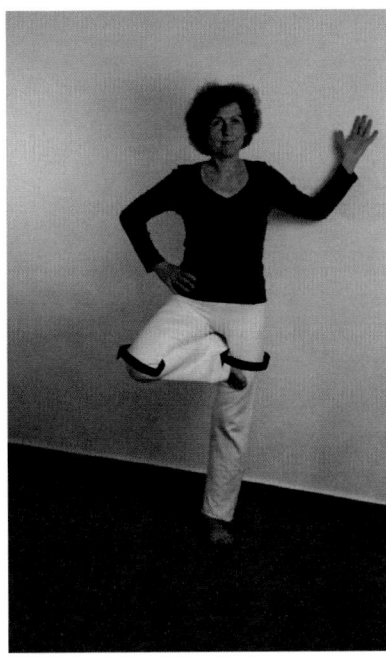 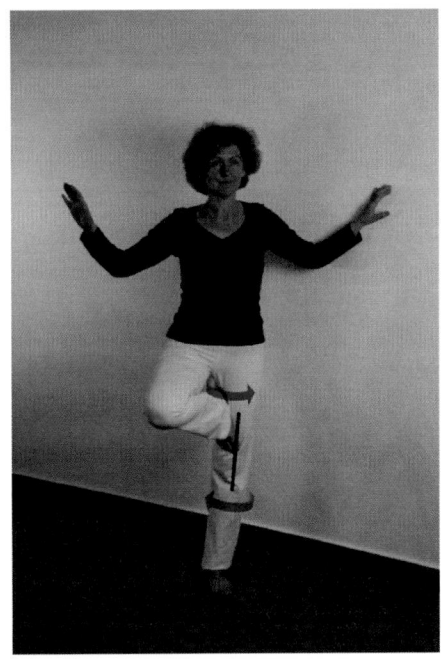

- Überprüfen Sie, ob die linke Beckenschaufel sich wirklich fest auf den Femurkopf gezogen hat. Meistens passiert das, wenn der Bauchnabel wirklich nach vorne zeigt. Lieber das rechte Knie nicht so weit nach außen schieben.
- Überprüfen Sie alle Positionen von den Zehen bis zum Bauchnabel. Erinnern Sie sich, wo die Hüftgelenke sind (mehr innen). Der zweite Zeh, die Mitte des Knies und das Hüftgelenk bilden eine Linie.

3.Phase

- Jetzt widmen Sie sich dem Oberbau. Beide Arme in dem Maße gehoben, wie Sie die Beckenaufrichtung halten können. Als Anzeiger können Sie wieder die unteren Rippenbögen nehmen. Nicht vorstürzen!

- Spiralige Bewegungsmuster auch in den Schultern und den Armen. Die Schultern und Unterarme rotieren nach innen, die Oberarme nach außen. Die Handflächen zeigen zueinander. Die Schulter sinkt wieder etwas und legt sich an die Rippenbögen.
- Der Kopf findet seine Lieblingslage auf der Wirbelsäule.

- Wandern Sie durch den Körper und überprüfen Sie alle Positionen. Lassen Sie tendenziell die Hälfte des Gewichts auf den Zehballen.
- Dahinein lassen Sie den Atem fließen. Dieses Fließen wird helfen, Ihre persönliche Mitte zu finden.
- Lösen Sie die Stellung auf, drehen Sie sich um und bauen Sie die Stellung auf dem rechten Bein wieder auf.

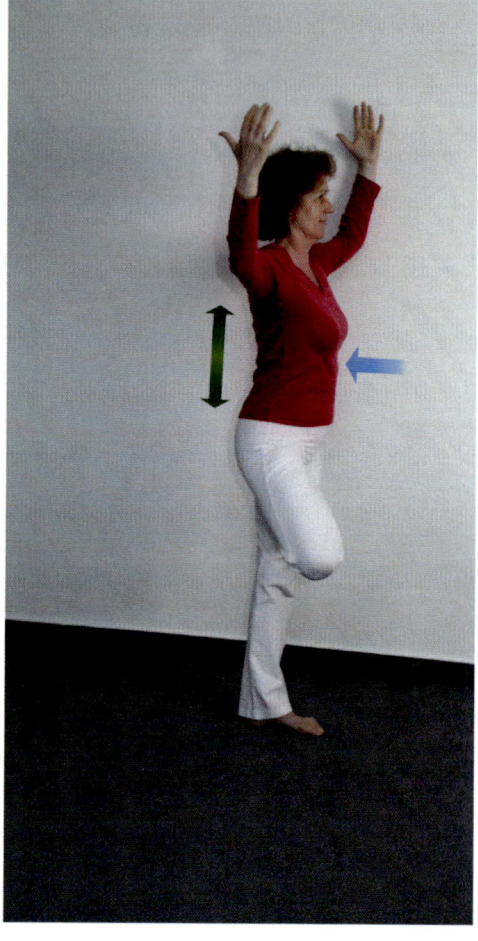

- Die meisten Menschen im Westen drehen mit der rechten Hüfte nach hinten und außen. Das verhindern Sie, indem Sie sich immer wieder die Linie 2. Zeh-Kniemitte-Hüftgelenk klarmachen. Dieser Ausgleich und die stabile Basis der Füße sind der Schlüssel für die Entfaltung der Wirksamkeit der Stellung.

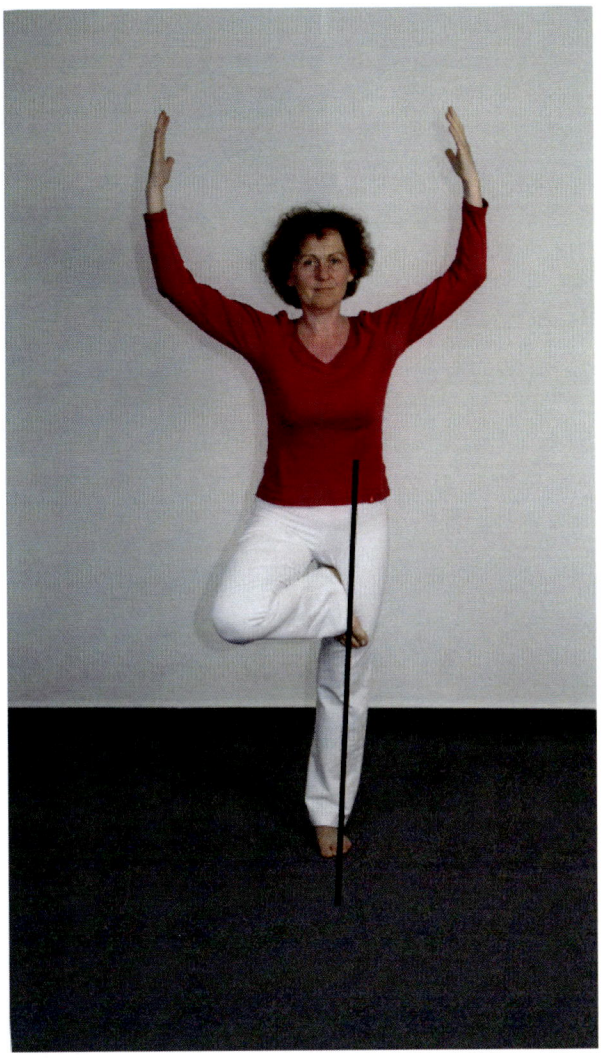

- Achten Sie auf die gerechte Behandlung beider Seiten. Das kann auch bedeuten: Die Schwachseite bekommt eine Zusatzbehandlung.
- Lösen Sie die Stellung auf und spüren Sie einen Moment nach.

Mögliche Feinarbeit:

- Reduzieren Sie das Gewicht, was die Hand an der Wand hält. Vielleicht nur einen Finger an der Wand lassen oder eines Tages frei stehend. Aber wie gesagt, die Strukturierung hat Vorrang.
- Mehr Armhebung in dem Maße, wie Sie die Wirbelsäulenaufrichtung halten können. Manche Fortgeschrittene können die Handflächen zusammenlegen. Aber dies hat nicht unbedingt etwas mit „Können" zu tun. Manche Menschen haben eine große Schulterüberdachung und die Armhebung ist einfach nicht möglich, ohne den Brustkorb zu verschieben. Das ist alles nicht so wichtig. Wichtig ist der Fluss der

Energie, von den Zehen bis zu den Fingerspitzen und zurück. Dann sind Sie keine Pappel, sondern eher ein großer Kugelbaum.

Hilfe bei Problemen:

→ Die Fußaußenkante parallel zur Wand stehend, wird als unangenehm empfunden

- Kompromiss bilden. Fuß eventuell leicht nach außen drehen, aber spiralige Bewegungsmuster halten.

→ Fuß „hält" nicht am anderen Oberschenkel (zu viel Spannung im Oberschenkel)

- Fuß tiefer legen oder einfach auf den anderen Fuß stellen, oder den Fuß mit oder ohne Leine festhalten.

→ Auch bei nur mittlerer Armhebung kommt der untere Rippenbogen vor (die Schulter ist verspannt oder hat ein großes Schulterdach)

- Hände vor der Brust lassen (oder eine Handbreit Abstand) und Raum schaffen in der Schulter.

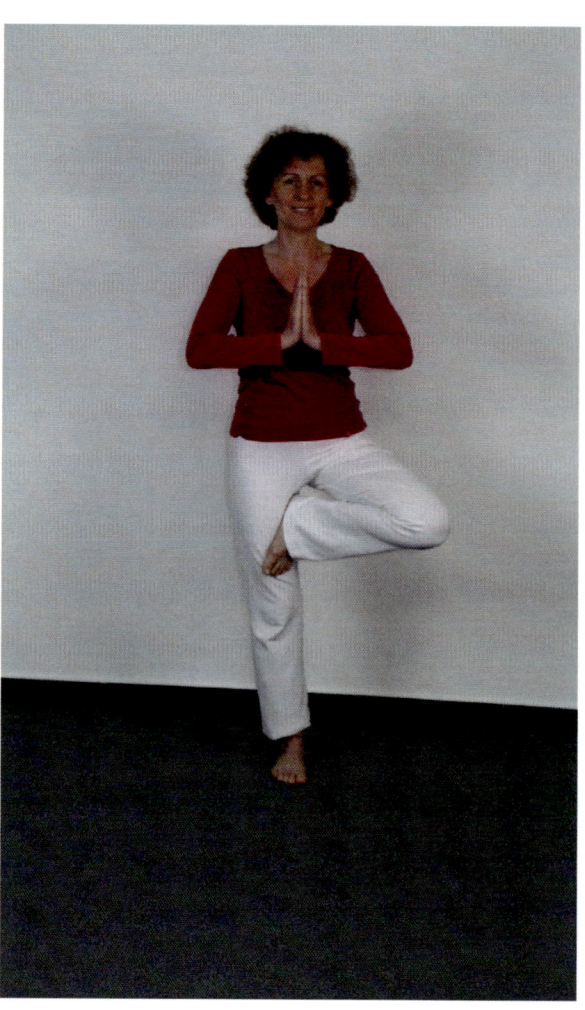

→ Der Oberschenkel/ die Hüfte des Standbeins können nicht auswärts rotieren

- Alles überprüfen und experimentieren. Die Außenrotation im Oberschenkel und in der Hüfte ist ein Schlüssel der Stabilität und des Energieflusses.
- Meistens: Das Knie des angewinkelten Beines ist zu weit zur Seite geschoben. Reduzieren (Bauchnabelkontrolle).

→ Beinstreckung zu stark

- Mehr Knieknick lassen.
- Erinnerung: Bei günstiger Beckenaufrichtung kann die Kniekehle nicht ungünstig nach hinten streben

5.14.2 Held I und II *Virabhadrasana I und II*

Yogatherapeutischer Ausgangspunkt:

Die Heldenstellungen vitalisieren den ganzen Körper und den Geist. Sie erden und helfen die Mitte zu finden. Durch die Arbeit mit den zwei Seiten ist es ein Wechselspiel, das Bewusstheit und Sensibilität erhöht.

Je älter die Schüler sind, desto wichtiger wird das Üben der Standstellungen. Der Grund dafür liegt in der Gehirnstruktur. Die Gehirnareale zur Steuerung von Armen und Händen sind im Vergleich zu den Beinen viel größer und „halten" damit länger. Um die Beine stabil zu halten, muss mehr geübt werden. Aber natürlich sind die Heldenstellungen auch für jüngere Menschen gut, eben um „heldenhaft" im Leben zu stehen. Als erstes müssten Sie wieder bereit sein, alle bisherigen Vorstellungen und Werbebilder zu vergessen. Nur die korrekte Ausführung regt den Energiefluss an. Das Prinzip „Der Körper verändert sich am besten in der Bewegung" kann gut durch mehrmalige Seitenwechsel und fließende Bewegungen eingebracht werden. Je geduldiger Sie in der Vorbereitung sind, desto wirkungsvoller wird die Haltung (Ein vorgespannter Muskel ist leistungsfähiger und ein konzentrierter Geist natürlich auch). Nicht ausführen bei Herzproblemen und hohem Blutdruck.

Ausführung Held I:

1.Phase

- Die Ausgangsstellung ist die Standstellung, quer zur Matte.
- Wandern Sie mit den Füßen auseinander. Aber nur soweit, wie Sie das Becken noch aufgerichtet halten können. Manche Schüler kommen rein anatomisch dabei recht schnell an ihre Grenze. Einfach, weil die Hüftgelenksüberdachung eine weite Seitwärtsspreizung nicht zulässt. Das ist vollkommen in Ordnung, dann bleiben Sie eben 80-100 cm auseinander, aber aufgerichtet im Becken. (rechtes Bild Negativdemonstration)

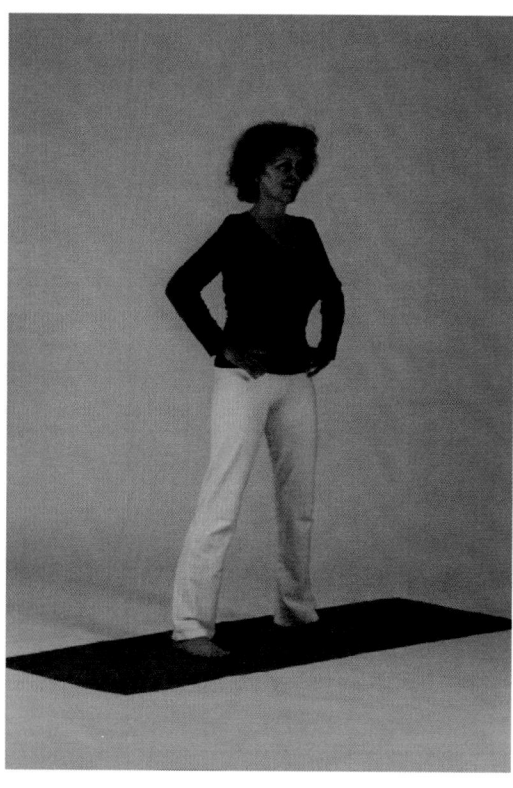 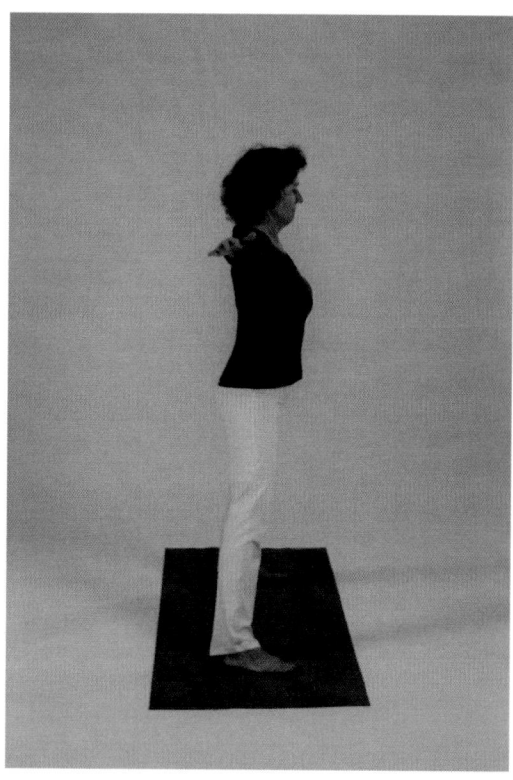

- Die Fußaußenkanten stehen parallel zueinander.
- Bauen Sie die Vorspannung in den Füßen und Beinen auf. DieGroßzehballen ziehen nach vorne innen, die äußeren Fersen nach hinten außen. Die Unterschenkel rotieren nach innen, die Knie bleiben nach vorne zeigend. Die Oberschenkel rotieren nach außen. Eigentlich ist alles eine Bewegung, von der Zehbewegung bis zur Beckenaufrichtung.
- Lassen Sie tendenziell das Gewicht auf den Zehballen und Fersen gleichermaßen.

226

2.Phase

- Strecken Sie die Arme zur Seite, die Handflächen zeigen nach unten. Schaffen Sie Raum auch in der Schulter.
- Bringen Sie die spiraligen Bewegungsmuster ein. Die Schultern rotieren nach innen, die Oberarme nach außen. Die Schulterblätter schmiegen sich an die Rippenbögen.
- Lassen Sie zu, dass der Kopf in seine Lieblingslage geht (genau auf der Wirbelsäule).
- Arbeiten Sie noch einen Moment an den Vorspannungen und Strukturen.

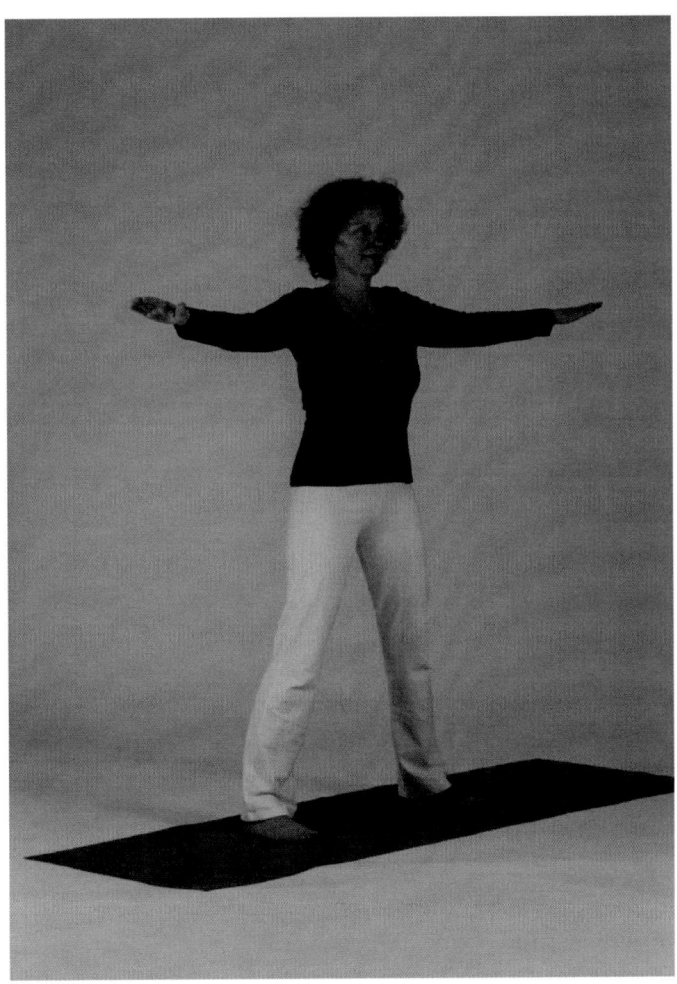

3.Phase

- Drehen Sie auf der rechten Ferse und den linken Zehballen nach rechts. Der rechte Fuß dreht 90°, der linke Fuß 40- 60°.
- Beugen Sie leicht im rechten Knie. Steigern können Sie später, erst einmal muss es klar sein, wo es hingehen soll.
- Legen Sie beide Hände auf die Hüfte.

- Zunächst strukturieren Sie das rechte Bein: Der zweite Zeh, die Mitte des Knies und das Hüftgelenk sind in einer Linie. Erinnern Sie sich, wo die Hüftgelenke waren. 15-20 cm auseinander, an der Vorderseite der Beckenkämme.
- Überprüfen Sie noch einmal das Anliegen der spiraligen Bewegungsmuster im rechten Bein.
- Lassen Sie die rechte Hüfte nach hinten streben. Verhindern Sie den Hauptfehler: Das Abkippen der Hüfte nach rechts. Die Stabilität der rechten Hüfte ist für die meisten Menschen der Schlüssel für die Wirksamkeit der Stellung. Vielleicht hilft Ihnen die Vorstellung: An Ihrer rechten Seite ist eine Wand.
- Halten Sie die Beckenaufrichtung.

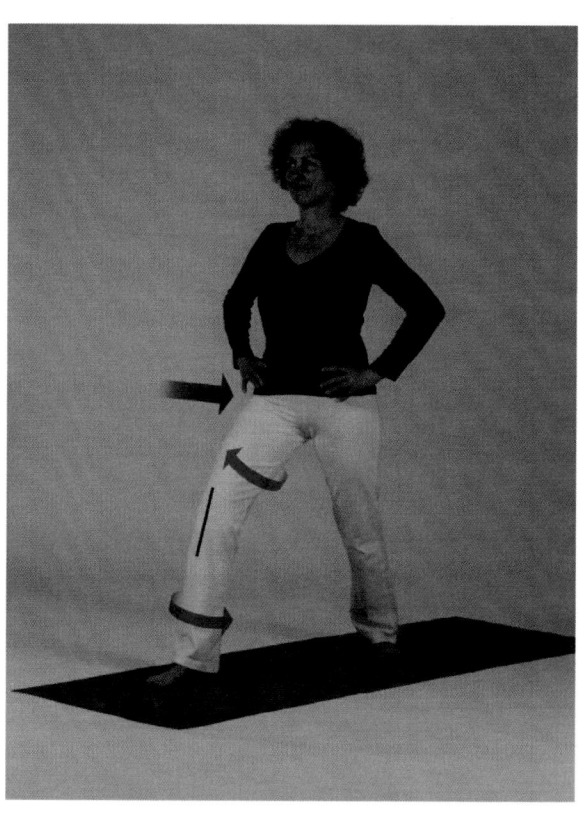

4.Phase

- Die linke Hüfte strebt nach vorne. Der Oberschenkel rotiert nach außen, der Unterschenkel nach innen. Die Kniescheibe in Richtung äußere Hüfte ziehen und das Bein strecken. Der Großzehballen strebt nach vorne innen, dadurch verankern Sie fest die Fußaußenkante.
- Wenn Sie jetzt das Bedürfnis haben, die hintere Fußstellung zu verändern, dann können Sie es tun. Aber lassen Sie den Fuß nicht das Knie überholen.
- Nachdem Sie so beide Seiten koordiniert haben, strecken Sie die Arme nach vorne und stecken die Finger ineinander.

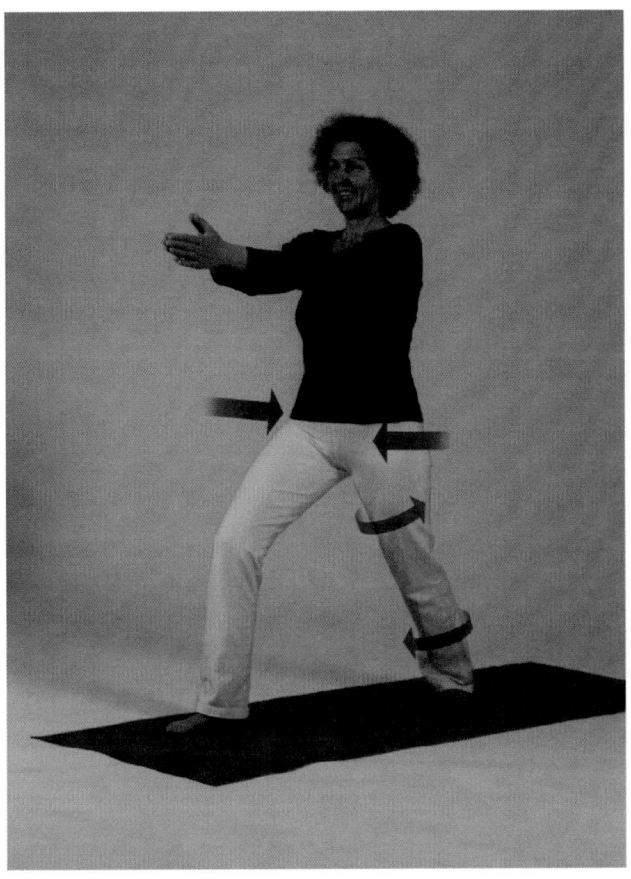

5.Phase

- Vielleicht möchten Sie eine Lockerungspause für die Beine einbauen, dann gehen Sie mit einer eleganten Linksdrehung aus der Stellung. Und wenn Sie bereit sind, ein zweites Mal hinein.
- Vielleicht können Sie auch gleich weitergehen.
- Jetzt die Oberkörper-Einrichtung. Die Wirbelsäule ist gestreckt, aber den unteren Rippenbogen nicht vorstürzen lassen. Vielleicht die Arme mehr heben. Auch dabei den Rippenbogen drin lassen.
- Neutrale Halslage: Die Schulter sinkt und bekommt dadurch mehr Raum. Trick: Arme wieder etwas zurückziehen.
- Wandern Sie durch den Körper und überprüfen Sie alle Positionen.

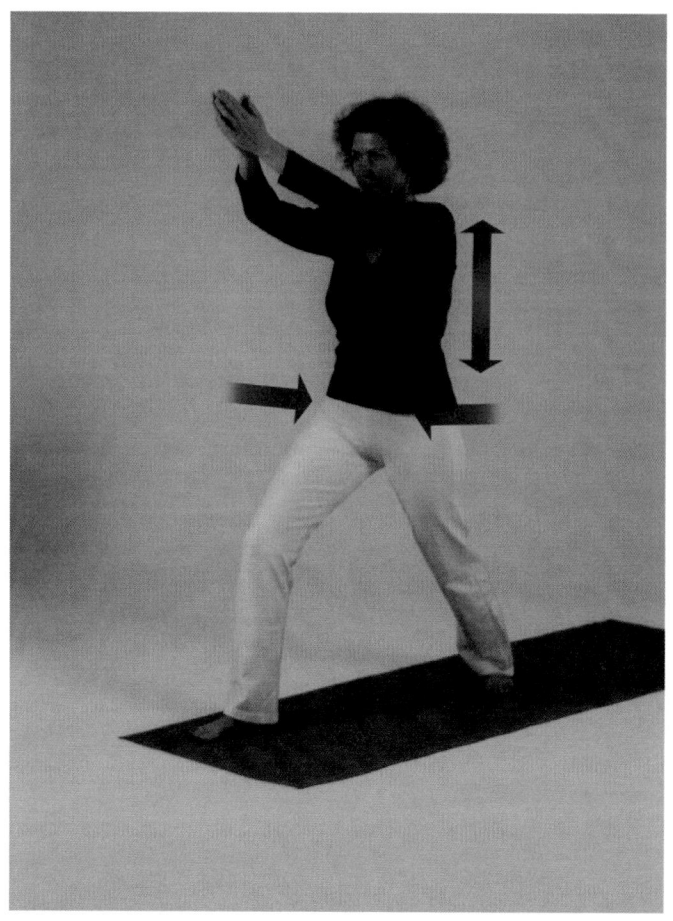

Hinweis:

Halten Sie die Stellung 20-30 Sekunden. Diese lange Liste können Sie natürlich nicht so schnell einarbeiten. Aber bei jedem Üben ein Stück mehr und immer genauer. Wenn die Struktur stimmt, dürfen Sie die Stellung auch tiefer legen, bis eines Tages der vordere Oberschenkel parallel zum Boden liegt.

- Lösen Sie die Hände, strecken Sie das rechte Bein und drehen Sie nach links heraus. Sie können so stehen bleiben und nachwirken lassen. Oder Sie laufen erst zusammen.
- Wenn Sie bereit sind, verfahren Sie mit der anderen Seite genauso.
- Die meisten Schüler sind überrascht, wie unterschiedlich sich die Seiten anfühlen. Aber gerade dieser Ausgleich ist der Schlüssel für die Harmonisierung.

- Auch wenn das linke Bein vorne ist, verhindern Sie das Abdrehen der rechten Hüfte.
- Sie könnten auch öfter die Seiten wechseln.
- Zum Abschluss wandern Sie mit den Beinen zusammen und spüren einen Moment nach. Oder gehen Sie über zu Held II.

Hilfe bei Problemen:

→ Das vordere Knie kann nicht vorne bleiben (neigt zum Einwärtsdrehen).

- Die Ursache ist meistens die abgedrehte Hüfte. Verhindern Sie diese Abdrehung.
- Alles sanfter ausführen, die Struktur hat Vorrang.
- Auf Stuhl stützen, dadurch das Gewicht reduzieren.

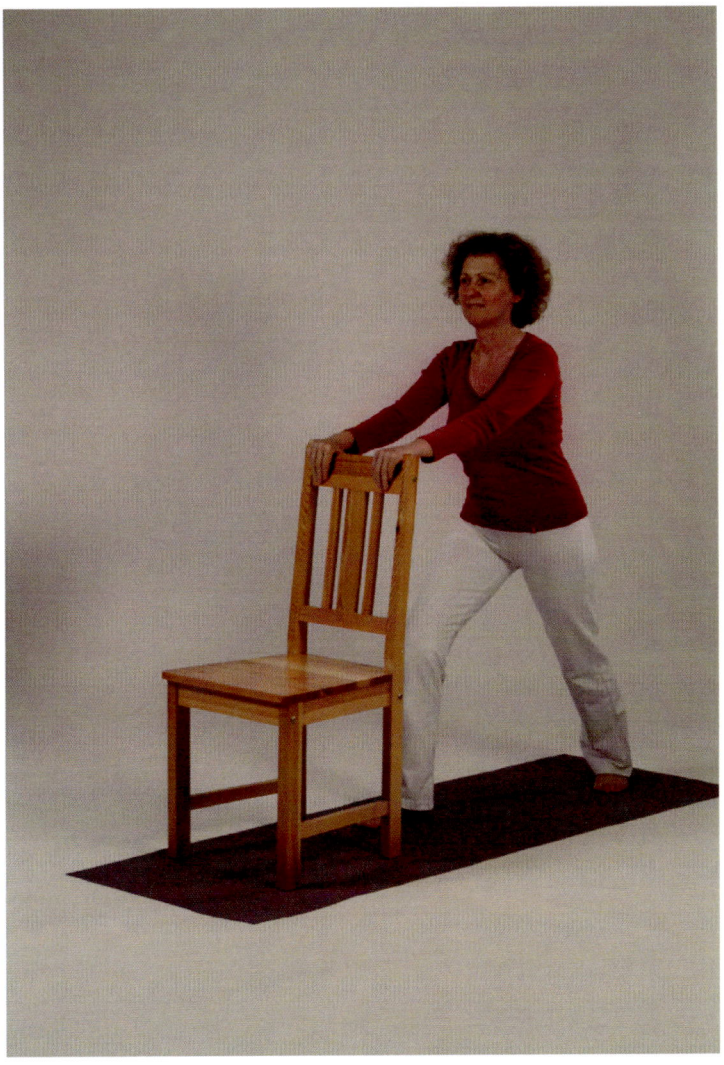

→ Das hintere Knie schmerzt (meistens zu viel Spannung in den Seitenbändern)

- Alles sanfter ausführen. Ein Auftreten der Schmerzen an diesen Stellen ist auf jeden Fall zu verhindern.
- Die Fußstellung ändern, die Unterschenkel mehr nach innen rotieren lassen.
- Eventuell die Ferse heben (auch auf Klotz).

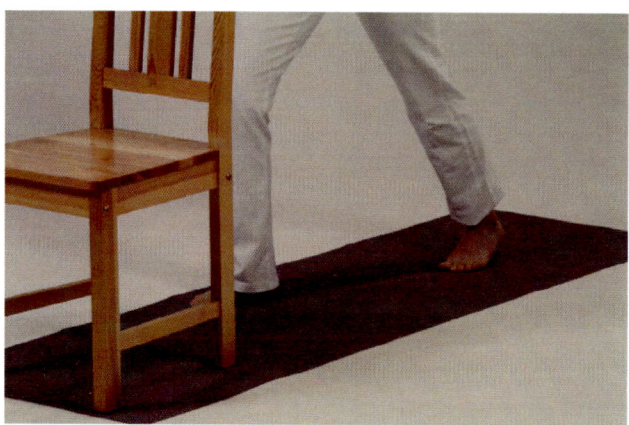

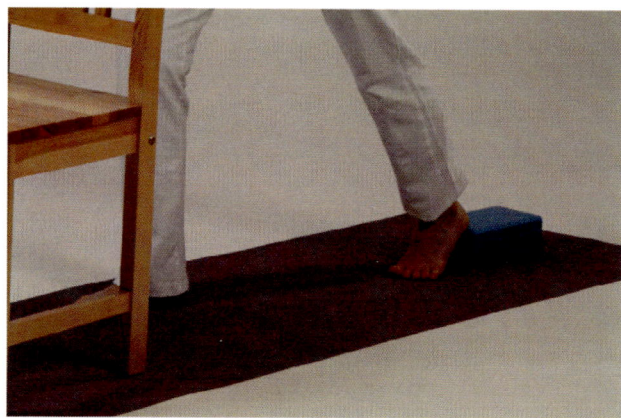

- Wenn die ersten drei Vorschläge nicht helfen, führen Sie die Stellung nicht weiter aus. Eventuell sind Ihre Knie zu stark vorgeschädigt.

Ausführung Held II (Phase 1-3 ist identisch mit Held I)

1.Phase

- Die Ausgangsstellung ist die Standstellung, quer zur Matte.
- Wandern Sie mit den Füßen auseinander. Aber nur soweit, wie Sie das Becken noch aufgerichtet halten können. Manche Schüler kommen rein anatomisch dabei recht schnell an ihre Grenze. Einfach, weil die Hüftgelenksüberdachung eine weite Seitwärtsspreizung nicht zulässt. Das ist vollkommen in Ordnung, dann bleiben Sie eben 80-100 cm auseinander, aber aufgerichtet im Becken.

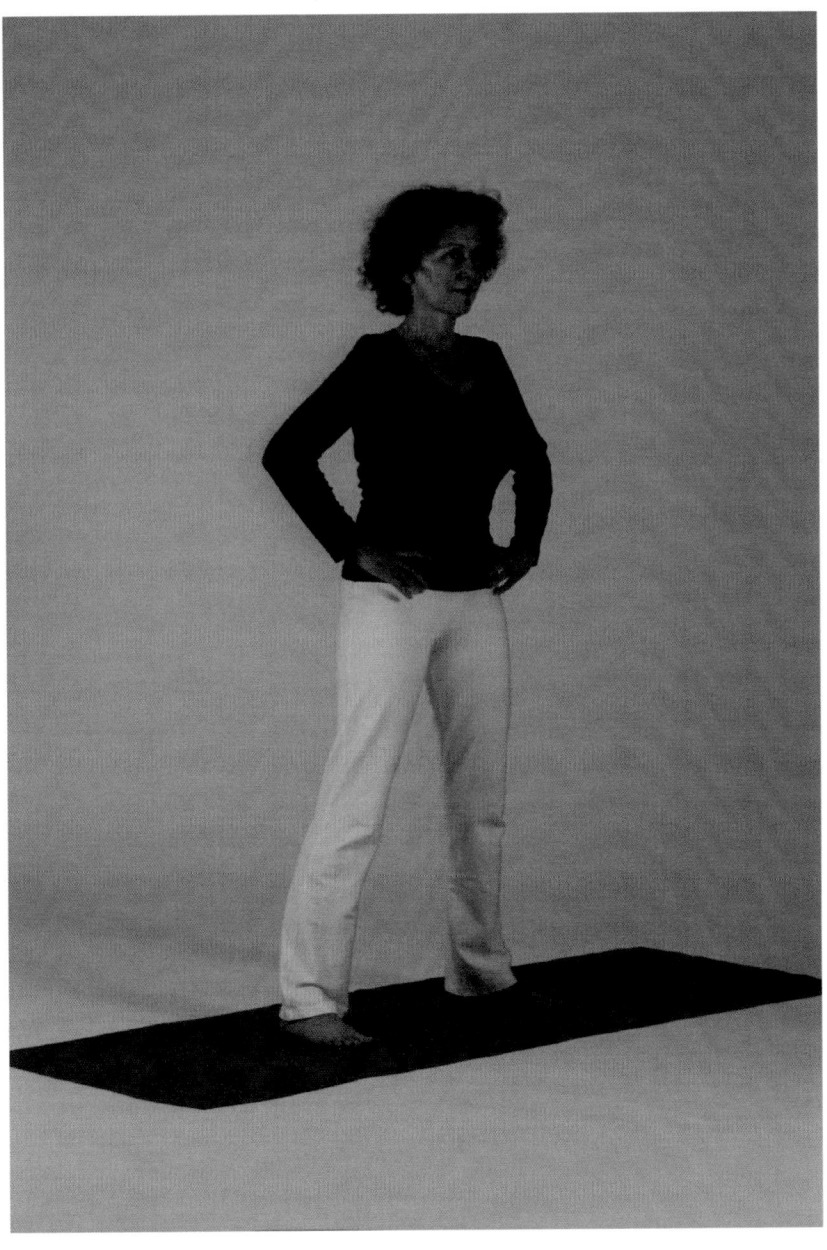

- Die Fußaußenkanten stehen parallel zueinander.
- Bauen Sie die Vorspannung in den Füßen und Beinen auf. Die Großzehballen ziehen nach vorne innen, die äußeren Fersen nach hinten außen. Die Unterschenkel rotieren nach innen, die Knie bleiben nach vorne zeigend. Die Oberschenkel rotieren nach außen. Eigentlich ist alles eine Bewegung, von der Zehbewegung bis zur Beckenaufrichtung.
- Lassen Sie tendenziell das Gewicht auf den Zehballen und Fersen gleichermaßen.
    ➢ Negativdemonstration

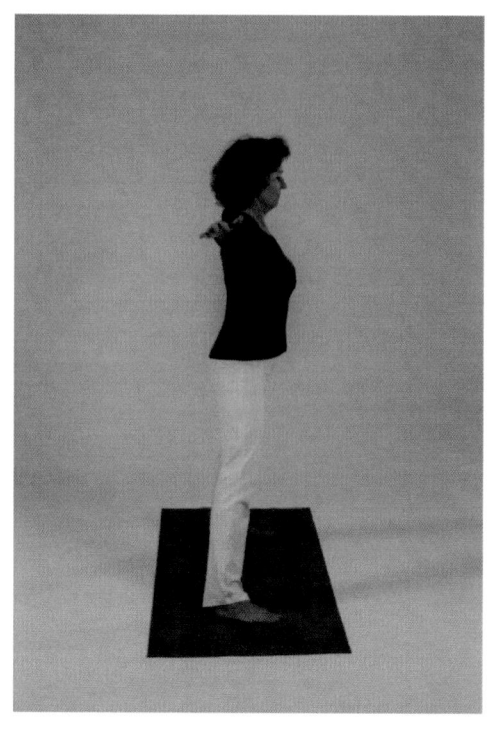

2.Phase

- Strecken Sie die Arme zur Seite, die Handflächen zeigen nach unten. Schaffen Sie Raum auch in der Schulter.
- Bringen Sie die spiraligen Bewegungsmuster ein. Die Schultern rotieren nach innen, die Oberarme nach außen. Die Schulterblätter schmiegen sich an die Rippenbögen.
- Lassen Sie zu, dass der Kopf in seine Lieblingslage geht (genau auf der Wirbelsäule).
- Arbeiten Sie noch einen Moment an den Vorspannungen und Strukturen.

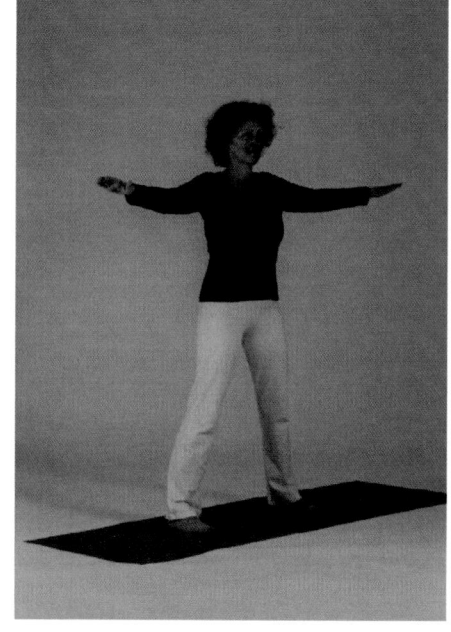

3.Phase

- Drehen Sie auf der rechten Ferse und den linken Zehballen nach rechts. Der rechte Fuß dreht 90°, der linke Fuß 40- 60°.
- Beugen Sie leicht im rechten Knie. Steigern können Sie später, erst einmal muss es klar sein, wo es hingehen soll.
- Legen Sie beide Hände auf die Hüfte.
- Zunächst strukturieren Sie das rechte Bein: Der zweite Zeh, die Mitte des Knies und das Hüftgelenk sind in einer Linie. Erinnern Sie sich, wo die Hüftgelenke waren. 15-20 cm auseinander, an der Vorderseite der Beckenkämme.
- Überprüfen Sie noch einmal das Anliegen der spiraligen Bewegungsmuster im rechten Bein.
- Lassen Sie die rechte Hüfte nach hinten streben. Verhindern Sie den Hauptfehler: Das Abkippen der Hüfte nach rechts. Die Stabilität der rechten Hüfte ist für die meisten Menschen der Schlüssel für die Wirksamkeit der Stellung. Vielleicht hilft Ihnen die Vorstellung: An Ihrer rechten Seite ist eine Wand.
- Halten Sie die Beckenaufrichtung.
- Beugen Sie im rechten Knie und überprüfen Sie die Strukturierung von den Zehen bis zur Hüfte.
- Jetzt lassen Sie die rechte Hüfte zurückstreben (nur die rechte, die linke Hüfte kommt eher ein Stück vor). Die Stabilität der rechten Seite ist wieder der Schlüsselpunkt der Stellung.

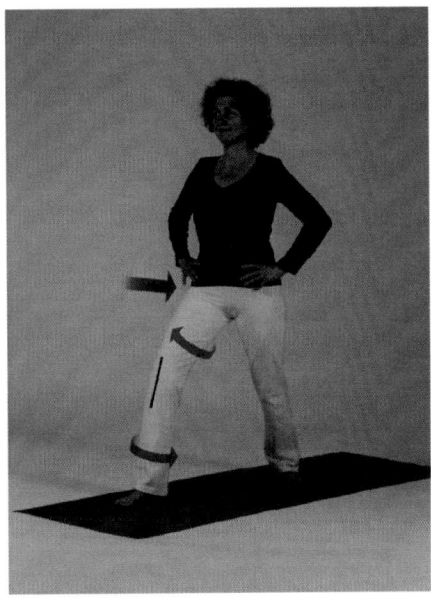

4.Phase

- Wenn Sie diese Spannung aufgebaut haben, lassen Sie die linke Hüfte auch zurückstreben. Achten Sie darauf, dass die rechte Hüfte nicht nach rechts abkippt. Das gelingt Ihnen, wenn Sie die Außenrotation des rechten Oberschenkels halten.

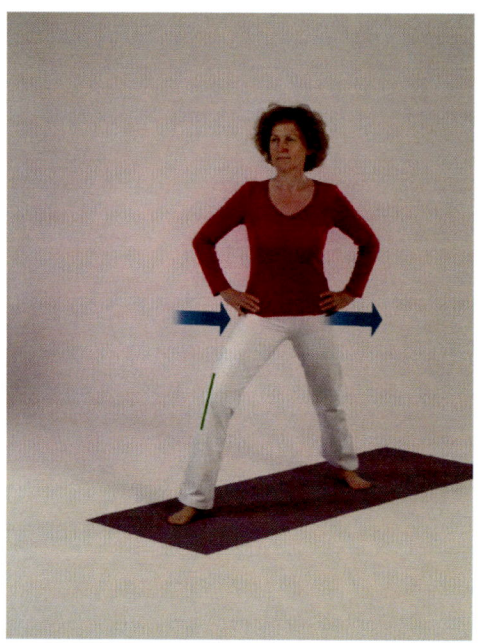 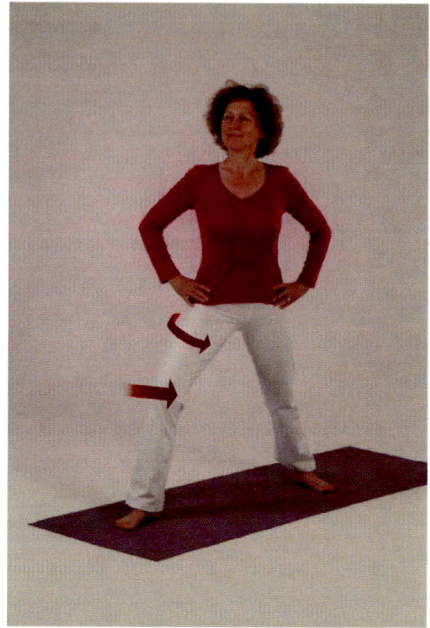

- Strecken Sie das linke Bein. Überprüfen Sie auch hier die Strukturierung.
- Wenn Sie das Bedürfnis haben, die hintere Fußstellung zu ändern, dann können Sie es jetzt tun. Oder genauer gesagt: Sie können den linken Fuß in dem Maße mehr nach außen drehen, wie die linke Hüfte öffnet. Der Fuß soll nicht das Knie überholen, aber natürlich auch nicht umgekehrt. Dieses Zusammenwirken vom Fuß bis zur Hüfte ist ganz wichtig für die stabile Achse und zum Schutz des Knies

5.Phase

- Jetzt widmen Sie sich dem Oberkörper. Strecken Sie den rechten Arm nachvorne, den linken nach hinten.

- Bringen Sie Öffnung auch in den Brustkorb. Die Arme liegen parallel zum Erdboden. Die rechten oberen Rippen streben nach vorne. Die rechten unteren Rippen streben mit der rechten Hüfte nach hinten. Lassen Sie diese Bewegung wirklich aus dem Brustkorb kommen. Dazu halten Sie die Schulterblätter an den Rippen.

- Überprüfen Sie immer wieder die Beckenaufrichtung. Die Wirbelsäule bleibt gestreckt durch die Beckenstabilität und den Kopfeinsatz (nicht nach hinten kippen).

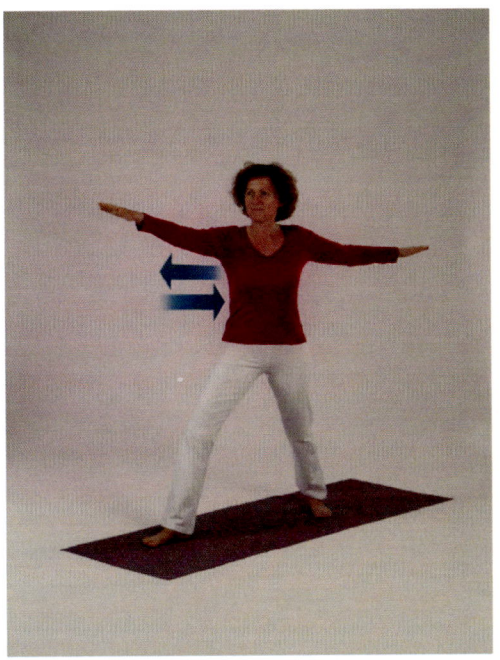 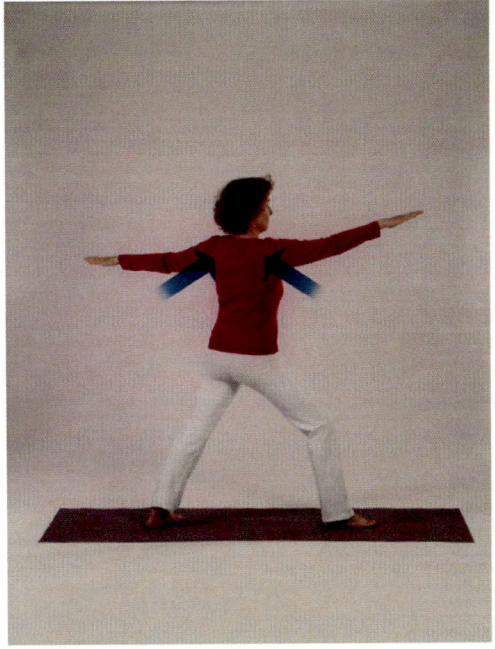

- Wandern Sie durch den Körper und überprüfen Sie alle Positionen.
- Dahinein bringen Sie Ihren Atem und schaffen Raum auch mit dem Atem.
- Zum Wechseln drehen Sie wieder nach links und bauen auch auf der anderen Seite alles gründlich wieder auf.
- Nach dem Auflösen der Stellung, wandern Sie mit den Füßen zusammen und spüren einen Moment nach.

Mögliche Feinarbeit:

- Wenn Sie die Strukturierung halten können, dürfen Sie die Stellung tiefer legen. Dazu setzen Sie das hintere Bein mehr nach hinten.
- Wenn der Bauch vorkommt, stimmt die Rückenlage nicht. Lassen Sie den Bauchnabel eher leicht nach oben zeigen.

Hilfe bei Problemen:

- Wie Held I

Hinweis:

Die Heldenstellungen können aufgrund ihrer stark aktivierenden Wirkung auch als vorbereitende Stellungen genutzt werden. Der Held II ist nicht eine Steigerungsstufe von Held I. Durch die unterschiedlichen Hüft- und Schulterpositionen sind die Anforderungen jedes Mal anders. Beide Stellungen im Übungsprogramm zu integrieren, wäre besonders wirkungsvoll.

5.14.3 Das Dreieck *Trikonasana*

Yogatherapeutischer Ausgangspunkt:

Die Dreiecksstellungen harmonisieren den Energiefluss in der Wirbelsäule. Bei korrekter Ausführung erfolgt eine Dehnung und Kräftigung der tiefen Muskelschichten. Besonders die Muskeln, die die Wirbelkörper miteinander verbinden, können angesprochen werden. Dreiecksstellungen sind eine schöne Gelegenheit, alles Gelernte anzuwenden und zu vertiefen.

Ausführung:

1.Phase

- Die Ausgangsstellung ist wieder die Standstellung. Die Füße etwa 60-80 cm auseinander (später vielleicht mehr). Aber ergründen Sie erst einmal, was die Beinarbeit ergibt. Lassen Sie die Fußaußenkanten parallel zueinander stehen.
- Bauen Sie die Fußspannungen auf. Die Fußaußenkanten fest in den Boden drücken, aber die großen Zehballen bleiben auch am Boden und streben nach vorne innen. Die großen Zehen liegen auf dem Boden. Die anderen Zehen lassen Sie möglichst gestreckt und gespreizt leicht über dem Boden schweben.
- Wahrscheinlich hat sich jetzt die Innenrotation der Unterschenkel schon von alleine eingestellt. Wenn nicht, korrigieren Sie etwas nach.
- Die Mitte der Knie lassen Sie nach vorne zeigen mit einer leichten Beugung in den Knien (Millimeter).
- Die Oberschenkel rotieren nach außen. Vielleicht ergibt sich real gar keine Bewegung, aber die Spannungsarbeit ist entscheidend.
- Alles wird leichter, wenn das Becken wirklich aufgerichtet ist. Zur Erinnerung: Weder nach vorn noch nach hinten in Maximalposition. Halten sie die aktive Mitte.
- In der Gewichtsverteilung lassen Sie tendenziell die Hälfte des Gewichts auf den Zehballen.

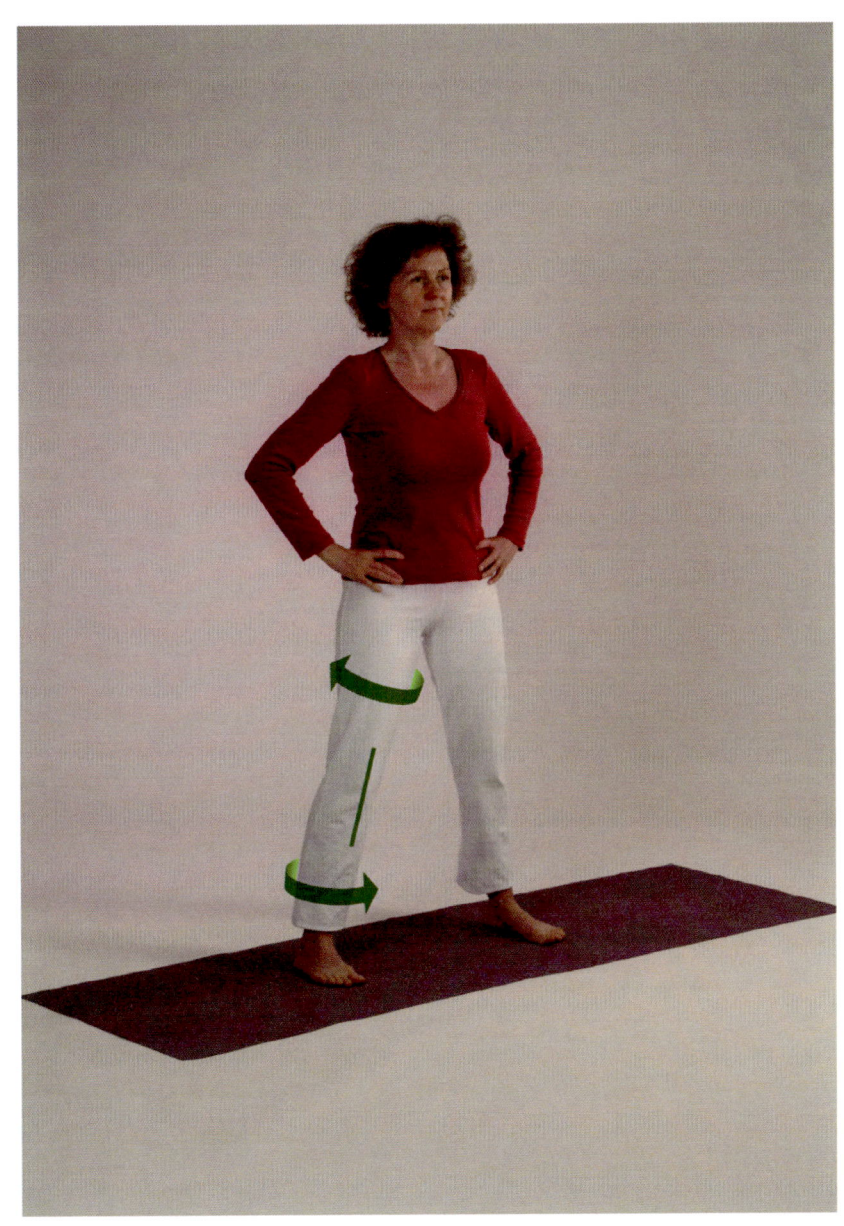

2.Phase

- Jetzt strecken Sie die Arme zur Seite. Die Handflächen zeigen nach unten. Richten Sie den Brustkorb ein, die Schulter rotieren nach innen. Die Schulterblätter schmiegen sich an die Rippen. Den Rippenbogen nicht vorstürzen lassen.
- Die Oberarme rotieren nach außen. Finden Sie eine Dosierung in der Sie zwischen den Schulterblättern noch mehr Raum bekommen (Schulterblätter drehen etwas, bleiben aber an den Rippen).
- Genießen Sie einen Moment diese Räume und Spannungen.

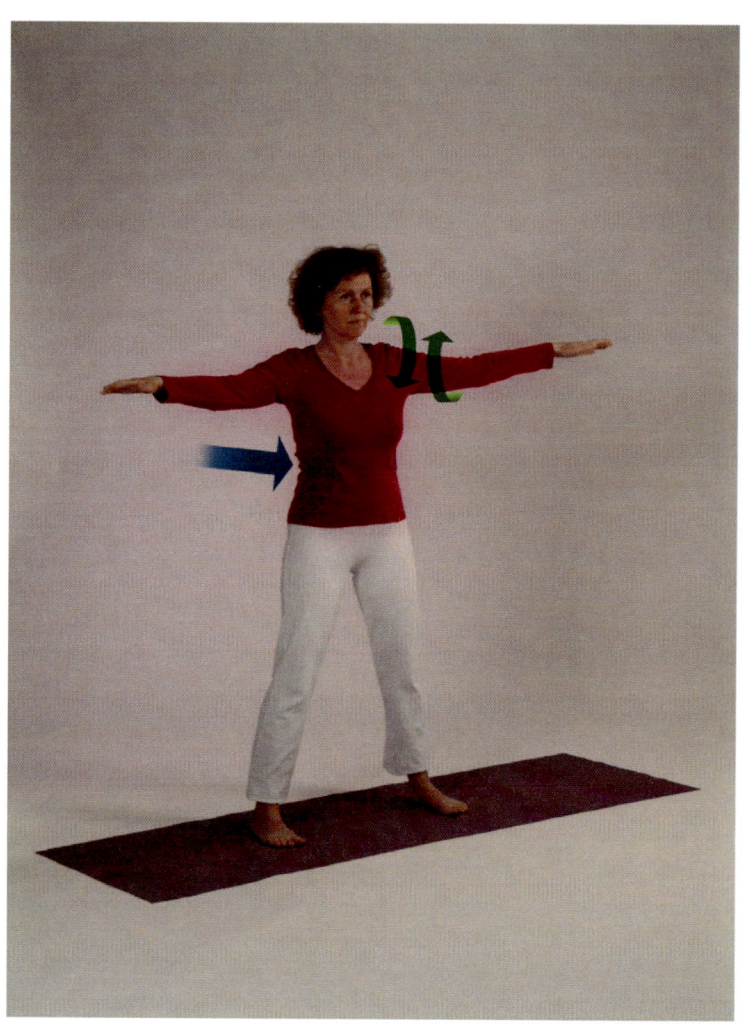

3.Phase

- Heben Sie den rechten Arm nach oben. Die Handflächen zeigen nach links. Eventuell heben Sie den Arm nicht so weit nach oben. Der Rippenbogen sollte nicht vorstürzen.

- Schaffen Sie Länge in der Wirbelsäule. Mit dieser Länge leicht nach links beugen. Das Becken nicht verschieben. Finden Sie eine neutrale Kopflage. Die linke Hand liegt am Oberschenkel.

- Jetzt wird es entscheidend. Eine gleichmäßige seitliche Beugung in der Wirbelsäule ist nur möglich, wenn die Zwischenrippenmuskulatur dehnbar ist. Wenn nicht, verbiegt sich die Wirbelsäule in einem kleinen Abschnitt (ähnlich wie beim Drehsitz).

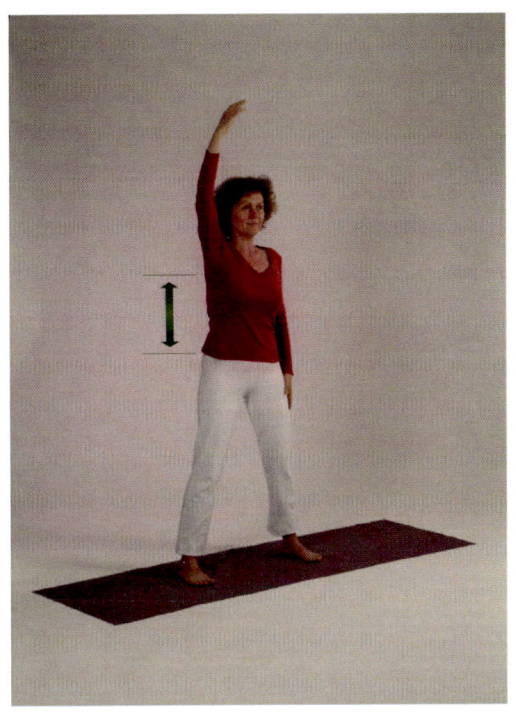

- Die beste Hilfe ist eine geduldige Streckung und sanfte Beugung. Das Schulterblatt wieder senken (an die Rippen ziehen) und dann den rechten unteren Rippenbogen nach unten streben lassen.

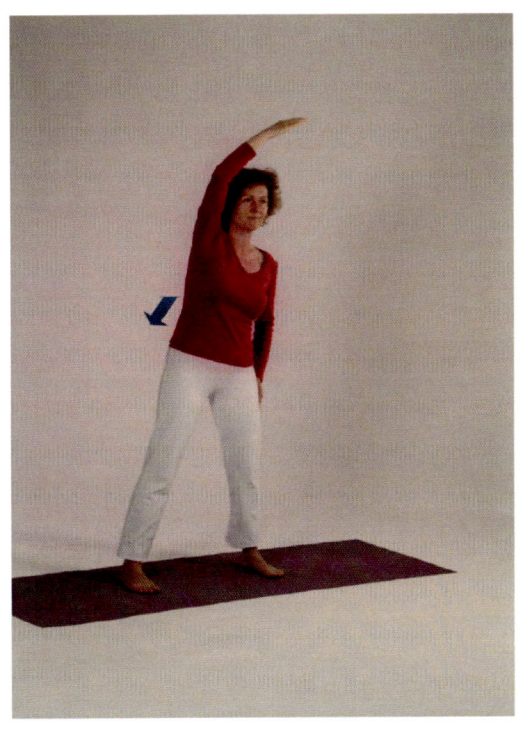

- Wandern Sie durch den Körper und experimentieren Sie mit unterschiedlichen Spannungen und Winkeln. Je mehr die Basis bestehen bleibt, desto größer ist die Wirkung im Oberbau.
- Dahinein bringen Sie Ihren Atem und ergründen Sie die so geschaffenen Räume.
- Senken Sie den rechten Arm. Wenn Sie möchten, wandern Sie mit den Beinen zusammen und lassen einen Moment nachwirken.
- Bauen Sie eine Basis geduldig wieder auf und wechseln Sie die Seite.
- Auf dieser Seite (linker Arm ist gehoben) benötigt die rechte Hüfte meistens noch mehr Aufmerksamkeit: Verhindern Sie das Abdrehen nach rechts.
- Und wieder wandern Sie durch den Körper.
- Senken Sie den Arm, wandern Sie mit den Füßen zusammen und lassen Sie nachwirken.

Mögliche Feinarbeit:

- Wenn alles gerichtet ist, ziehen Sie die Kniescheiben hoch. Das sorgt für eine starke Energetisierung.
- Mit der Hand am Oberschenkel drücken Sie leicht gegen den Oberschenkel. So entsteht ein Zusatzimpuls für die Streckung der Wirbelsäule.
- Erinnern Sie sich immer wieder: Die Fußarbeit ist die Basis der Stellung.
- Eventuell können Sie die Beine mehr auseinander bringen. Aber nur in dem Maße, wie die Beckenaufrichtung möglich bleibt. Durch die Form der Hüftgelenksüberdachung ist dies in manchen Fällen einfach nicht möglich. Das ist vollkommen normal. Dann spreizen Sie eben nicht so weit.
- Bringen Sie die spiraligen Bewegungsmuster in die Arme.
- Den Kopf halten Sie etwas in Richtung des gehobenen Armes

Hilfe bei Problemen:

→ Haltung ist schwer zu kontrollieren

- Üben Sie an der Wand. Die Füße sind etwa 15-20 cm weg von der Wand.
→ Bei der Fußstellung (Fußkanten parallel) können die Beine nur wenig gestreckt werden oder die Knie fühlen sich unangenehm an

- Bilden Sie einen Kompromiss: Drehen Sie den Fuß leicht auswärts. Halten Sie auf jeden Fall die spiraligen Bewegungsmuster aufrecht.
- Bringen Sie die Füße mehr zusammen.
→ Bei der Armstreckung nach oben wird der Hohlrücken verstärkt

- Halten Sie den Arm schräg nach vorne und eventuell mehr Armbeugung.

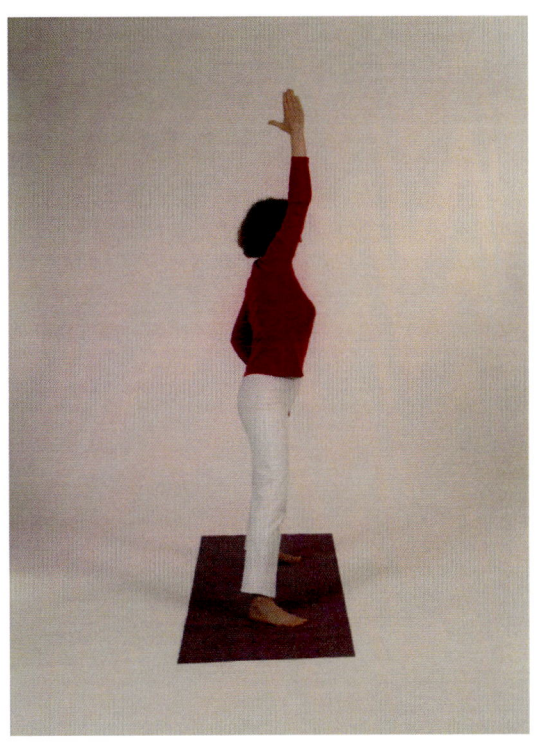

→ Der Rippenbogen der langen Seite hebt sich zu stark

Folge: Die Zwischenrippenmuskeln werden nicht mehr gedehnt und meistens verknickt die Wirbelsäule im Übergang von Brustwirbelsäule zur Lendenwirbelsäule

- Legen Sie bewusst den Rippenbogen tiefer.
- Bringen Sie die entgegengesetzte Hand auf den Rippenbogen und fühlen Sie genau hinein.
- Üben Sie vor einem Spiegel.
- Halten Sie den gehobenen Arm leicht gebeugt. Lassen Sie das gehobene Schulterblatt mehr sinken.

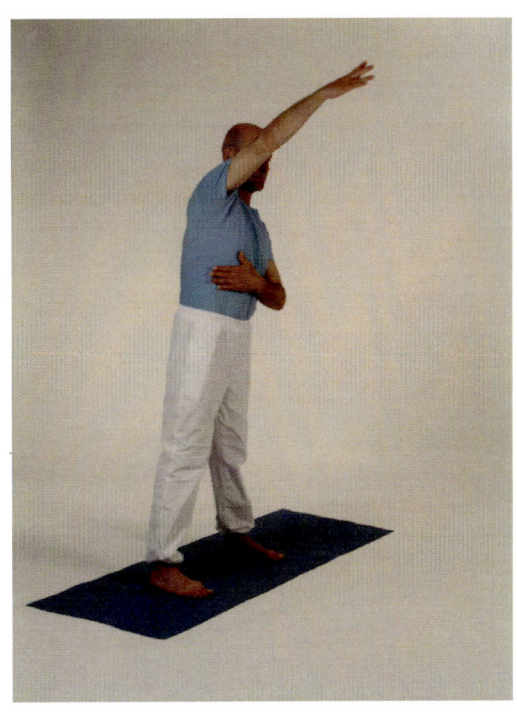

5.14.4 Das gedrehte Dreieck *ParivrttaTrikonasana*

Yogatherapeutischer Ausgangspunkt:

Das gedrehte Dreieck ist eine sehr komplexe Stellung. Sie stellt eine Verbindung von Stehhaltung, Drehung und Vorwärtsbeuge dar. Die Stellung ist gut geeignet, am Ende der Übungsreihe noch einmal die Grundsätze der Strukturierung zu erarbeiten und zu wiederholen. Als zweiseitige Übung ist sie wieder eine gute Gelegenheit, Harmonie im Gehirn und im Körper zu schaffen. Die Komplexität beinhaltet allerdings auch eine Gefahr. Meistens wird zu schnell vorangegangen und dabei erhöht sich die Fehleranzahl. Seien Sie geduldig und achtsam auch am Ende Ihrer Übungsreihe. Voraussetzung für die Durchführung ist, dass Sie schon reichlich Erfahrung in den Standstellungen, in der Vorwärtsbeuge und dem Drehsitz gewonnen haben. Die Beckenaufrichtungsfähigkeit entscheidet, ob Sie mit Stuhl, Klötzen oder ohne Hilfsmittel üben können. Dabei ist es nicht nur eine Frage des Übungsstandes, sondern auch wieder der Anatomie. Wer in der weiten Beinspreize das Becken nicht aufrichten kann (dabei spielt die Hüftgelenksüberdachung eine wichtige Rolle), sollte nicht so weit spreizen. Aber dann brauchen Sie die Klötze zum Stützen für den Arm.

Ausführung:

- Halten Sie einen Stuhl oder zwei Klötze in Ihrer Reichweite.

1. Phase:

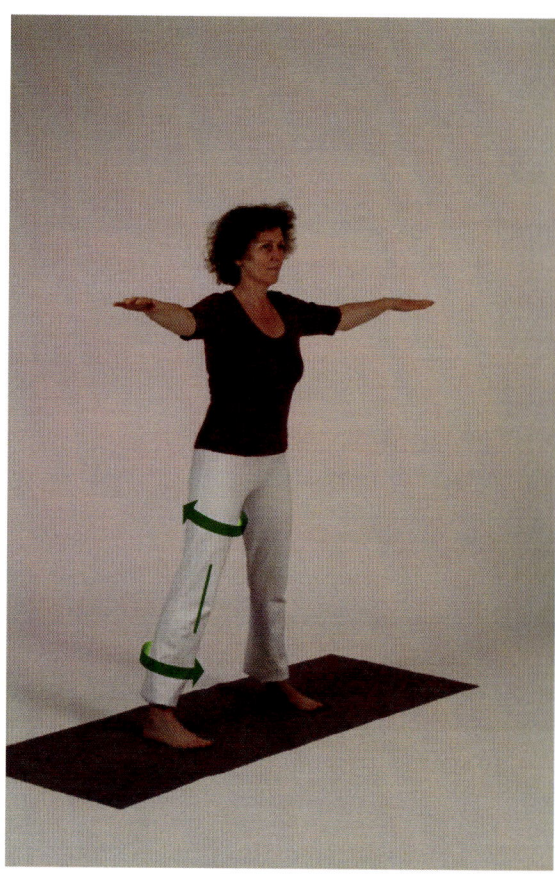

- Sie stehen quer zur Matte, die Beine sind auseinander, die Fußaußenkanten parallel zu-einander. Spreizen Sie die Beine nur in dem Maße, wie Sie die Beckenaufrichtung halten können.
- Die Arme zur Seite, die Handflächen zeigen nach unten.
- Legen Sie die spiraligen Bewegungsmuster in Hüften und Beinen und Schultern und Armen an. Schaffen Sie Raum und Vorspannung

2. Phase:

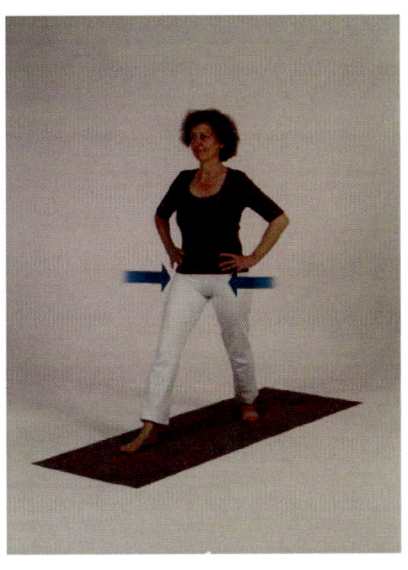

- Drehen Sie auf der rechten Ferse um 90° und auf den linken Zehballen um 40-60°.

- Ziehen Sie die linke Hüfte nach vorne. Die rechte Hüfte rollt etwas zurück.

- Überprüfen Sie noch einmal die spiraligen Bewegungsmuster und Ihre Verankerung mit dem Boden.

3. Phase:

- Beugen Sie sich nach vorne und stützen Sie sich auf die Klötze (oder auf den Stuhl). Die Arme stehen senkrecht zum Boden.

- Jetzt eine wichtige Aufgabe: Schaffen Sie Länge in der Wirbelsäule. Das Gesäß strebt nach hinten und der Nacken strebt nach vorne.

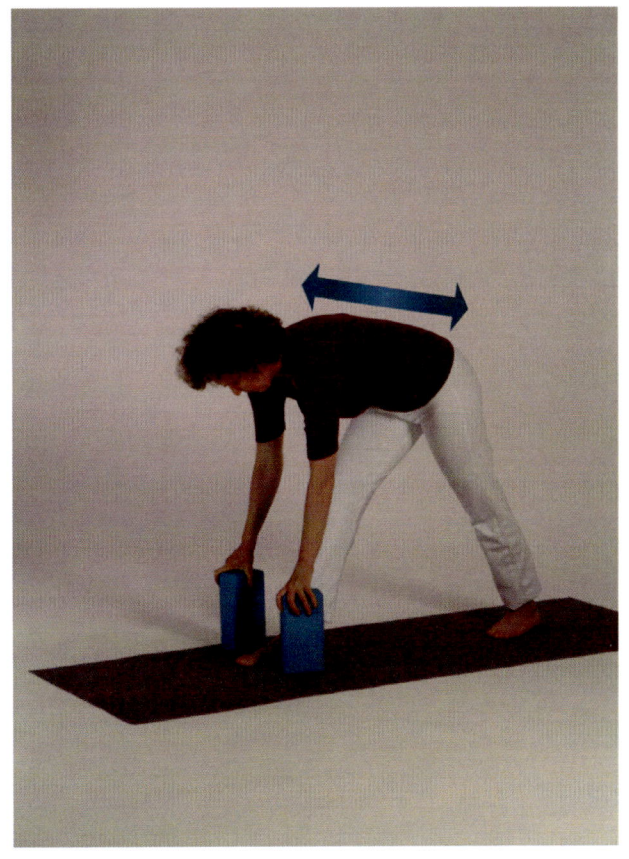

4. Phase:

- Setzen Sie die linke Hand auf den linken Klotz und heben Sie den rechten Arm zunächst zur Seite.
- Drehen Sie in dem Maße nach rechts und den Arm nach oben, wie Sie die gleichmäßige Drehung der Wirbelsäule behalten können. Das ist alleine schwer zu kontrollieren. Ein Lehrer oder ein Partner sollte genau hinsehen.
- Trick und Schlüssel der Stellung: Die linke Hüfte nach vorne ziehend halten und die rechte Hüfte zurück rollen. Eventuell können Sie jetzt auf den rechten Klotz übersetzen.

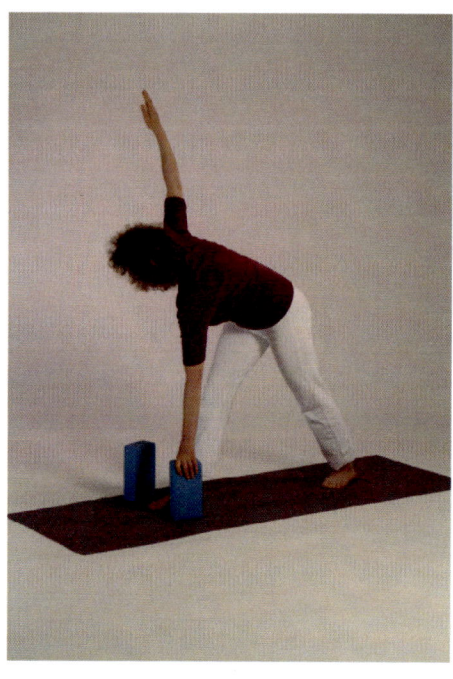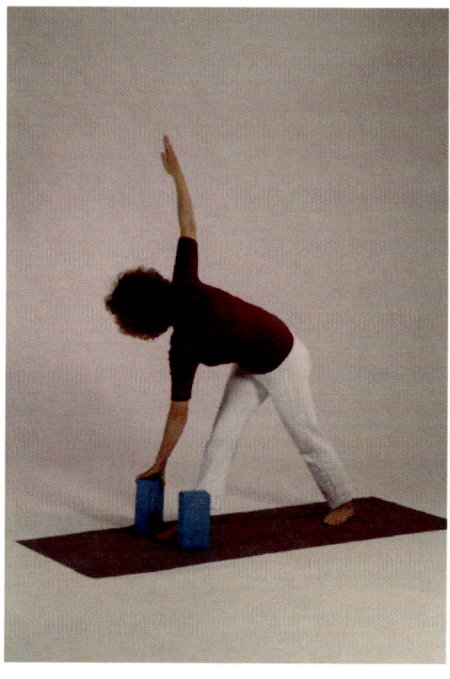

- Immer wieder Länge schaffen in der Wirbelsäule und Breite in den Schultern.
- Dahinein bringen Sie Ihren Atem und wandern Sie durch den Körper.
- Zum Auflösen der Stellung senken Sie den rechten Arm und richten sich mit einem aus dem Schambein kommendem Impuls auf.
- Wandern Sie mit den Füßen zusammen und spüren Sie einen Moment nach.
- Wechseln Sie die Beine und bauen Sie die Stellung nach links drehend wieder auf.
- Auf dieser Seite (linkes Bein vorne stehend) erleben die meisten Schüler eine starke Differenz der Seiten. Jetzt müssen Sie wirklich die rechte Hüfte vorziehen. Drehen Sie lieber nicht so stark und vernachlässigen Sie nicht ihre Schwachseite.

Hinweise für Fortgeschrittene:

- In dieser Stellung habe ich noch keine Fortgeschrittenen gesehen. Die meisten sind erst einmal jahrelang mit Strukturierung, besonders ihrer rechten Hüfte, beschäftigt.

Hilfe bei Problemen:

→ Anlegen der spiraligen Bewegungsmuster im vorderen Bein schwer möglich

- leichte Kniebeugung halten
- Beine nicht so weit auseinander

→ Wirbelsäulenstreckung fällt schwer

- auf einen Stuhl stützen und Länge genießen (mit oder ohne Drehung)
- mehr Schambeinhebung
- Beine mehr zusammen

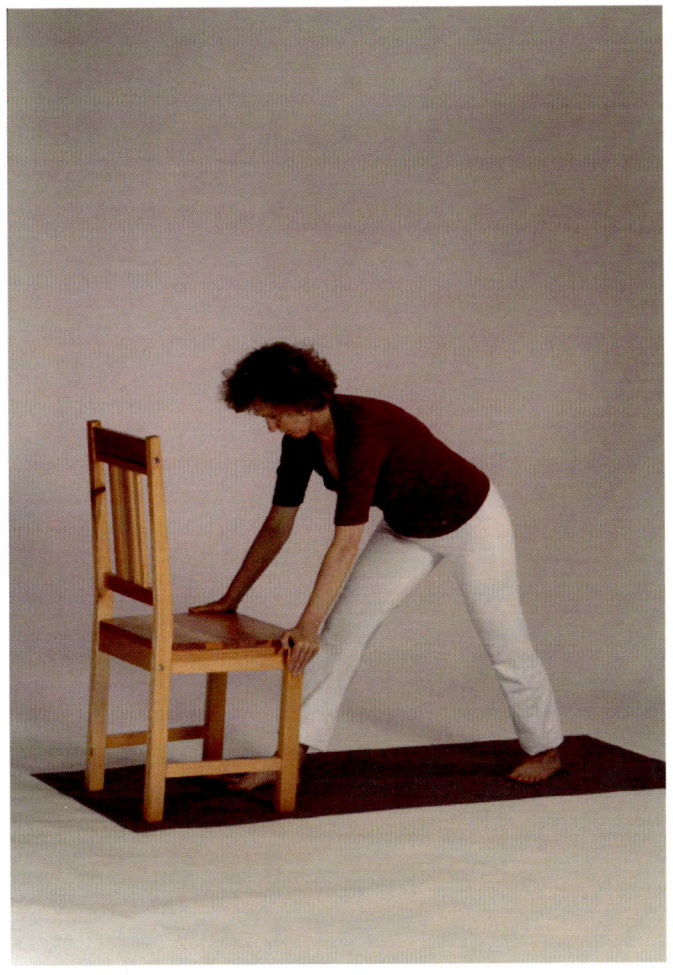

→hinteres Knie schmerzt

- die hintere Hüfte wirklich nach vorne ziehen
- spiralige Bewegungsmuster überprüfen (Oberschenkel rotieren nach außen, die Knie sind in der Mitte, die Unterschenkel rotieren nach innen)
- unterschiedliche Fußwinkel testen
- eventuell hilft ein Abheben der hinteren Ferse vom Boden und ein erhöhtes Stützen.

→ vorderes Knie schmerzt

- Verdrehung verhindern
- Leichte Beugung halten
- Beinspreizung reduzieren
- Stellung zu früh zu tief gelegt, Hilfsmittel nutzen.

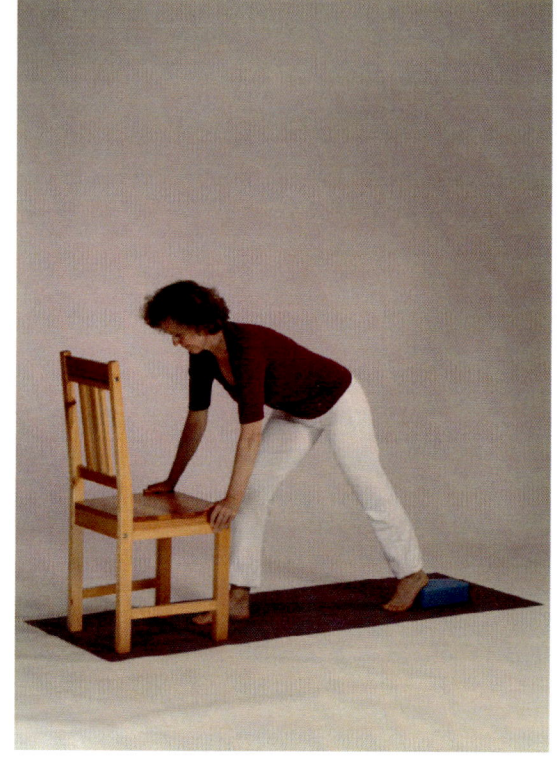

6. Yoga im Alltag

6.1 Das Gehen

Bilden Sie einen Kompromiss zwischen schneller Fortbewegung und anatomisch sinnvollem Gebrauch. Üben Sie zunächst langsam und bewusst. Lassen Sie die Bewegungen „in Fleisch und Blut" übergehen. Nehmen Sie sich immer wieder einzelne Phasen und Teile vor. Eine Möglichkeit wäre auch, die Beine einzeln zu trainieren. Dabei erkennen Sie auch gleich mögliche Differenzen. Seien Sie geduldig - und allmählich wird es zur Gewohnheit werden. Üben Sie zunächst barfuß. Dann suchen Sie sich die Schuhe aus, in denen Sie die Techniken beibehalten können (bei Frauenschuhen meist ein echtes Problem). In manchen Fällen ist es allerdings günstiger, in Schuhen zu üben (zum Beispiel nach orthopädischer Versorgung).

Vorschlag für die Übungsphasen:

1. Üben Sie immer wieder die Stehhaltung. Sie ist die Grundlage für den Übergang zur Dynamik.

2. Üben Sie die Beckenaufrichtung beim Gehen. Kommen Sie heraus aus dem „Abteilungsleitergang". Stürzen Sie nicht nach vorne. Machen Sie die Schritte kürzer. Weiterer Vorteil: Die Fersen setzen nicht so hart auf und der ganze Körper wird nicht so gestaucht. Dabei müssen Sie aufpassen, dass Sie Ihre Gewohnheit jetzt nicht nach hinten verschieben. Verhindern Sie das Verschieben des Brustkorbes nach hinten (thorakaler Überhang).

3. Bringen Sie die spiralige Bewegung der Wirbelsäule ein. Sie entlasten das Lumbosakralgelenk (Übergang 5. Lendenwirbel zum Kreuzbein), in dem Sie die Schwingung nicht nur dort, sondern in der ganzen Wirbelsäule stattfinden lassen. Die muskuläre Mitte ist der 9. Brustwirbel (Brustbeinkante und dann nach hinten). Alles oberhalb schwingt in die eine, alles unterhalb in die andere Richtung. Oder anders gesagt: Die unteren Rippen bewegen sich mit dem Becken, die oberen dagegen.

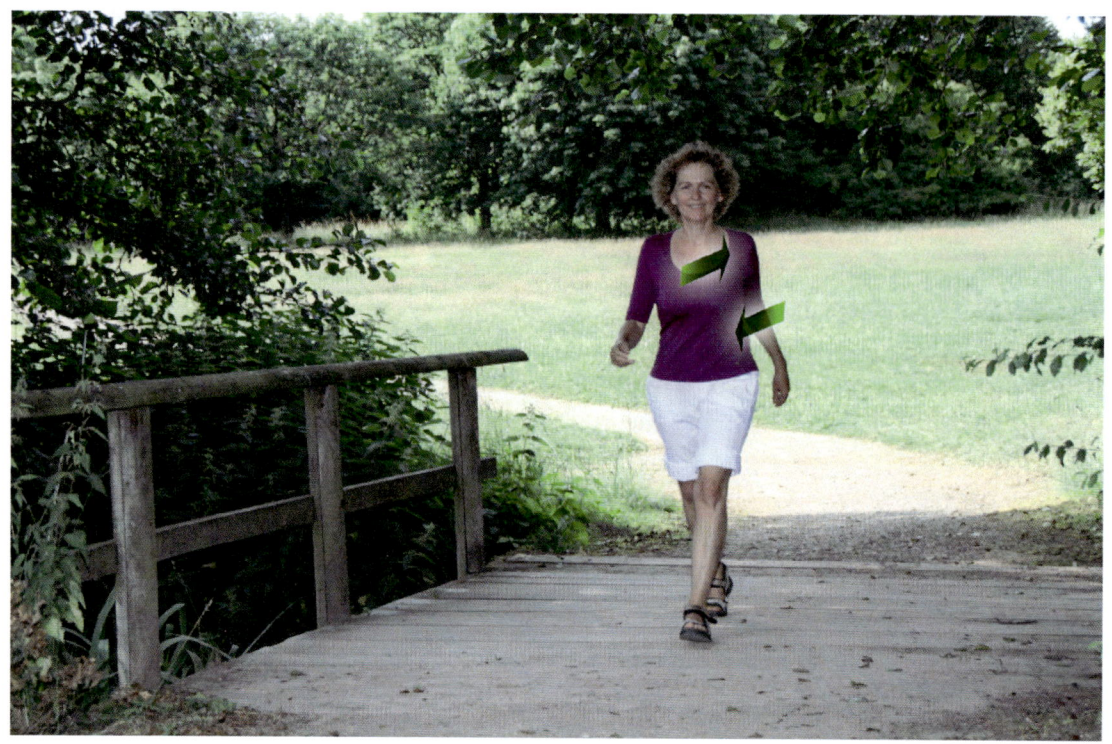

Eine Voraussetzung, damit dies funktioniert, ist die Innenrotation der Schulter (keine Stockhaltung). Die Arme schwingen locker mit. Der nach hinten pendelnde Arm geht leicht in die Außenrotation.

4. Das vordere Bein setzt mit leichter Beugung im Knie auf. Die Oberschenkelmuskeln sollen einen Teil der Landeenergie aufnehmen und in Abstoßenergie nach hinten verwandeln. Streben Sie in die Streckung des hinteren Beines, ohne im Becken stark zu kippen

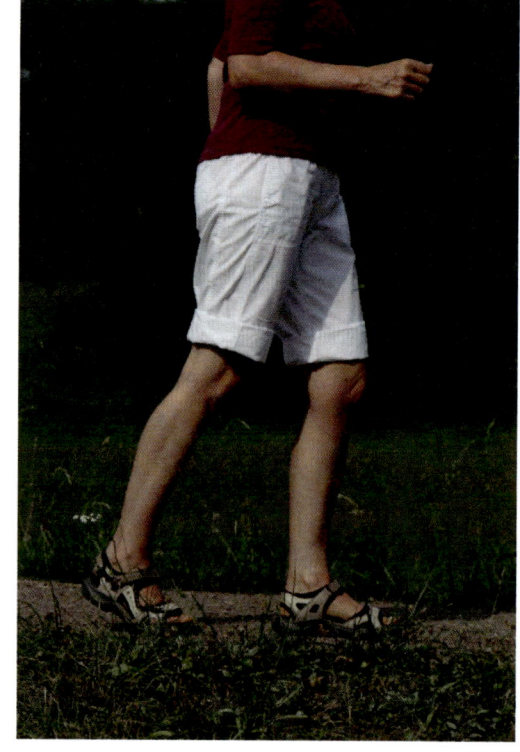

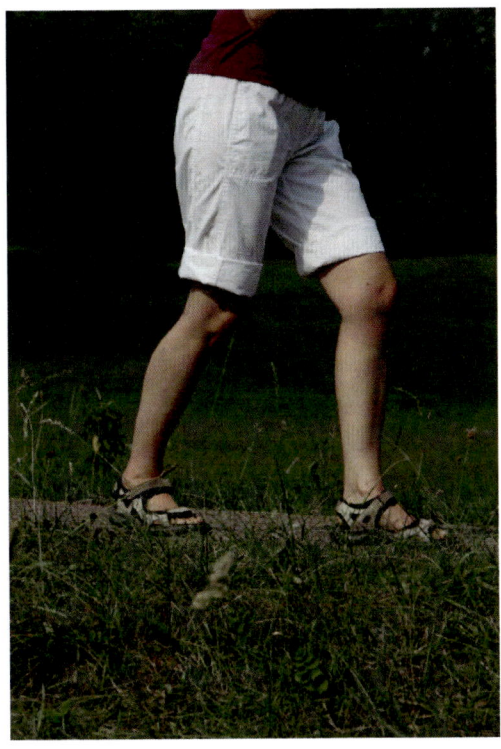

Fehlerdemonstration: Ein zu großes Schrittmaß läßt das Becken zu stark kippen.

Eigentlich ist es ein Kreislauf: Wenn Sie sich hinten stark abdrücken, setzt das Bein vorne fast von alleine mit leicht gebeugtem Knie auf. Kleiner Trick: Etwas mehr bewusste Kniehebung.

5. Achten Sie auf den hinteren Fuß. Der große Zeh soll sich zuletzt vom Boden lösen. Verhindern Sie das Abkippen auf die Kleinzehseite. Beste Hilfe ist die Konzentration auf die nach innen wirkende Kraft des Fußes (Pronationskraft).

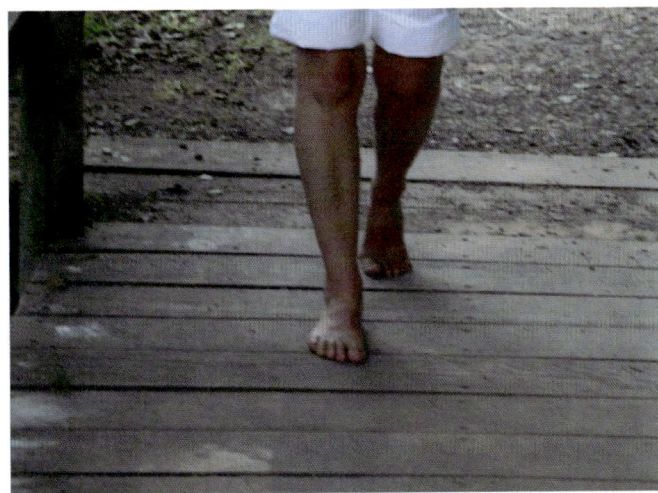

Fehlerdemonstration: der hintere Fuß kippt auf die Kleinzehseite ab.

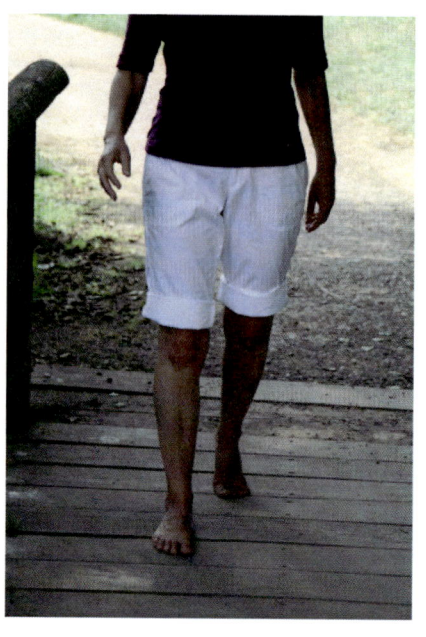

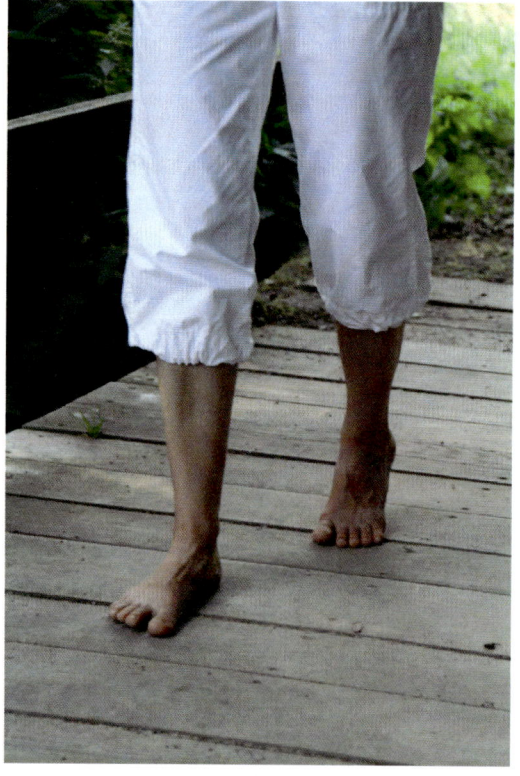

6. Üben Sie die Landephase des Fußes. Landen Sie mit vorgespannter Fußwölbung. Der große Zeh ist leicht gebeugt. Setzen Sie die Ferse und diesen gebeugten Zeh gleichzeitig auf. Diese Aufgabe klingt schwierig. Sie erledigt sich fast von alleine in dem Maße, wie Sie sich hinten abdrücken und vorne das Knie wirklich leicht gehoben haben.

Weiterer Vorteil: Der Abdrückschwung bringt das Bein nach vorne, nicht die Hüftbeugemuskeln.

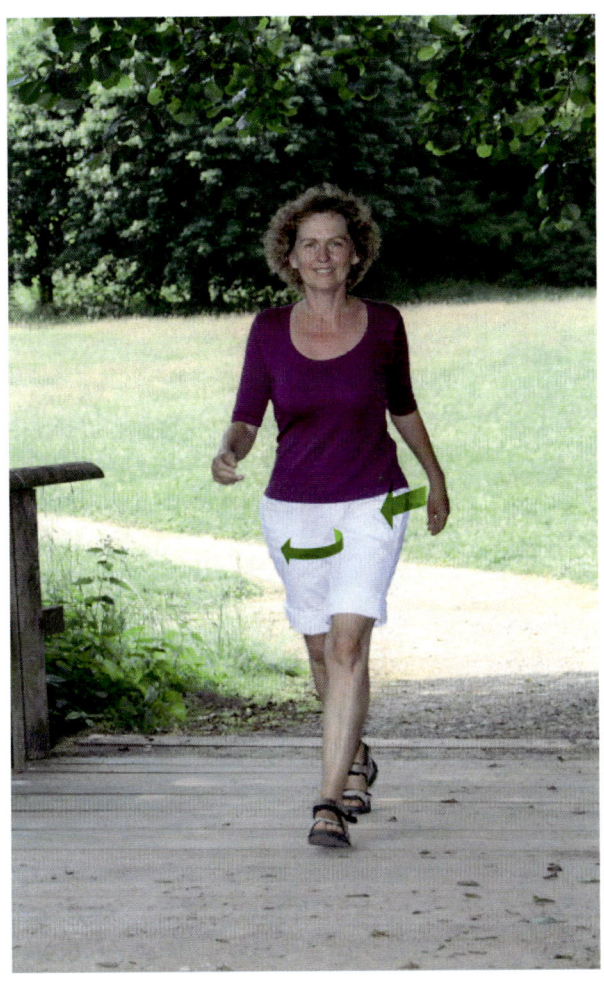

7. Mehr bewusste Hüftbewegungen. Die Hüfte führt: Der Impuls zum Vorbewegen der Beine kommt aus der Hüfte und wird auf der anderen Seite durch die Außenrotation des Oberschenkels begrenzt.

Beispiel: Die linke Hüfte gibt den Impuls. Das linke Bein geht nach vorne, der rechte Oberschenkel rotiert nach außen. Würde der rechte Oberschenkel jetzt nach innen rotieren, wäre der Gang nicht optimal. Diese Hüftbewegung ist ganz wichtig für die Hüftgelenke. So entstehen der optimale Knorpelwachstumsreiz und die beste Gelenkversorgung (Verteilung der Gelenkflüssigkeit). Außerdem dient er auch zur Verhinderung von Überbelastung im Übergang vom Kreuzbein zum 5. Lendenwirbel (Lumbosakralgelenk). Auch das dauerhafte Funktionieren des Kniegelenks, des Lungenimpulses und der Verdauung hängen damit zusammen.

8. Verbinden Sie immer mehr Phasen miteinander und lassen Sie ein harmonisches Ganzes entstehen. Nicht verzweifeln, Sie haben es in sich.

Hinweis: Auch das Treppensteigen und Bergaufgehen sind schöne Übungsmöglichkeiten. Halten Sie das Becken aufgerichtet und die Knie wirklich nach vorne gehoben (nicht nach innen). Beim Menschen sind Schrittfrequenz und Atemfrequenz nicht miteinander gekoppelt. Lassen Sie die Schultern einfach gefühlvoll mitschwingen. Der Atem wird von alleine fließen.

6.2 Das Sitzen und PC-Schreiben

Vorneweg gesagt: Der Mensch ist nicht zum Sitzen gebaut. Betrachten Sie sich in einem großen Spiegel. Was sehen Sie? Die Hälfte der Länge sind Beine. Sie sind zum Laufen und Stehen gedacht. In der heutigen Zivilisation müssen Sie vielleicht viel sitzen. Was können Sie trotzdem tun?Natürlich viel Ausgleichbewegung. Eine Hilfe wäre auch das „Stitzen". Stehen Sie bei jeder gebotenen Gelegenheit auf, zum Beispiel beim Telefonieren. Wunderbarer Nebeneffekt: Was Sie sagen, bekommt viel mehr Ausdruckskraft. In der Gestaltung der Rückenlehnen wurde viel unternommen. Reserven liegen noch in der Höheneinstellbarkeit der Sitzflächen. Finden Sie eine Position, in der die Sitzbeinhöcker höher stehen als die Knie.

Die Kniegelenke sollen locker bleiben, damit kein Zug nach vorne entsteht. Im Sitzen tragen die Sitzbeinhöcker das, was im Stehen die Beine tragen. Dazu eine Übung : Setzen Sie sich so, dass Sie mit den Händen die Sitzbeinhöcker fühlen. Jetzt machen Sie sich klar: Die Sitzbeinhöcker sollen unter den Hüftgelenken stehen, nicht dahinter.

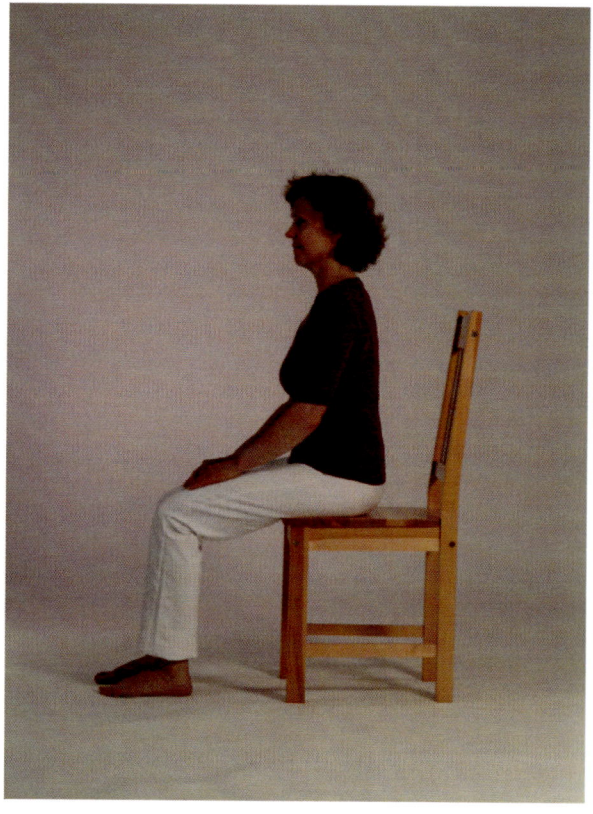

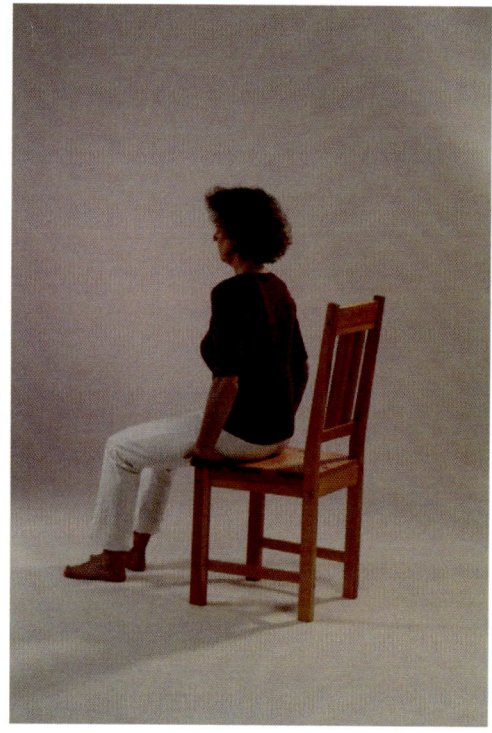

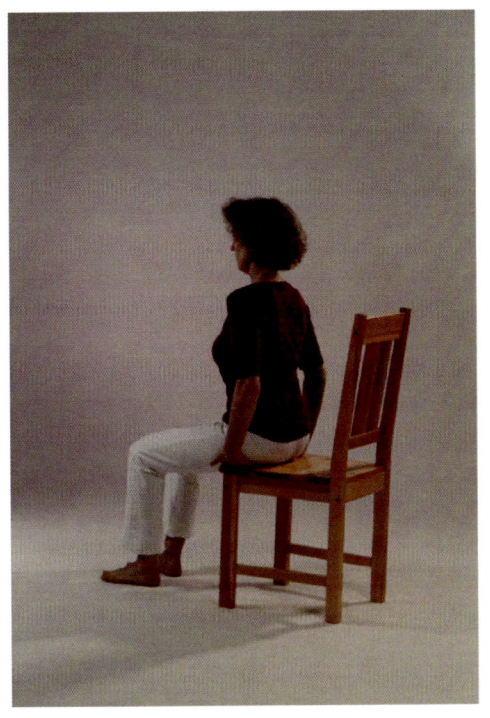

Das erreichen Sie, indem Sie eben nicht nach vorne rutschen. Wunderbare Wirkung: Der untere Rücken kann locker bleiben. Oft hilft auch noch ein leichtes Nach-vorne-Kippen der Sitzflächen oder ein Keilkissen (nicht zu weich). Ergründen Sie einmal, was beim Übereinanderschlagen der Beine passiert.

Das rechte Bein ist übergeschlagen: Die Wirbelsäule kippt meistens nach rechts ab. Das linke Bein ist übergeschlagen: Die Wirbelsäule kippt zunächst nach links und dann sehr bald auch wieder nach rechts. Die Ursache dafür ist die logisch-analytische Gehirnbetonung bei westlichen Menschen. Außerdem unterstützt diese Sitzhaltung die Krampfaderneigung. Lassen Sie lieber die Knie nebeneinander.

➢ Fehlerdemonstration

Wenn Sie am PC arbeiten, erinnern Sie sich immer wieder an die Lieblingsrotationen des Körpers. Die Schulter und die Unterarme rotieren nach innen, die Oberarme nach außen. Lassen Sie die Schulter dabei sinken. Ein leichtes Polster (zum Beispiel Dinkel-Augenkissen) unter dem Vorderteil des Unterarmes ist für viele eine Hilfe. Es soll für professionelle PC-Arbeiter eine ganz spezielle Tastatur geben: Die Tasten sind seitlich neben dem Tisch (praktisches Blindschreiben). Vom therapeutischen Standpunkt aus gesehen eine geniale Erfindung. Eine Steigerungsstufe wäre ein Tisch mit Hochziehmöglichkeit, um auch im Stehen arbeiten zu können. Kommt Ihnen das bekannt vor? Ja, so wurde früher geschrieben.

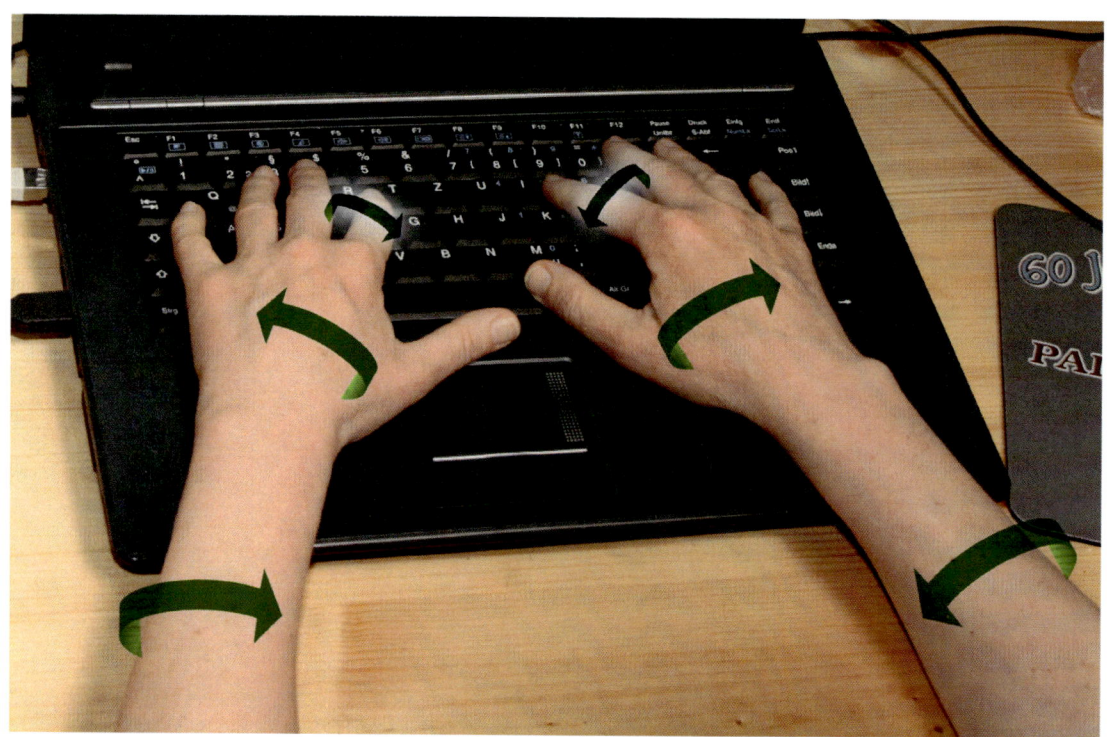

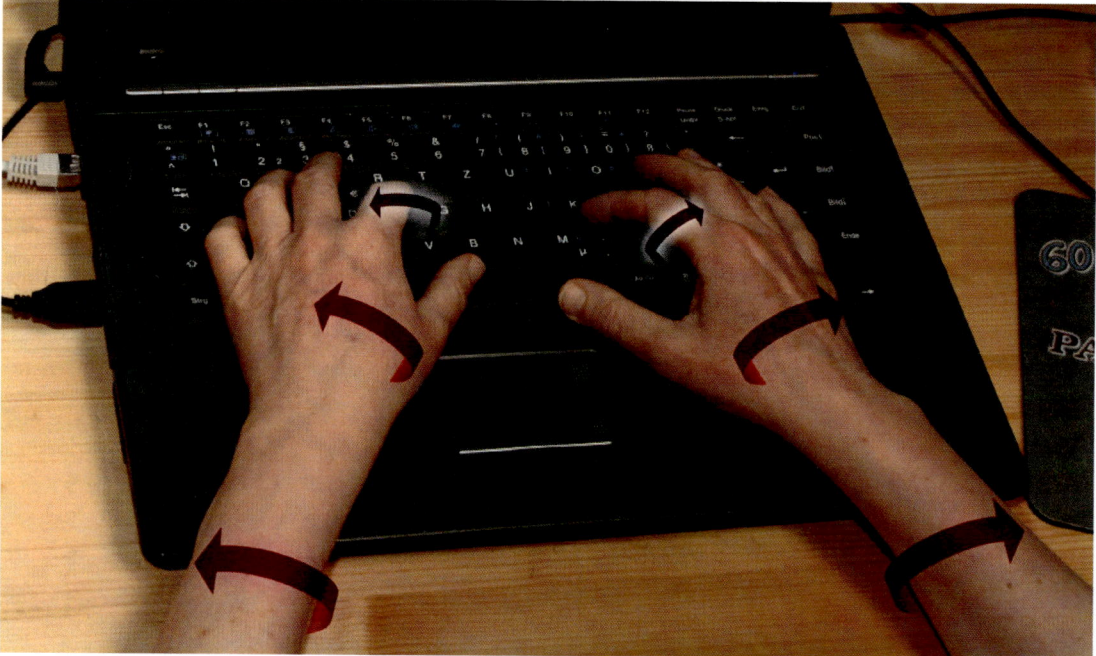

Die hohe Schule des Schreibens wäre, die Verbindung von Innenrotation der Unterarme mit Außenrotation der Hand und Innendrehen der Finger. (Millimeterarbeit) Zunächst sicher sehr schwierig. Aber dadurch wird die Kleinfingerseite freier, als Grundlage einer hohen und gesunden Geschwindigkeit. **Trick dazu:** Konzentrieren Sie sich auf die Innenrotation der Unterarme.

6.3 Fahrradfahren

Es fahren immer mehr Menschen öfter mit dem Rad. Das ist schon höchst gesund. Hier noch ein paar Verbesserungsvorschläge zur Steigerung für Alltags- und Fitnessradler.

1. Die Sitzhöhe

Wie die richtige Sitzhöhe aussieht, dürfte sich herumgesprochen haben. Sie sitzen im Sattel mit geradem Becken. Die Pedale ist in unterster Position. Die Sitzhöhe ist richtig, wenn Sie jetzt das Bein strecken können, ohne den Fuß strecken zu müssen und das Becken zur Seite zu kippen. Überprüfen Sie auch die andere Seite. Dadurch erkennen Sie Ihre eventuelle „Lieblingsbeckenverschiebung ".

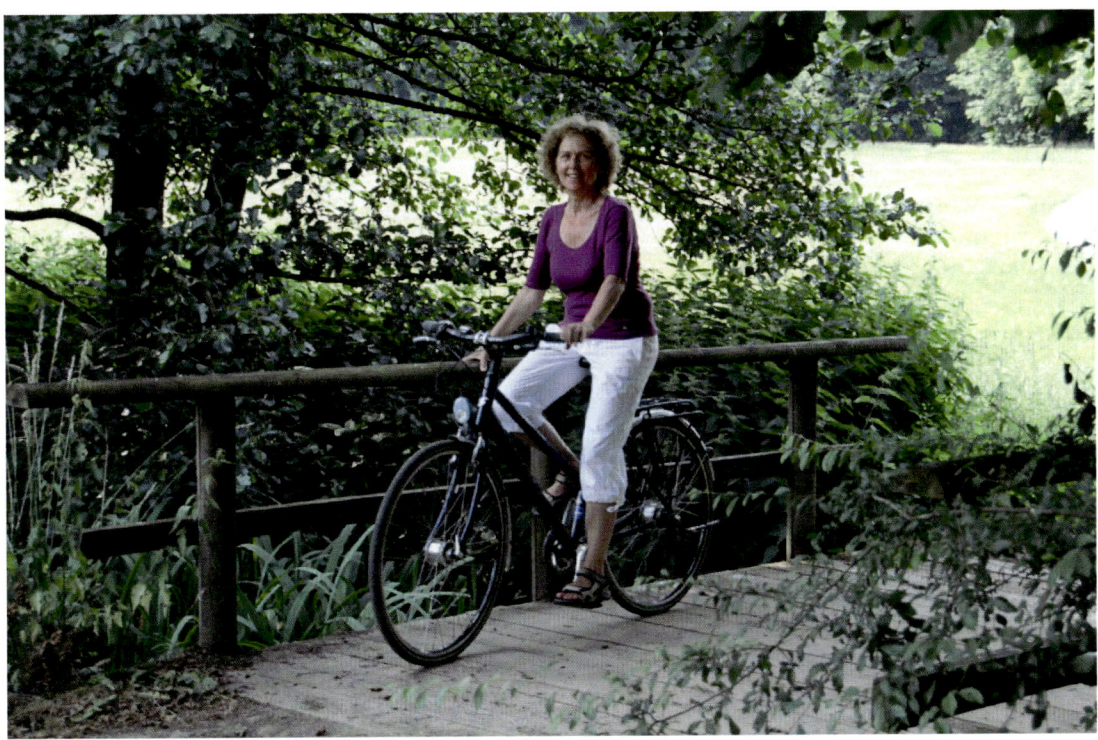

2. Die Rahmengröße und Ausrichtung der Sattelposition

Die ideale Sitzposition ermitteln Sie wie folgt: Sie sitzen in Fahrthaltung im Sattel. Die Pedalkurbel steht waagerecht nach vorne. Bei kleinen Füßen lassen Sie den Pedaldruckpunkt mehr unter dem Großzehballen sein. Bei größeren Füßen vielleicht eher etwas mehr hinten. Auf jeden Fall so, dass die Sprunggelenke viel Bewegungsspielraum haben. Fällen Sie ein Lot vom obersten Ende des Schienbeins (unmittelbar unterhalb der Kniescheibe). Der Sattel steht gut, wenn das Lot auf die Pedalachse zeigt.

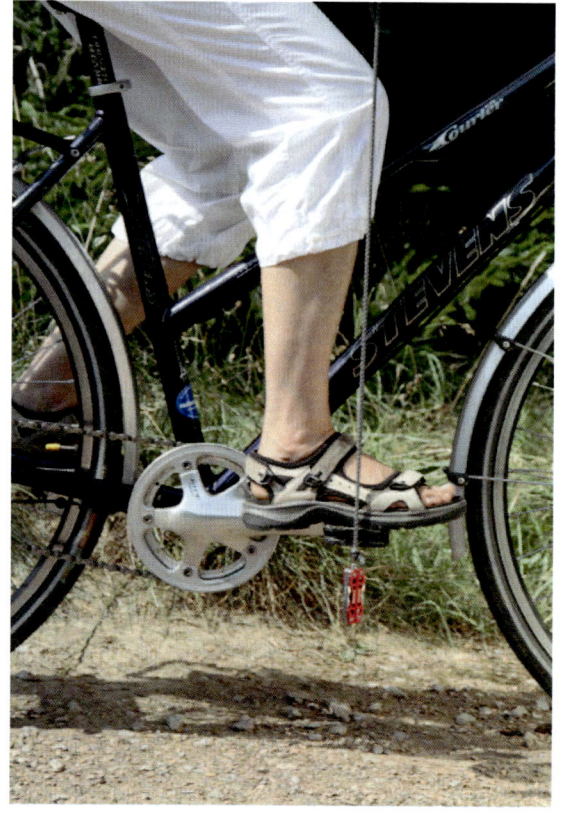

3. Rückenentspannung beim Fahren

Vielleicht bevorzugen Sie die sportliche Haltung - mehr nach vorne gebeugt - oder vielleicht eher eine entspannte Position: Der Lenker steht höher als der Sattel. Spätestens wenn Sie Rückenprobleme haben, testen Sie einmal verschiedene Winkel, in der die Schambeinhebung und das Absenken des Kreuzbeins möglich sind. Meistens muss dazu der Lenker dichter heran.

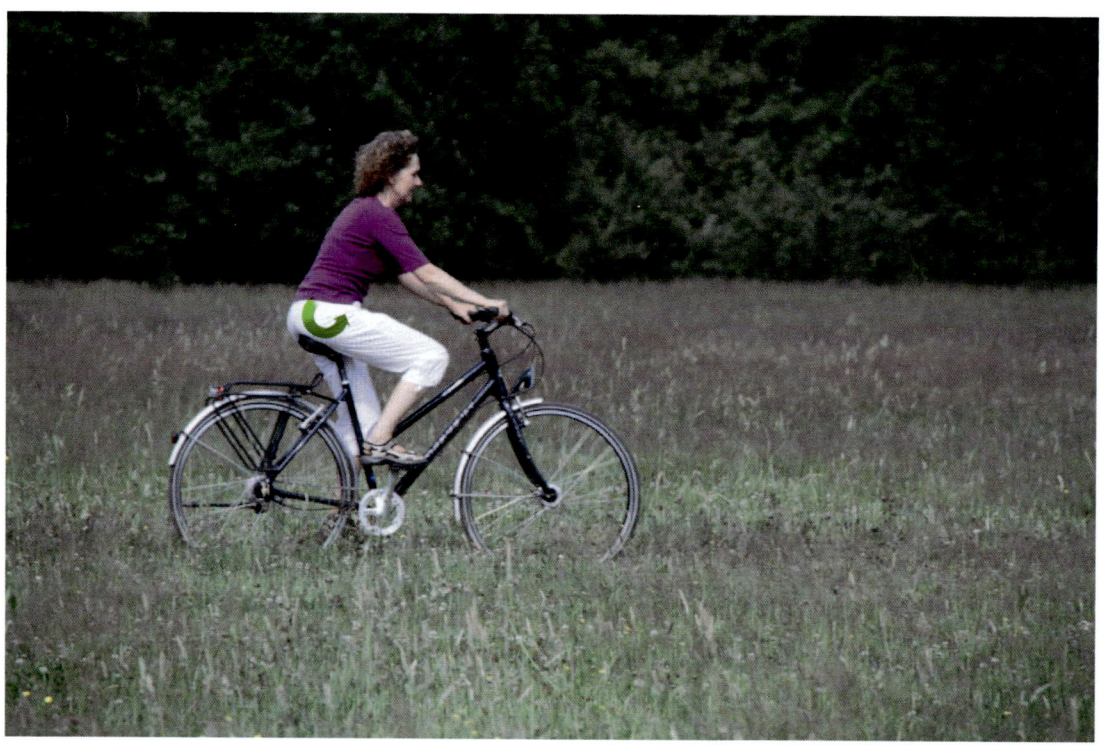

258

Entweder Sie berücksichtigen dies gleich beim Fahrradkauf oder wechseln den Vorbau. Ein verstellbarer Vorbau ist auch eine gute Lösung.Ähnlich wie beim Gehen, "darf" auch beim Pedalieren der Oberkörper mitschwingen. Damit verteilen Sie die Belastung gleichmäßig auf die Wirbelsäule und unterstützen die Atmung.

4. Optimale Knierichtung

Beim Fahren streben Sie an, die Linie von Ihren Hüftgelenken zur Mitte des Knies genau nach vorne zeigen zu lassen (Aufpassen: Hüftgelenke stehen mehr innen, 15-20 cm auseinander). So ist die Druckverteilung im Knie am günstigsten. Finden Sie eine Fußstellung, in der Sie merken, dass die Unterschenkel nach innen rotieren.

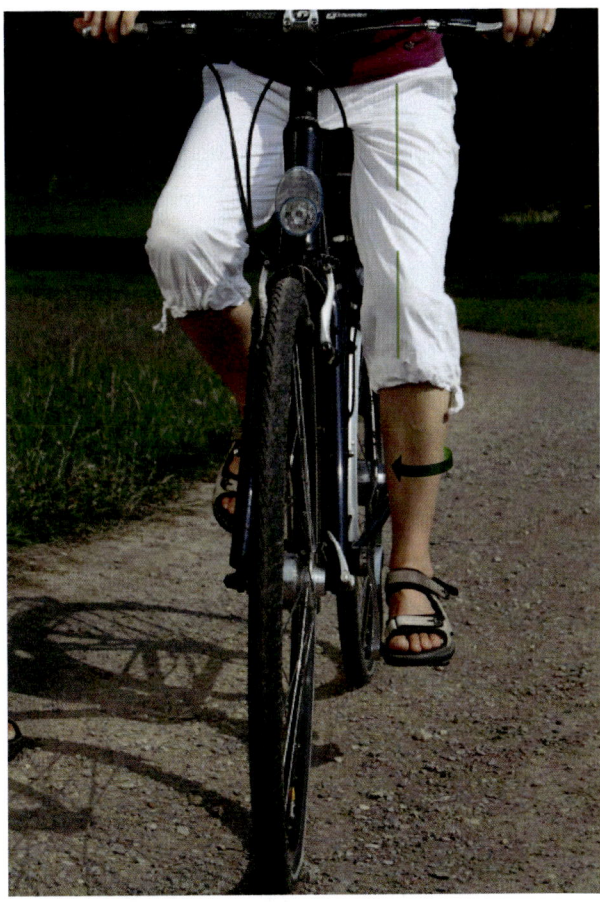

Wenn Sie diese beiden Punkte berücksichtigen, ist meistens der Oberschenkel von alleine schon in Außenrotation und die Hüftgelenke stehen günstig.

Für die Knie ist es günstig, mit einer höheren Trittfrequenz zu fahren ca. 75-80 Kurbeldrehungen/min. Um dies einzuhalten, ist ein Tachometer mit Trittfrequenzanzeige hilfreich. Wenn Sie beim Berghochfahren mit einer geringeren Frequenz fahren müssen, ist ihr Schaltungsbereich nicht groß genug.

Hinweis für Klickpedalfahrer:

Eine leichte Drehbarkeit des Fußes auf der Pedale wäre günstiger, damit der Fuß sich der Hüft-Knielinie anpassen kann.

5. Schulterentlastung

Die Schulter fühlt sich am wohlsten, wenn die Schulterblätter dicht an den Rippen liegen. Die Voraussetzung dazu ist die Innenrotation der Schulter. Lassen Sie die Schultern sinken und auseinander fließen.

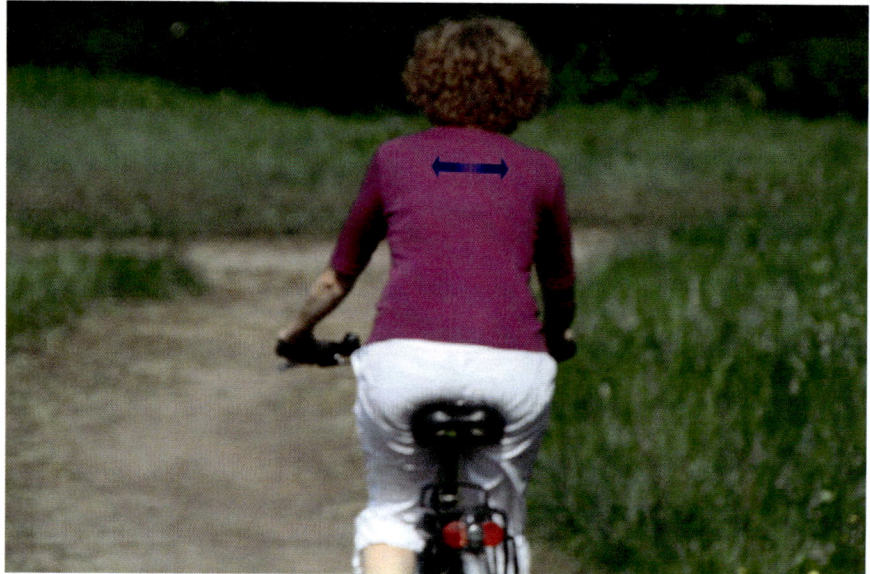

6. Die Hand- und Armhaltung

Der Energie- und Kraftfluss ist am besten, wenn der Mittelfinger in Verlängerung des Unterarms zeigt. Leicht gebogener (12-16°) Lenker und gut eingestellte ergonomische Griffe mit größerer Handauflage machen dies möglich. Unterstützen Sie das Ganze mit der Innenrotation der Unterarme und der Außenrotation der Oberarme.

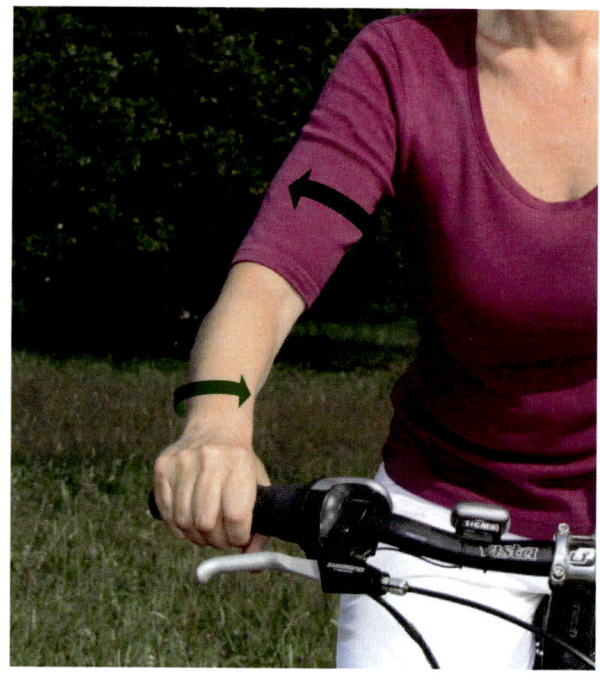

Zum Lockern von Schulter und Armen können Sie auch öfter mal kurz die Rotationsrichtungen umkehren. Die Unterarme rotieren dann nach außen, die Oberarme nach innen. Die Schulter ist ebenfalls in Außenrotation. Auch diese Kombination ist eine typische Grundbewegung des Menschen. Aber die Hauptbewegung lassen Sie die erstgenannte sein.

7. Kopflage

Legen Sie den Kopf nicht so stark nach hinten. Am besten liegt der Kopf neutral, dass heißt, höchstens leicht an die Nackenmuskeln angelehnt. Lassen Sie lieber die oberen Augenmuskeln mehr arbeiten (siehe auch Kapitel 6.4 Augenübungen).

8. Die Federung

Sattelstützen können einiges an Komfort bringen. Bei Hüft- und Knieproblemen kann sich der ständig wechselnde Abstand von Pedalachse und Sitzhöhe allerdings negativ auswirken. In diesem Fall nehmen Sie lieber ein Vollfederungsrad oder, was auch im Kommen ist: ein „Dicke-Reifen" – Rad (bis 50 mm Reifendurchmesser und mit geringerem Luftdruck).

6.4 Augenübungen

Yogatherapeutischer Ausgangspunkt:

Die Augen müssen in Verbindung mit dem Körper betrachtet werden. Wichtig sind die Stellung des Schulter- und Nackenbereiches und natürlich die Kopflage. Das Problem vieler Menschen ist die Überspannung in den unteren Augenmuskeln. Diese entsteht durch das permanente Heben des Kinnes (Flucht- und Kampfmechanismus). Diese Überspannung verzieht die eigentlich schön runde Form des Auges und es kommt zu Augenproblemen. Dieser Mechanismus kann umgekehrt werden. Die Strukturierung der Wirbelsäule, der Schulter und des Kopfes in der natürlichen Lage, lässt auch die Augen ruhig in den Augenhöhlen ruhen. In der modernen Physiotherapie gibt es eine schöne Erklärung. Der Kopf sollte so liegen, dass die Linie zwischen Augenunterkante und des Eingangs zum Gehörgang waagerecht liegt (Frankfurter Horizontale). Siehe auch Kapitel 2.4 "Der Kopf".

Viele Menschen sagen in dieser Lage, dass Sie diese Augenstellung als anstrengend empfinden. Das ist erst einmal normal. Die oberen Augenmuskeln müsse jetzt mehr arbeiten. Es gleicht sich beim bewussten Üben aber recht schnell aus.

Übungsausführung Variante I:

Stehen oder sitzen Sie vor einem Fenster mit möglichst weitem Ausblick (am besten natürlich viel Grün). Strukturieren Sie die Wirbelsäule, die Schulter, Nacken und den Kopf.

Wenn Sie sich eingerichtet fühlen, fixieren Sie einen Punkt in der Ferne („Raubtierblick"). Jetzt ändern Sie die Sichtweise. Ohne den Kopf zu drehen, wollen Sie jetzt so weit wie möglich alles seitlich von sich sehen. Lassen Sie zu, dass die Augen in die Augenhöhlen zurücktreten. Die Augen fühlen sich weich an. Dieses Gefühl lassen Sie sich fortsetzen in den Hals- und Schulterbereich.

Diese Übung öfter am Tag gemacht, wirkt auch beruhigend auf die Nerven.

Variante II:
Sie sitzen auf dem Stuhl oder auf einem Kissen (die Übung können Sie auch auf der Toilette sitzend ausführen). Strukturieren Sie die Wirbelsäule, die Schultern und den Kopf. Brillenträgersollten die Brille besser abnehmen.

Teil I:

Legen Sie den rechten Zeigefinger an das Kinn. Er soll verhindern, dass das Kinn vorstürzt. Rollen Sie mit den Augen, ohne dass der Kopf mit dreht. Betonen Sie etwas mehr die oberen Halbkreise.

Links herum ist meistens schwieriger. Wenn das auf Sie zutrifft, dann üben Sie diese Richtung ruhig öfter. Zunächst werden es vielleicht keine richtig runden Bahnen oder es ist anstrengend. Später können Sie locker 50 Kreise oder mehr drehen.

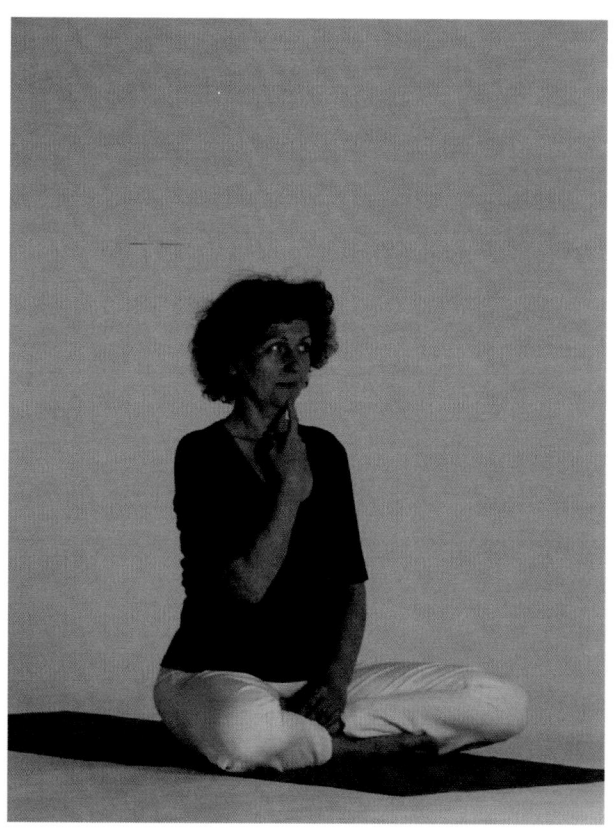

Teil II (Fokussierung):

Überprüfen Sie die Struktur. Strecken Sie den rechten Arm aus und sehen Sie auf den Daumen. Der linke Zeigefinger am Kinn verhindert das Vorstürzen. Wechseln Sie fortlaufend den Fokussierungspunkt. Schauen Sie auf die Nasenspitze, dann auf den Daumen, in die Ferne, auf den Daumen usw. Achten Sie darauf, dass der rechte Arm nicht nach rechts ausreißt.

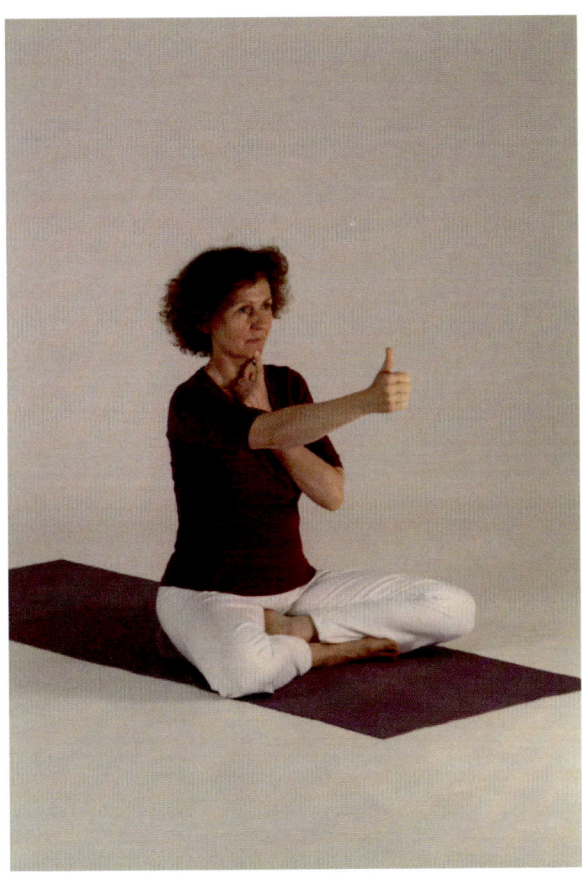

Es ist normal, dass Sie zwei Daumen sehen, wenn Sie in die Ferne blicken. Zunächst wird es vielleicht ein Springen von Punkt zu Punkt. Später lassen Sie es ein elegantes Fließen sein.

Teil III (Palmieren):

Reiben Sie die Handfläche gegeneinander, so dass Wärme entsteht. Jetzt legen Sie die Hände vor die geöffneten Augen. Lassen Sie möglichst kein Licht durchkommen. Die Augen brauchen es eher kühl. Aber die Augenringmuskeln entspannen über diese Wärmezufuhr. Es ist ein gutes Zeichen, wenn Sie kurz Sterne, „explodierende Galaxien" oder „fliegende Untertassen" sehen. Lösen Sie die Hände. Lassen Sie die Augen geschlossen oder öffnen Sie diese (wie es Ihnen angenehmer ist) und lassen Sie die Übung einen Moment nachwirken.

Die Übungszeiten von Teil I und II betragen mindestens eine Minute, Teil III je nach Bedarf.

Vorschlag für den Schulterstandsberg

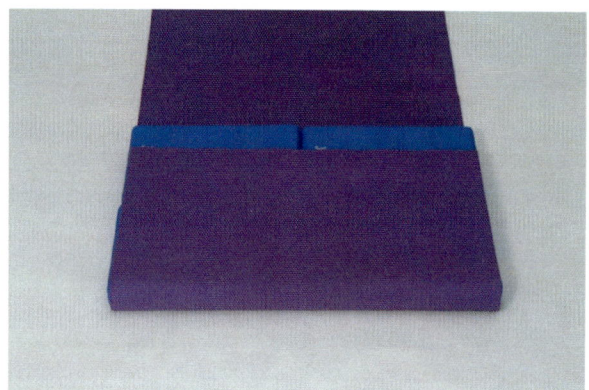 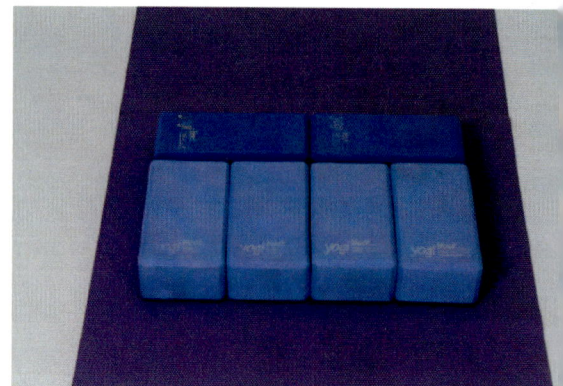

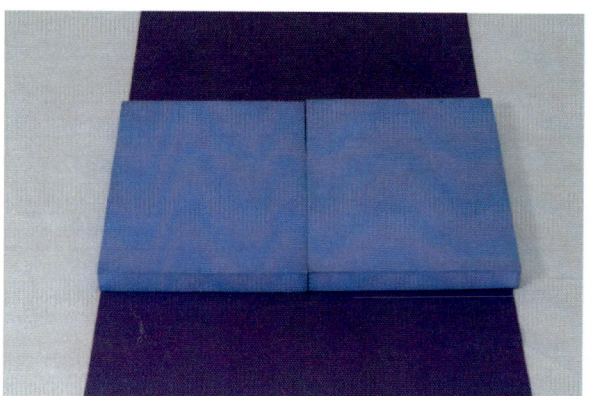 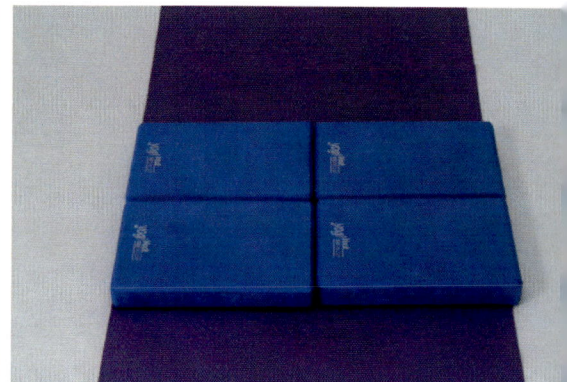

In Vorbereitung:
„Gesundes Yoga"

Band 2

Yogatherapie für das Bewegungssystem

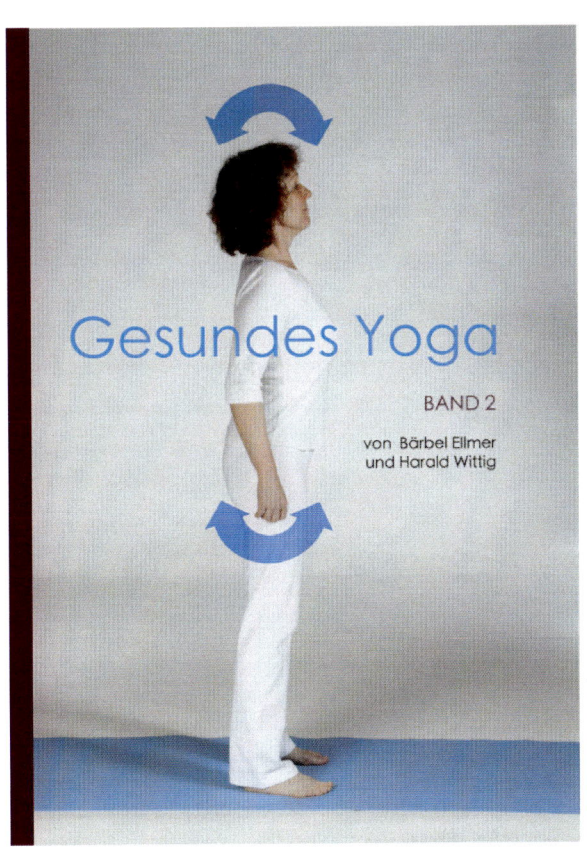

Literaturverzeichnis

Hanna, T.: Beweglich sein - ein Leben lang. 5. Auflage, Kösel Verlag, München (1998).

Heel, Ch. in Hüter-Becker, A. (Hrsg.): Das neue Denkmodell in der Physiotherapie. Band 1: Bewegungssystem. 2. Auflage, Georg Thieme Verlag, Stuttgart (2006).

Hirsch, H.V. und M.A. in Hüter-Becker, A. (Hrsg.): Das neue Denkmodell in der Physiotherapie Band 2: Bewegungsentwicklung Bewegungskontrolle. 1. Auflage, Georg Thieme Verlag, Stuttgart (2005).

Ites, T.: Prinzipien der Spiraldynamik im Yoga. In: Yoga aktuell 33, Yoga Verlag GmbH, Wiggensbach (2005)

Metha, S. M. und Sh.: Yogagymnastik für Entspannung, Energie und Wohlbefinden. 7.Auflage, Christian Verlag GmbH, München (2001).

Sonnenschmidt, Dr. R.: Das Praxisbuch der solaren und lunaren Atemenergetik. 6. Auflage, Ehlers Vertrag, Wolfratshausen (2005)

Todd, M.E.: Der Körper denkt mit – Anatomie als Ausdruck dynamischer Kräfte. 2. Auflage, Verlag Hans Huber, Bern (2003)

Trökes, A., Seyd, M.: Yoga und Atemtypen: Fachbuch für eine individuelle Yogapraxis für Lehrende und Lernende. 1.Auflage, Aurum im Kamphausenverlag, Bielefeld (2008)